实用内分泌学

李咏梅　编著

天津出版传媒集团

天津科技翻译出版有限公司

图书在版编目（CIP）数据

实用内分泌学 / 李咏梅编著 . — 天津 : 天津科技
翻译出版有限公司 , 2018.5（2024.4重印）

ISBN 978-7-5433-3814-2

Ⅰ . ①实… Ⅱ . ①李… Ⅲ . ①内分泌学 Ⅳ . ① R58

中国版本图书馆 CIP 数据核字（2018）第 067203 号

出　　　版：天津科技翻译出版有限公司
出 版 人：刘子媛
地　　　址：天津市南开区白堤路 244 号
邮政编码：300192
电　　　话：022-87894896
传　　　真：022-87895650
网　　　址：www.tsttpc.com
印　　　刷：三河市华东印刷有限公司
发　　　行：全国新华书店
版本记录：787×1092　16 开本　14.5 印张　350 千字
　　　　　　2018 年 5 月第 1 版　2024 年 4 月第 2 次印刷
　　　　　　定价：88.00 元

（如有印装问题，可与出版社调换）

作者简介

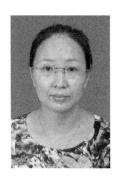

　　李咏梅，女，1972年1月出生，1996年毕业于张家口医学院临床医学专业，2003年晋升为主治医师，2011年晋升为副主任医师；现为涉县医院内分泌科主任、邯郸市医学会糖尿病分会理事、邯郸市医学会内分泌分会委员、涉县第十批技术拔尖技术人才。从事医疗工作20年来，始终牢记"生命相托、健康所系"的神圣誓言，一直坚持工作在临床第一线，长期从事内分泌科临床工作，擅长糖尿病、甲状腺功能亢进等内分泌疾病的诊断治疗。在处理内分泌科常见病、多发病及疑难重症方面积累了较丰富的临床工作经验，具有处理内分泌专业疑难、危重病症较强的诊疗能力，能成功抢救肾上腺皮质功能低下、甲状腺功能亢进危象、糖尿病高渗状态合并昏迷、糖尿病酮症酸中毒、腺垂体功能低下等疑难重症，是本地区内分泌专业的学科带头人。

前　言

内分泌疾病是临床上的常见病、多发病。伴随着科技的进步以及老龄化的来临，内分泌疾病谱也发生了诸多变化，同时基础理论、基本技术、诊断方法、治疗手段的飞速进展，也对许多内分泌疾病的发病机制有了进一步了解，从而使诊断方法及治疗措施水平有了较大提高，致使新的研究成果不断涌现，新的理论不断被提出。面对这些新进展，临床医师迫切需要一本能帮助提高内分泌疾病检验与临床诊疗技术的参考书。为此，编者在参考了国内外大量的医学文献资料的基础上，结合多年的临床经验，撰写了这本《实用内分泌学》，以供广大医务工作者在诊治工作中做参考。

全书共分九章，分别介绍了内分泌基础、内分泌疾病的治疗原则及常用诊疗技术、内分泌疾病常用检查等方面的内容。本书对内分泌科疾病的概念、诊断依据、诊断思维程序、治疗方法、预后等方面进行了重点介绍。本书在编写中力求内容新颖，简洁明了，深入浅出，科学实用。

由于编者水平有限，加上时间紧、任务重，书中难免存在疏漏和不妥之处，欢迎广大读者批评指正。

目　录

第一章 内分泌基础

第一节 临床内分泌的发展简史

内分泌疾病古来有之，只是我们对它不曾了解而已。有许多内分泌疾病患者，在路上都会遇到。古代有关于两性畸形的记载，当时只是根据医师的经验，但并不知道其中的道理。又如糖尿病，即消渴病，众人发现糖尿病患者的尿液在地上有许多蚂蚁围拢，因此就可以证实该人患有消渴病。中医学认为，瘿病主要是地方性甲状腺肿，直到现在其论点还是明确的。从古代名医张仲景、孙思邈开始，当时虽然没有什么实验室检查，但他们的临床观察是十分细致的。比如，他们知道糖尿病患者有多饮多尿的现象，而且注意到患者的尿液滴在鞋上，干后成白色沉淀，蚂蚁爬到上面去采食。这种观察说明，他们作为临床医师，观察是十分敏锐的。

内分泌学真正成为一门临床学科是在19世纪后半叶。当时的内分泌学研究，一方面是依靠临床观察及简单的化验检查；另一方面是形态学观察，即病理解剖学。不管是艾迪生病，还是桥本病等都是如此。许多内分泌疾病都是这样发掘成一个独立病种的。比如肢端肥大症，临床上发现手足肥大、下颌前突等，尸检可以证实垂体有肿瘤。

20世纪初期，为试验内分泌学的开始阶段。其中有两个主要手段：一是切除动物的某个腺体，观察动物会出现什么症状或现象；二是把腺体的提取物注射入切除腺体动物的体内，视其能否纠正病态和恢复正常功能，或移植一个同体的腺体，使其功能得到恢复。这一阶段，就是利用这种手段进行试验研究的。幼小动物切除垂体，就停止了生长，注射了垂体提取物，就又可继续生长。这些都是在此阶段开始的试验内分泌研究工作。当时就有几个简单的激素被提出来了，如肾上腺素就是第一个被知道其化学结构并能人工合成的激素；第二个激素就是胰泌素。以后又有人阐明了碘缺乏与甲状腺肿大的关系，这一阶段是试验内分泌学阶段。

1921年发现了胰岛素。继而有许多激素被提取出来，而且每一种激素被提取出来就会发现新的病种。如使用胰岛素过量，会出现低血糖，不久就有人发现没有使用胰岛素的人，也会出现这种症状，说明胰岛本身分泌胰岛素过多。一些人死于低血糖，尸检发现胰岛瘤，以后对这样的患者进行手术探查，发现了胰岛瘤，把肿瘤切除后，患者就痊愈了。这就是现阶段证实的自发性低血糖和高胰岛素血症。以后还强化了甲状旁腺激素、雌激素等。

20世纪30年代内分泌学得到发展。最好的例子是对甲状旁腺功能亢进的诊断和治疗。当时有一个患者有典型的甲状旁腺功能亢进症状，经过各种治疗，均无好转，有人给他注射甲状旁腺提取物，注射后，仍无好转。后来将一个猝死患者的甲状旁腺移植到该患者身上，结果还是不起作用。根据以上几点，认为甲状旁腺病变可能不是代偿性的。于是采取另外一种手段，就是检查甲状旁腺，将肿大的甲状旁腺切除，结果在2个月后，患者就能下床活动。手术前尿中有许多钙沉淀，手术后几天，尿液就清澈透明了，这是一个成功地诊断和治疗甲状旁腺功能亢进的例子。在20世纪30年代，内分泌学是多方面发展的，除了甲状旁腺，还有肾上腺，这也有一个曲折的过程，特别是肾上腺皮质功能低下。艾迪生很早就报道了这种病，肾上腺遭到破坏，或因结核、或因自身免疫所致。当时提出可注射肾上腺素治疗，这显然是错误的，引起本病的主要原因是肾上腺皮质类固醇的缺乏。

20 世纪 40 年代类固醇激素研究进入鼎盛时期，内分泌的研究进入了以肾上腺皮质激素为主的类固醇激素的研究阶段。

20 世纪 50 年代开始进行肽类激素化学结构的研究。弄清楚多肽激素中一级结构并合成出来前两种激素，加压素和催产素，在当时是一个极大的贡献。与此同时，在技术方面的另一个重要贡献是 Yallon 和 Bcrson 创建的放射免疫分析 (RIA) 法。1960 年开始进行胰岛素的放射免疫分析。这种方法有高度特异性和灵敏性。这就改变了生物化学定量测定的水平，过去最多只能测到微克 (μg) 水平，用放射免疫分析可测到毫微克 (ng) 甚至微微克 (pg) 水平，这是任何化学方法都做不到的，由此促进了许多多肽激素的研究工作。

20 世纪 60 年代肽类激素化学研究继续发展。下丘脑激素出现在 20 世纪 60 年代，在多肽激素生化研究深入发展的同时，神经内分泌研究开始了，下丘脑激素开始引人注意。国外有学者认为内分泌和神经系统有密切的联系。我们知道，昆虫有脑激素，这是神经内分泌研究的开始。尿崩症是典型的神经内分泌疾病，加压素和催产素都是下丘脑分泌的，神经垂体只是储存部位。此外，这两种激素是在与蛋白质结合的形式下从下丘脑运输到垂体的。这说明，激素也包括神经细胞分泌的激素。在未释放出来发生作用时，是以一个囊泡的状态被包裹起来，这些包含激素的小泡在电镜下可见。当它们被运用到靶器官才能释放出来而发挥作用。关于多肽激素的作用机制，国外有学者提出的环 - 磷酸腺苷 (cAMP) 是激素作用第二信使的学说。

20 世纪 70 年代神经内分泌学大发展。美国学者对下丘脑激素的研究做出了贡献。他们明确并发现了 TRH、LRH 的化学结构，开展了神经内分泌的研究。这些激素的发现，不仅说明这些由下丘脑神经细胞分泌的激素可以控制调节垂体的激素，还可以对甲状腺、肾上腺，甚至对大脑发挥作用，这是过去注意不够的。近几年对激素的作用受到重视。现已证实，雌激素在大脑有受体，也就是说，雌激素不只是对子宫黏膜、性器官有生理作用，对神经系统也有作用，至少可以肯定性行为就是性激素对大脑发生作用的结果。从大脑分离出来的神经肽还有 P 物质、神经紧张素、内啡肽、ACTH 类似肽等。还有一些激素是先从胃肠道分离出，以后又证明也存在于脑中，如胆囊收缩素、胃泌素、胃动素和血管活性肠肽等。最近的资料表明，这些激素并不仅存在于脑和肠胃，而是广泛存在于身体许多组织中，也称神经内分泌激素。

20 世纪 80 年代神经内分泌免疫网络研究兴起。神经内分泌学在 20 世纪 80 年代继续发展。用人胚大脑神经元体外培养研究证明，甲状腺激素对神经元的生长、分化有重要影响，这种影响是通过神经细胞核 T 受体而发挥的。这样，地方性克汀病患者智力低下的机制从细胞学水平得到了进一步的阐明。

大量的研究证明，各种激素 (包括神经肽类激素、甲状腺激素及性激素、肾上腺皮质激素) 的作用都是通过靶细胞受体而完成。单克隆抗体和受体的研究大大地推动了这一时期内分泌学的发展，兴起了神经内分泌免疫网络系统的研究。

许多研究证明，免疫细胞不仅有神经肽类受体，还能合成神经肽。随着免疫学的发展，许多内分泌疾病的免疫发病机制将会得到进一步的阐明。

20 世纪 90 年代是对一些非内分泌器官的再认识时期。人类对内分泌学的认识是由浅入深的，过去认为是单纯的消化器官的胃肠道已被认为有激素的分泌。大脑也是具有内分泌功能的器官。近年来，还证明心脏也是一种内分泌器官，心房肌细胞含有丰富的神经分泌颗粒，心房提取物和分泌颗粒分离产物能产生强有力的利尿和排钠作用，称为心房肽或心钠素。研究证明，心房肽有调节体内水盐平衡的作用，在心、肾及内分泌疾病的发病中有重要意义。心房肽有抑制醛固酮合成分泌的作用，有可能在原发性醛固酮症中起辅助治疗作用。同时，对代谢性骨病的研究也在快速发展。除了甲状旁腺激素 (PTH)、降钙素等钙磷代谢调节激素的深入研究外，还陆续发现了许多与骨代谢有关的因子，如骨钙素、骨趋化因子、骨形态发生蛋白等。这些因子和各种激素的相互作用与骨基质的形成、骨矿化和骨质重建的关系已成为代谢性骨病的研究趋向。一些非内分泌器官黏膜上皮间可检出多种内分泌细胞，这是免疫组织化学在内分泌学中应用的结果。例如，子宫内膜、宫颈黏膜和支气管黏膜上皮间可检出生长抑素、降钙素、5-羟色胺 (5-HT) 等各种内分泌细胞，它们的作用和存在的意义已引起更多研究者的关注。

第二节 内分泌概述

一、内分泌的基本概念

内分泌系统和神经系统在肌体不同的细胞和组织间起着传递信息、调节肌体功能的作用。内分泌与那些通过汗腺或消化道向肌体外部分泌某种物质的外分泌相反，是生物活性物质向肌体内部的分泌。激素的经典定义是：内分泌腺体分泌的一种物质，经血液循环到达其靶组织，调节靶组织的功能。随着医学科学的发展，上述传统的内分泌概念也得到了发展。人们发现了一些非激素的分子起着激素的作用，而一些非内分泌系统的组织可以产生和释放激素。近年来，"旁分泌"和"自分泌"的概念丰富了传统的内分泌范畴。当激素释放后未进入血液循环，仅通过组织间液压局部发挥作用时，称为旁分泌。如性类固醇物质对卵巢的作用、血管紧张素 II 对肾脏的作用以及血小板释放的血小板源生长因子对血管内皮和血管平滑肌细胞的作用等。旁分泌的一种特殊类型是"近分泌"，即某一细胞表面的激素可直接作用于近旁细胞，如促红细胞生长的生长因子的作用。激素也可以作用于分泌其自身的细胞，这种现象称自分泌，如胰岛β细胞分泌的胰岛素可抑制同一 β 细胞的胰岛素分泌，生长抑素 (SS) 可抑制分泌其胰岛 D 细胞分泌生长抑素。由癌细胞产生的癌基因的"自分泌"对癌细胞分化和过度生长起着十分重要的作用。

二、内分泌激素的分类

按分子结构分为两大类。第一类是蛋白质（包括糖蛋白）、肽类激素或其衍生物，如氨基酸类似物，多肽类激素是特异 mRNA 直接转录的产物、大的前体蛋白质的裂解产物或经修饰的肽类、儿茶酚胺和甲状腺激素是氨基酸的衍生物；另一类是类固醇激素和维生素 D，来源于胆固醇；苷烷类如前列腺素和白三烯来源于脂肪酸。

经典的内分泌腺体和主要激素如下。

(1) 下丘脑的神经分泌细胞。视上核及室旁核神经分泌细胞主要分泌血管加压素 (抗利尿激素)、催产素；促垂体区域神经分泌细胞分泌促甲状腺激素释放激素、促黄体生成素释放激素、促肾上腺皮质激素释放因子、生长激素释放因子等。

(2) 垂体前叶为人体重要的内分泌腺体，所分泌的激素有促甲状腺素、促肾上腺皮质激素、促性腺激素 (促尿促卵泡素和黄体生成素)、生长激素、泌乳素、黑色素细胞刺激素。受垂体前叶控制的周围内分泌腺 (垂体的靶腺) 有：甲状腺 (分泌甲状腺素和二碘甲状腺原氨酸)；肾上腺皮 (分泌醛固酮、糖皮质激素和性激素)；男性性腺 ——睾丸分泌睾酮；女性性腺 ——卵巢分泌雌激素和黄体酮。此外，还有一些内分泌腺体不受垂体分泌的激素控制的调节。这些腺体有：胰岛的 B 细胞 (分泌胰岛素)，胰岛 A2 细胞 (分泌胰高血糖素)，甲状旁腺 (分泌甲状旁腺素)，肾上腺髓质 (分泌肾上腺素和去甲肾上腺素)。另外，尚有一些非内分泌器官的细胞也分泌一些化学物质，在不同水平调节各种生理功能，如：甲状腺滤泡细胞分泌降钙素，胃肠道黏膜分泌促胃液素 (胃泌素)、胰泌素、胆收缩素等，肾小球旁细胞分泌肾素，心房细胞分泌心钠素 (心房肽)，以及身体许多部位的细胞都可以分泌前列腺素、内皮缩血管肽素 (内皮素) 等生物活性物质。

三、内分泌激素的作用

这两类激素各自作用于不同类型的受体。多肽及一些氨基酸类生物活性物质作用于细胞膜上特异性受体。一旦激素与受体结合，细胞内的信号传递即开始启动。活化的细胞表层受体通过不同的第二信使将生物信号放大和分散而传递信息，目前被认为是第二信使的物质有 cAMP、环鸟苷一磷酸 (cGMP) 细胞内游离钙离子、二酰基甘油、酪氨酸蛋白激酶等。许多肽类激素的基本信息传递是通过蛋白质磷酸化的调节来实现的。由此肽类激素可以快速改变细胞酶的结构和功能，并稍缓慢地改变基因转录以调节酶蛋白的浓度。生物源性氨基酸的功能与肽类激素相似。

甾体类、甲状腺素、维生素 A 及维生素 D 的作用机制相似，这类激素穿过细胞膜作用于细胞质内受体。通过与靶基因的 DNA 识别位点结合的结构相关受体，改变细胞蛋白原始酶的浓度，调节生理反应赖以存在的代谢活动。在人的一生中，激素对肌体各个系统的组织和器官的生理活动都有影响。

现将激素对人体作用的一般类型简要概括如下。

(一) 对肌体生长发育的影响

参与肌体生长发育调节的激素很多，生长激素和甲状腺激素的作用最明显。它们刺激全身各器官组织的生长和发育，甲状腺激素还对神经系统的发育起着至关重要的作用。相反，某些激素则抑制生长发育。

(二) 对代谢的影响

激素调节人体化学物质的代谢。胰岛素、胰升糖素、生长抑素、生长激素、儿茶酚胺、糖皮质激素等调节糖、脂肪、蛋白质及核酸的代谢。

(三) 对心血管和肾脏的调节作用

激素非常广泛地影响心血管和肾的功能。肾素血管紧张素、心房肽、内皮缩血管肽素、儿茶酚胺、糖皮质激素、甲状腺激素等都可以影响这两个重要脏器的功能活动。

（四）对矿物质和水代谢的调节

血浆渗透压和水平衡的主要调节激素是血管加压素。盐皮质激素醛固酮是血浆钠钾离子的主要调节因素。此外，心钠素、胰岛素、儿茶酚胺、血管紧张素Ⅱ和甲状旁腺激素也参与调节。甲状旁腺激素、维生素 D、雌激素、糖皮质激素等对钙、磷代谢及骨骼系统的影响也是十分明显的。

（五）对生殖系统的影响

内分泌系统的许多激素都参与生殖系统的发育和功能调节。垂体促性腺激素 - 性腺轴是最重要的调节激素。生长激素、甲状腺激素、肾上腺皮质激素都能影响性腺的发育和生理功能，从而参与生殖系统的功能调节。

（六）对中枢神经系统的影响

激素调节中枢神经系统的许多活动，如情绪、欲望和记忆等。甲状腺激素、糖皮质激素、儿茶酚胺等水平与神经系统活动密切相关。

（七）对免疫系统的影响

糖皮质激素、性腺激素对免疫系统的影响非常明显，它们可抑制免疫反应。此外，甲状腺激素、生长激素、儿茶酚胺、泌乳素及其他许多激素都参与影响免疫系统功能。

四、内分泌功能的调节

（一）内分泌系统的联系网络

1.垂体 - 靶腺轴

垂体 - 靶腺轴是最经典的内分泌反馈调节模式，包括下丘脑 - 垂体 - 甲状腺轴、下丘脑 - 垂体 - 肾上腺轴和下丘脑 - 垂体 - 性腺轴。上一级腺体通过分泌、释放、抑制激素或促激素调节下级或靶腺的功能，而靶腺分泌的激素如左甲状腺素 (T_1) 在垂体转化成活化的 T_3，T_3 与垂体细胞核的 T_3 受体结合后抑制促甲状腺激素 (TSH) 的基因转录，也抑制垂体促甲状腺激素释放激素 (TRH) 受体的合成，从而减少对 TRH 的反应。此外，T_3 还直接抑制 TRH 的合成。反之，当甲状腺激素浓度下降时，这种反馈抑制解除，TRH 和 TSH 的合成增加，刺激甲状腺激素的合成。这一调节机制使内分泌系统成为一个非常敏感的系统，能够产生适当的变化并及时恢复到稳态设定点。

2.平行腺体之间的联系

内分泌腺体之间存在着密切联系，不同的内分泌激素之间也有相互制约相互调节的作用，如醛固酮增多时，肾素的活性明显受抑制。

3.激素和受体之间的调节

内分泌激素的受体通过改变受体数量，如受体的"降调节"或"升调节"来调节激素的作用。如胰岛素明显增多时，胰岛素受体的数量减少，受体的亲和力下降。

4.激素调节的某些化学物质

这些物质也可调节激素的分泌，如血浆钙离子水平受甲状旁腺素的调节，而升高的钙离子水平也可抑制甲状旁腺素的合成和释放。

5. 神经－内分泌－免疫网络

神经系统与内分泌系统的不同之处是通过神经纤维将传递信息的神经递质输送到靶组织。也有许多共同之处存在于这两大系统之间。比如，同一个分子可以既是神经递质又是激素，如肾上腺素。许多内分泌激素产生于神经系统，如 TRH、促肾上腺皮质激素释放激素 (CRH) 等，它们除有典型的内分泌系统作用外还有神经递质的作用，并在脑内许多神经细胞的表面有它们特异性受体存在；激素和神经递质都可存在于许多非内分泌或神经组织中；神经递质和激素的作用机制也很相似，它们都利用同样的细胞内信息传导通路，如环磷酵腺苷、钙离子、蛋白激酶 C 和磷酸肌醇转化来调控细胞内活动。同样，免疫系统和内分泌系统也有许多相似之处和相互交叉之处，如免疫系统释放的细胞因子有刺激生长的作用，而一些典型的内分泌激素，如促肾上腺皮质激素 (ACTH)、泌乳素 (PRL)，却是由免疫系统的细胞分泌的。而且许多内分泌激素，如甲状腺激素、生长激素、儿茶酚胺，可影响免疫或炎症的过程。一些内分泌疾病，如 Graves 病的发病机制中就有 TSH 受体抗体及许多细胞因子、白细胞介素参与。综上所述，神经、内分泌、免疫这三大系统之间存在着十分密切的联系。免疫系统调节肌体的内环境，同时受中枢神经系统的控制和内分泌系统的调节；激素作用于免疫细胞，影响免疫系统功能，免疫系统通过其分泌的细胞因子影响激素的分泌。它们共同调节肌体生长，发育的过程，也共同参与许多疾病的病理生理过程。

(二) 内分泌调节模式

1. 反馈调节

反馈环将那些相互分开的器官联结成一个整体。下丘脑的促激素释放因子使脑垂体的促激素 (如促肾上腺皮质) 分泌，作用于靶腺引起靶腺激素分泌增加，增加的靶腺激素 (如糖皮质类固醇) 反馈性抑制垂体的促激素和下丘脑的释放因子分泌，构成一个完整的反馈调节环路。反馈活动不仅通过类固醇、甲状腺激素来实现，还可通过肽类和离子来完成。如垂体促性腺激素是通过卵巢类固醇激素、雌激素和多肽类激素进行负反馈调节的；钙离子的血浆浓度可反馈抑制甲状旁腺激素 (PTH) 的合成和释放。

2. 综合代偿反应

有许多生理反应需要许多不同类型细胞和器官的协同参与。这种反应需要某一激素作用在不同部分并引起多种反应，由此产生出整体效应。在这种反应中某一激素要调节其他激素的合成和作用，神经系统也被整合进这种全身反应中。这种综合反应包括应激、饥饿和生殖活动。

3. 周期和节律

现已证实，神经系统节律存在于反馈环中并与应激反应协同出现，许多垂体激素呈频率为 15 ～ 60 分钟的脉冲式分泌，长节律与脉冲式节律相叠加。这种脉冲式分泌的意义在于避免靶细胞上受体的降调节，最大限度地发挥激素的作用。ACTH 和可的松的分泌呈昼夜节律，即清晨的分泌量至少是傍晚的 2 倍。生长激素则在深睡眠时出现一天中的分泌高峰。在生长发育的不同阶段也可出现周期性变化。因此，在测定激素水平时必须考虑处于这些节律和周期的哪一阶段。

五、内分泌疾病

内分泌激素缺乏是内分泌紊乱的最常见的原因。不同的病理变化使分泌腺体受损或被破坏，如器官的发育缺陷、生化酶的先天缺乏、免疫介导的结构破坏、赘生物、感染、出血、营养障碍及供血障碍等。内分泌腺体衰竭可能急性出现，症状迅速加重，也可缓慢出现症状而以体态改变为主。某一腺体的功能低下仅由于一种激素缺乏。而下丘脑或垂体功能障碍时引起的多系统功能紊乱，则是由于包括甲状腺激素在内的多种激素缺乏引起的。某些腺体功能低下还可由于激素受体及信息传递机制缺陷所致。这种缺陷可以是遗传性的或是获得性的。甲状旁腺激素 (PTH) 受体后 GaS 的缺陷导致对 PTH 无反应的假性甲状旁腺功能低下。由于受体和受体后缺陷是以激素抵抗为特征的。因此不能形成反馈，从而使腺体增大，循环中激素水平增高出现功能低下状态。

激素过量产生及这种过量产生的激素使正常反馈消失，这种状态最常发生于增生和自身免疫性疾病。后者是由于抗受体的自身抗体起激素类似物的作用。内分泌腺的肿瘤特征性由起源细胞产生过量的激素，其功能不再受正常的反馈调节。某些肿瘤，如产生 ACTH 的垂体瘤仍受反馈调节，但需高浓度皮质醇来抑制 ACTH。

异源性内分泌综合征正常时，不能产生激素的组织和细胞，当发生肿瘤时，可产生激素或激素样物质，而发生特定的内分泌综合征。由癌瘤产生的激素或激素样物质种类繁多，多为肽类或蛋白质激素。癌瘤产生异源激素的机制可能是由于这些肿瘤起源于胺前体摄取和脱羧 (APUD) 细胞、肿瘤细胞的异常蛋白的合成与代谢，以及肿瘤细胞恢复原始自分泌功能。恶性肿瘤的发病率随年龄增加而上升，故异源性激素综合征常见于老年患者，并常常出现在恶性肿瘤的早期。因此，在内分泌疾病的诊断和鉴别诊断时，应特别予以重视。

许多内分泌病源于基因变异。一些生物合成酶的基因缺失将导致功能低下状态，如甲状腺过氧化物酶或脱碘酶的基因缺失导致甲状腺功能低下。受体缺陷不太常见，而其检测手段也是近年才开始应用。内分泌异常最常见的是糖尿病，具有遗传特性，但其分子基础尚不明确。自身免疫性内分泌病也具有免疫遗传缺陷相关的基因基础。多发性内分泌腺增生综合征即由于 Ret 酪氨酸激酶受体变异而导致。

六、内分泌疾病的诊断

(一) 内分泌功能的评价

1. 循环激素和代谢产物的定量测定

内分泌功能可通过精确地测定血中激素浓度来评价。激素在血中的浓度很低，类固醇和甲状腺激素的血浓度是 nmol/L ～ μmol/L 水平，而肽类激素则为 pmol/L ～ nmol/L 水平。由于以竞争性蛋白质结合为基础的激素放射免疫分析、免疫放射分析及酶联免疫吸附试验的广泛应用，使内分泌功能的诊断更为准确和客观。尽管由于激素的测定方法不断改进，激素测定的敏感性和精确性不断提高，对测定结果还是有必要进行临床评价。测定的数值应符合临床表现。有时需同时测定垂体和靶腺激素方可更全面地分析测定结果，如 T_4 和 TSH 同时测定对于甲状腺功能低下的判断就更为可靠和全面。

另外，在采集标本时应注意，内分泌系统是否处于基础状态，即处于静息状态时的激素基础值；以及激素分泌的周期性和节律性，如皮质醇的昼夜节律、月经周期等。许多激素的分泌为脉冲式分泌，在评价结果时也应考虑，不能仅凭一次结果做出判断。由于许多激素在体内是以蛋白结合形式存在的，故患者血浆蛋白的高低对激素测定的结果有很大影响。有时需测定血浆游离激素水平，如游离 T_3、游离 T_4 测定。基于上述原因尿内游离激素水平测定似乎较血浆含量更为准确和稳定。

2. 内分泌功能试验

由于内分泌系统存在着负反馈调节机制，临床常使用某些激素阻断反馈环，然后测定靶腺激素水平，了解反馈环功能状态，帮助诊断。功能试验包括刺激试验和抑制试验。刺激试验是指服用某一调节激素（如 TRH 或 ACTH) 后，测定靶腺激素水平，进而了解靶腺对上一级腺体刺激的反应能力，多用于怀疑内分泌功能缺损时的诊断。抑制试验主要用于确定是否存在内分泌功能亢进，以及判断功能亢进是原发于靶腺还是继发于上一级腺体的功能亢进。

3. 特异性抗体的测定

许多内分泌疾病的发生与自身免疫反应密切相关，因此，一些特异性抗体的测定对内分泌疾病的诊断也是非常必要的。如 Graves 病时甲状腺刺激素受体抗体、糖尿病时胰岛细胞抗体等均对疾病的诊断、分型及预后十分重要。

4. 核酸探针的诊断

将来采用核酸探针的方法可进行更加精细的诊断，并在疾病充分表现之前进行预测。由于基因缺陷存在于所有组织细胞核的 DNA 上，因此，可以采用外周血细胞及皮肤纤维细胞来进行基因缺陷的检测。

(二) 内分泌疾病的诊断

1. 是否有内分泌功能异常

内分泌系统的每个腺体都有其特定的功能，功能异常时常有特征性的临床表现，①如甲状腺功能亢进症时的高代谢症状，生长激素过多时的巨人症，血管加压素缺乏时的尿崩症等。各种激素水平和代谢产物的测定可获得激素功能是否异常的信息，但有时尚需一些功能试验来帮助确定诊断，如小剂量地塞米松试验进行肾上腺皮质功能是否亢进的定性诊断。

2. 病因学诊断

内分泌病的病因有原发性和继发性。原发性是指由于功能异常部位本身的病变引起的，如原发性醛固酮增多症、原发性甲状腺功能低下症；或者原因不明的功能异常，如原发性甲状旁腺功能低下症。继发性是指由于其他部位病变引起的功能异常，如由于上一级腺体的功能异常引起靶腺功能异常的库欣病 (ACTH 依赖性皮质醇增多症)，或由于内分泌系统以外的疾病引起的内分泌功能异常，如胰腺疾病或胰腺手术后引起的继发性糖尿病。内分泌的功能试验可鉴别病变是在功能异常腺体本身抑或上一级腺体。

3. 病理解剖诊断

许多内分泌疾病是由于分泌某种激素的腺瘤或增生引起。腺瘤常为功能自主性的，即不受上级腺体控制，而增生则多受上级腺体调控。因此，常用功能抑制试验来鉴别。内分泌腺体的影像学检查对内分泌疾病的定位诊断很有意义，尤其是需外科手术治疗时。常用的方法为 X 线计算机断层扫描术 (CT)、磁共振成像扫描、超声检查及放射性核素扫描等。有时临床有明显内分泌激素分泌增高的表现，而现有的检查方法不能探知病变部位，需采用静脉导管分段取血的方法进行定位诊断。甲状腺结节的细针穿刺细胞学检查可确定甲状腺病变的性质，并可协助确定正确的治疗方案。分子生物学技术的发展使某些遗传缺陷性内分泌疾病能够明确诊断。

4.疾病的分型和分期

糖尿病诊断后需鉴别是胰岛素依赖型还是非胰岛素依赖型,对选择治疗方案十分重要。糖尿病肾病、糖尿病视网膜病变都有复杂的临床分期,为临床治疗和预后判断提供明确的标准。

第二章 内分泌疾病的治疗原则及常用诊疗技术

第一节 内分泌疾病的治疗原则

一、内分泌腺功能减低的治疗

内分泌腺功能减低的病因有发育异常、激素合成所需酶的缺陷、内分泌腺分泌变异型激素、激素作用障碍、腺体炎症或肿瘤等。其中许多病因无法根除，这类内分泌疾病的治疗方法如下。

（一）激素替代治疗

对于病因不能根除的内分泌疾病可采取激素替代治疗 (HRT)。HRT 是根据所缺乏的激素而补充生理剂量的相同激素。应当注意的是，有些激素的所需量随体内外环境变化而波动，其中最明显的例子是肾上腺糖皮质激素。在应激中，所需的糖皮质激素量成倍增加。因此肾上腺皮质功能减低者在遇有应激时，应在 HRT 生理剂量的基础上，增加 HRT 剂量，否则可引发肾上腺皮质危象。1 型糖尿病用胰岛素治疗也属 HRT。

抑制性 HRT 主要用于先天性肾上腺皮质增生症的治疗。用非生理剂量的糖皮质激素以抑制垂体 ACTH 的分泌，减少肾上腺皮质雄激素的分泌，使男性假性性早熟和女性患者的男性化得到遏制。所需糖皮质激素的剂量应个体化。

肾上腺皮质腺瘤引起的库欣综合征做腺瘤侧肾上腺全切后，因为这些患者的健侧肾上腺皮质分泌大量糖皮质激素，抑制了垂体 ACTH 的分泌，使健侧因较长期得不到 ACTH 刺激而萎缩。切除腺瘤侧肾上腺腺瘤后，健侧肾上腺皮质不能立即恢复正常的糖皮质激素分泌，故在手术后应短期补充适量的糖皮质激素。随着健侧肾上腺皮质的功能恢复，将补充的糖皮质激素逐渐减量，直到完全撤除。

甲状腺癌术后需较长时间服用小剂量的甲状腺激素以抑制垂体 TSH 的分泌，可防止术后甲状腺癌复发，也属抑制性 HRT，但 HRT 的原因不是甲状腺功能减退。

（二）药物治疗

利用药物刺激某种激素分泌或增强其作用，以达到控制内分泌症状的目的。这类药物为对症治疗，不能根治疾病，如氯磺丙脲、卡马西平、氢氯噻嗪（双氢克尿塞）、吲达帕胺（寿比山）用于治疗中枢性尿崩症；磺脲类、双胍类、α 糖苷酶抑制剂和胰岛素增敏剂治疗糖尿病；用补充钙剂及维生素 D 治疗甲状旁腺功能减退症等。免疫调节剂也可用于治疗某些内分泌疾病（如内分泌腺癌）。

（三）器官、组织或细胞移植

一些内分泌腺体功能减退症可通过移植同种器官、组织或细胞达到治疗目的。这是一条很有前途的治疗内分泌腺功能减退的途径。如用全胰腺或部分胰腺（胎胰）、胰岛或胰岛细胞移植治疗 1 型糖尿病，将甲状旁腺碎片移植到前臂肌肉组织中以治疗甲状旁腺功能减退症和多发性内分泌肿瘤综合征等，除后者是移植自身甲状旁腺组织不遭排异外，其他异体组织移植均会遭受排异反应。

（四）基因治疗

一些内分泌和代谢性疾病都与基因变异有关，基因治疗是这些疾病的根本治疗。目前多数基因治疗尚处于动物试验阶段，但结果令人鼓舞。

1.1 型糖原贮积症

是由于 6- 磷酸葡萄糖酶（G-6-Pase）缺陷所致。在缺乏 G-6-Pase 小鼠动物模型试验中，静脉滴注含有正常鼠 G-6-Pase 基因的腺病毒载体后，可使缺乏 G-6-Pase 小鼠 100% 存活，90% 存活 3 个月，输注后 G-6-Pase 恢复了 19%，其活性至少持续了 70 天；同时血糖、胆固醇和尿酸均恢复正常，原来肿大的肝脏和肾脏也明显缩小，受累组织和器官中的糖原沉积也接近正常。用缺乏酸性 α 糖苷酶（用敲除酸性 α 糖苷酶基因的小鼠模型）的小鼠做试验，用含有这种酶的腺病毒载体 1 次静脉注射，骨骼肌和心肌中均有这种酶，在肌肉组织中糖原堆积也被纠正。

2.1 型糖尿病

治疗 1 型糖尿病的最终出路是胰岛 B 细胞移植或基因治疗。一些研究发现，人的 ES 细胞可被诱导成胰岛素分泌细胞，使胰岛再生，达到根治 1 型糖尿病的目的。

3. 内分泌腺肿瘤

许多内分泌腺肿瘤（包括癌）的发生与一些原癌基因的激活或肿瘤抑制基因的失活有关，故有理由认为这些内分泌肿瘤也可采用基因治疗，目前有 3 种战略设想。

(1) 突变代偿：矫正导致恶变的癌细胞中的分子病变，包括抑制显性癌基因的表达和矫正抑癌基因表达的失活。

(2) 分子化疗：包括注射毒素基因以消除肿瘤细胞，同时给予药物抵抗基因以保护由化疗所引起的骨髓抑制，增强抗癌疗效，通过释放靶基因载体或转录打靶将毒素引渡到肿瘤细胞中，杀灭肿瘤细胞。给予药物抵抗基因的目的在于减少抗癌药物的不良反应，增强对抗癌药物的耐受性。

(3) 遗传性免疫加强：通过基因转输方法，达到抗肿瘤的主动免疫。因为肿瘤细胞特异性抗原缺乏，能逃脱肌体免疫监护系统而不被消灭，延长 TIL 的存活时间，增加抗肿瘤效力，增强识别肿瘤的能力；TIL 成为更有效的细胞毒性淋巴细胞群，表达 MHC-1（主要组织相容性复合物 -1），肿瘤能被 TIL 识别而被杀灭。

4. 其他疾病

此外，还有用基因工程合成正常的酶以治疗有此酶缺陷（如 Ⅱ 型糖原贮积症）的患者。基因重组酶国外已能大规模生产，一些酶基因突变所引起的疾病（如卟啉病、半乳糖血症、血色病、黏多糖增多症等）将可获痊愈。

二、内分泌功能亢进的疾病的治疗

内分泌腺功能亢进的治疗目的是使激素分泌减少，缓解或治愈激素分泌过多综合征。

（一）手术治疗

多用于有功能的内分泌腺肿瘤，某些非肿瘤性内分泌腺功能亢进症，如 Graves 病、库欣病等，也可用手术治疗。内分泌腺肿瘤手术前必须对肿瘤做出精确的定位。近年来，采用腹腔镜切除肾上腺肿瘤，其创伤小，术后康复快。

（二）药物治疗

用以治疗内分泌腺功能亢进的药物很多，其作用机制也各不相同。

(1) 抑制激素的合成和（或）分泌，如硫脲类和咪唑类治疗甲亢、碘剂治疗甲亢危象，酮康唑、氨鲁米特（氨基导眠能）和美替拉酮（甲吡酮）治疗库欣综合征等。

(2) 破坏内分泌腺体组织，如酚妥拉明和洛帕米（苯苄明）治疗嗜铬细胞瘤，螺内酯（安体舒通）治疗醛固酮增多症等。

(3) 竞争性抑制激素与其受体结合，如环丙黄体酮（醋酸环丙氯地妊酮）治疗中枢性性早熟，与雌激素配伍用治疗女性多毛症。

(4) 抑制内分泌腺癌的生长，如抗癌药物治疗内分泌癌。

某些内分泌腺激素的分泌受神经系统调节，且以神经递质为介导，因此采用神经递质分泌的抑制剂或其增强剂也可达到减少靶激素分泌的目的。如 ACTH 分泌可由中枢血清素能神经递质抑制（如赛庚啶），可用以治疗库欣综合征。泌乳素分泌受泌乳素释放抑制激素 (PIF，多巴胺) 的抑制。溴隐亭为多巴胺受体激动剂，故可用来治疗高泌乳素血症。丙戊酸钠可增强神经递质 γ- 氨基丁酸的作用，可用于治疗库欣综合征及 Nelson 综合征。

激素也是药物，激素与激素之间有反馈作用或拮抗作用，利用激素之间的这些作用也可用来治疗内分泌疾病。生长抑素能抑制很多激素的分泌，临床上可用以治疗 GH 瘤、胰岛素瘤、胰高血糖素瘤、胃泌素瘤和 VIP 瘤等。激素类似物也可用来治疗内分泌疾病，如促性腺激素释放激素类似物 leuprolide 可用以治疗儿童中枢性性早熟、前列腺癌和女性多毛症，并可作为男性避孕药。糖皮质激素依赖性醛固酮增多症可用地塞米松治疗；雌二醇及甲地黄体酮可用以治疗肢端肥大症等。药物治疗只能改善症状，对疾病无根治作用。

（三）放射性核素治疗

某些内分泌腺有浓聚某种化学元素的功能，故可用核素治疗。放射性核素是通过释放射线以破坏组织，从而达到治疗的目的，可治疗内分泌恶性或良性肿瘤和非肿瘤性内分泌腺功能亢进性疾病。如用 ^{131}I 治疗 Graves 病；用 ^{131}I 标记的胆固醇可治疗肾上腺皮质肿瘤；在蝶鞍内植入 ^{198}Au 或 ^{90}Y 治疗垂体肿瘤，后者在剂量过大时可影响周围脑组织，故现已很少应用。

（四）放射治疗

有深度 X 线、^{60}Co、直线回旋加速器和 γ 刀等，后两者的射束集中，对周围正常组织损伤少，但价格较贵。如直线加速器治疗 Graves 病突眼的疗效较好，此类方法也用于内分泌腺恶性肿瘤而又不能耐受手术或有远处转移者；或在恶性肿瘤手术后作为辅助治疗。有些良性肿瘤（如 GH 瘤），在手术切除后也可用放射治疗以根除可能残存的肿瘤组织。

（五）介入治疗

不愿意做手术患者，可用动脉栓塞治疗内分泌腺肿瘤。如用纯乙醇做局部动脉灌注治疗醛固酮瘤患者，此方法成功的关键是在注射血管栓塞剂（无水乙醇）之前须做选择性病侧肾上腺动脉造影，对被注射的肾上腺肿瘤的动脉分支要做出精确定位。对单侧肾上腺皮质腺瘤也可采用此种方法治疗。也有学者采用颈部动脉插管堵塞两侧甲状腺上（或下）动脉以治疗 Graves 病；

或者将无水乙醇直接注入甲状腺内,使组织坏死,以达到药物切除甲状腺的目的,用于治疗伴功能亢进的甲状腺瘤更为适宜。

第二节　内分泌疾病常用诊疗技术

一、甲状腺穿刺术

(一)适应证

(1) 不明原因的甲状腺肿大或疼痛。

(2) 单发或多发性甲状腺结节。

(3) 甲状腺功能亢进或减退症病因的诊断与鉴别。

(二)操作方法

(1) 患者取平卧位,枕垫于颈后,头稍后仰,充分显露甲状腺。

(2)B超测量并记录甲状腺组织或甲状腺结节大小。

(3) 用无水乙醇或碘附消毒颈前区皮肤后,使用 10 mL 一次性无菌注射器及 22 G(7 号)针头,在 B 超引导下或在直视下进针。

(4) 进针至甲状腺中央部位或甲状腺结节中心后进行反复抽吸,至获取少量细胞后拔针,立即涂片数张进行细胞病理学检查,必要时可同时送甲状腺囊液做细胞沉渣检查。

(5) 术中一般无须给予利多卡因等局部麻醉药物。术后在穿刺部位压迫 15 分钟以上,以防止出血。

(三)操作注意事项

(1) 严格掌握适应证。有严重凝血机制障碍、甲状腺局部破溃及感染者,患有严重心、肝、肾病史者均不宜进行此项操作。

(2) 注意严格无菌操作,穿刺前局部消毒,多部位穿刺时,宜重复消毒。

(3) 操作前,嘱患者情绪放松。穿刺过程中切勿吞咽、讲话或摆动头部。

(4) 穿刺针来回抽吸时间不要过长,抽取细胞量不宜过多,否则会造成针头堵塞、血液凝固或细胞稀释,细胞抽吸后,宜立即涂片送检病理。

二、胰岛素泵的应用

胰岛素泵是一个胰岛素给药系统。它根据设置好的程序,脉冲式输注小剂量基础胰岛素,并于餐前加注餐前胰岛素,实现"持续胰岛素皮下注射 (CSII)"。胰岛素泵由微型计算机控制的电子信息板、微型马达驱动的螺旋推杆、胰岛素储药器、电池、输注导管这几部位组成。它由微型计算机驱动微型马达、驱动螺旋杆,将胰岛素储药器中的胰岛素通过输注管道输注到人体内。它的输注模式通过调节按钮进行设定。电子信息板上储存着时钟(年、月、日、时、分),胰岛素剩余量,电池余电量,每一时段的基础量及餐前量,既往的餐前量、日总量等。

(一)适应证

胰岛素泵作为一种胰岛素皮下注射的方法,适用于任何需要皮下注射胰岛素的情况。

1. 短期的胰岛素泵强化治疗适应证

(1) 新诊断的 2 型糖尿病，经过 2 周到 3 个月的 CSII 强化治疗，22% ~ 60% 的病例可获得长达数年的"糖尿病缓解"或"蜜月期"。

(2) 病程不太长的 2 型糖尿病，短期强化治疗后，也有部分病例可获得"缓解"。

(3) 围术期。

(4) 各种应激期间，如感染、中风、心肌梗死、创伤等。

(5) 妊娠期的糖尿病患者及准备怀孕的糖尿病女性。

(6) 2 型糖尿病口服降糖药继发性失效，转换为 MDI 之前。

(7) 急性高血糖期间。

2. 长期使用胰岛素泵治疗适应证

(1) 采用胰岛素多点注射而血糖控制不好的患者。

(2) 血糖波动大，使用常规的多次皮下注射难以使血糖平稳的脆性糖尿病。

(3) 频繁发生无症状低血糖或经常在夜间发作低血糖。

(4) 难以控制的空腹高血糖。

(5) 生活不规律，不能按时就餐的特殊职业患者。

(6) 追求高生活质量，想要更好地控制糖尿病患者，包括儿科患者。

(7) 器官移植后持续高血糖，严重创伤持续高血糖及其他需短期强化控制血糖患者。

(二) 操作方法

1. 如何设定胰岛素的剂量

第一步是确定每天所需要的胰岛素的总量。

(1) 以前使用胰岛素多次皮下注射而血糖控制不理想的患者，可以直接将皮下注射时所需的胰岛素总量作为胰岛素泵用的日总量。

(2) 如果平常血糖控制良好，可将原来的每天胰岛素总量减少 10% ~ 20%。

(3) 对既往经常出现低血糖的患者，可将原来的每天胰岛素总量减少 30%。

(4) 对于尚未采取治疗方案的患者的胰岛素剂量如下。

a. 日总量在数值上约等于空腹血糖 + 餐后血糖值 (mmol/L)。

b. 初始日总量 = 实际体重 ×(0.44 ~ 0.9)。再根据患者年龄、有需要控制血糖下降速度和幅度的病情、能耐受的血糖、是否存在胰岛素抵抗等具体情况，初步确定个体化的日总量。

第二步是分配基础量和餐前量：正常人体的胰岛素由基础分泌和进餐后的高分泌两部分组成。基础胰岛素分泌量很小，为 0.5 ~ 1 U/h。进食后胰岛素的分泌主要受血糖的调节，当血糖 > 5.6 mmol/L，胰岛素分泌立即会增加 (可较基础分泌增加 3 ~ 10 倍)，其中基础分泌占全天胰岛素分泌总量的 40% ~ 60%。进餐后胰岛素分泌也占日总分泌量的 40% ~ 60%。所以，起始胰岛素泵治疗时，可平均分配基础量和餐前量，各占日总量的 50%。胰岛素抵抗和黎明现象明显的患者基础需要量略大，可占 60%。以餐后高血糖为主的患者，餐前量可占 60%。

第三步是制订各段基础率：正常人的基础胰岛素分泌可以随着胰岛素拮抗激素的升高而增多，即凌晨与下午各有一个胰岛素基础分泌的高峰，而半夜与中午的胰岛素分泌较少，结合不同糖尿病患者的具体情况，基础率常有以下几种输出模式。

(1) 恒定基础率：这是最早使用的一种模式，即每 1 小时的基础率 = 基础量 /24 小时。它适用于黎明现象不太明显的患者，缺点是易出现半夜低血糖。

(2) 纠正黎明现象 (2 个固定速率)：大多数的糖尿病患者均存在黎明现象，即凌晨因拮抗胰岛素的激素分泌增加，致肌体对胰岛素需要量增加，如血胰岛素不能相应增加，血糖就会升高。为克服"黎明现象"，在凌晨 3:00 开始至 9:00 ～ 11:00 增加基础率。这种方法的缺点是无法克服"黄昏现象"，并有可能出现夜间低血糖。

(3) 减少半夜低血糖 (2 个固定速率)：人在半夜 0:00 ～ 3:00 对胰岛素最为敏感，所需的胰岛素最少，正常个体 3:00 常是 24 小时中血糖最低的时候。如果患者常在夜间出现低血糖，就需要将夜间的基础量减少，常采用晚间 22:00 ～ 24:00 至 3:00 ～ 5:00 基础率减少的办法。

(4) 3 个固定基础率：大多数患者同时存在夜间低血糖与黎明现象，常在凌晨提高基础率，在 9:00 ～ 11:00 恢复基础率，再在 22:00 ～ 4:00 减少基础率。但临床实践中发现，对于大多数 2 型糖尿病患者不能克服黄昏现象，我们在实践中常从凌晨 4:00 ～ 5:00 提高基础率，克服黎明现象的同时，减少早餐前低血糖的发生，至 17:00 ～ 20:00 恢复基础率，有效地控制中餐后及晚餐前血糖，再于 22:00 ～ 24:00 下降基础率，减少夜间低血糖的发生。

(5) 完全模拟正常人的基础胰岛素分泌：24 或 48 种基础率的输注模式。德国慕尼黑 —— 勃格翰林胰岛素泵治疗中心对非糖尿病患者的研究发现，在禁食的 24 小时内，他们每小时血中基础分泌的胰岛素水平并不相同。在早晨 6:00 ～ 7:00 和 16:00 ～ 17:00 分别有两个高峰，而在中午 11:00 ～ 14:00 和 23:00 ～ 2:00 分别有两个低谷。这可能是由于体内应激激素的昼夜规律造成的。根据这个规律，有专家建议设置 24 ～ 48 个时段不同的基础率，完全模拟这种方式，这更适用于长期佩戴胰岛素泵治疗的 1 型糖尿病患者。

第四步是设定各次餐前量：当胰岛素泵使用常规短效胰岛素时，需提前 30 ～ 60 分钟注射餐前大剂量。餐前总量常用的分配方法有两种：①早餐前略多，早：中：晚 =4：3：3，虽早餐进食少，但早餐后血糖常是糖尿病患者一天中血糖的最高点；②均匀地分配至 3 餐，因中餐和晚餐进食量相对较多；近年也有学者提出晚餐前量略多，因生活方式的改变，晚餐日渐成为日常生活中每天最重要的一餐。

一般而言，普通饮食后 30 分钟至 1 小时是餐后血糖的高峰，胰岛素分泌的高峰也在餐后 30 分钟到 1 小时。随着消化过程完成，血糖不再升高。通常在进食 2 ～ 3 小时以后，胰岛素的分泌又重新恢复基础状态。正常胰岛的这种随着血糖水平而调节胰岛素分泌的模式最节省胰岛素，控制血糖也最有效。

2. 如何调整胰岛素的剂量

影响血糖的因素很多，有一些因素是可改变的，如饮食、运动等，有一些因素是不可改变的，如患者自身的胰岛 β 细胞功能、胰岛素抵抗、自身的胰岛素分泌模式等。这里所说的胰岛素泵毕竟是一种开放式胰岛素泵，它既不会测量血糖，也不会根据血糖调整胰岛素输注，更不可能预计所需的餐前量。所以必需根据血糖监测的结果，调整胰岛素的用量。在初始或短期用泵时，首先尽可能地将可变因素保持不变，再根据每个患者不可变的情况，调整治疗方案。

(1) 设定该患者的预期血糖和达到预期血糖的预留时间。

(2) 将患者的实测血糖值与预计血糖值相比较找出差距。

(3) 观察该患者血糖变化的规律。然后，确定需要调整基础率还是餐前量：如该患者以餐后高血糖为显著特征，则将对应该餐的餐前量增加；如整体血糖均高，以非餐后血糖升高为主，应将基础量增加；如整体水平均高，餐后与相应的餐前相比，升高幅度在理想范围内，提示需将基础量增加；如餐后血糖升高远大于允许范围，则需将餐前量与基础量同时增加。

3. 几种特殊情况

在剧烈运动、进食减少、腹泻、洗澡、饮酒等情况下，血糖可能会下降，胰岛素需要量减少，需要根据其预计减少的幅度、时间、时长等临时减少基础率。需注意使用短效胰岛素时要提前 1 ～ 2 小时改变，速效胰岛素时提前 0.5 ～ 1 小时改变。而在感染、应激、发热、进食增加、运动减少、女性月经期等情况下需临时增加基础率。

4. 如何安装

(1) 设定胰岛素泵各项参数：如系统时间、胰岛素浓度、基础率、餐前量等。

(2) 准备胰岛素：提前 4 ～ 6 小时从冰箱中取出短效或速效胰岛素置于室温 (约 25℃) 下，避免因胰岛素遇热产生气泡，阻塞输注装置。同时注意核有有效期。

(3) 准备胰岛素储药器及管道 (耗材)：不同类型的胰岛素泵有其不同的胰岛素储药器和管道，根据胰岛素的类型、是否对泵的针头有特殊要求等选择合适的输注装置。

(4) 预装胰岛素：使用胰岛素储药器缓缓将胰岛素笔芯中的胰岛素抽吸出来，既要尽可能多地吸取胰岛素，避免耗材浪费，又要防止用力过大使储药器内塞从后方拔出，浪费整支胰岛素。取下针头，排出气泡，连接管道，缓慢推动内塞，将胰岛素灌注至管道内，直到胰岛素基本充满管道，将纸巾放于储药器和管道连接处，检查是否滴漏。安装推杆，调节其位置。

(5) 安装储药器并排气：将储药器刻度面朝向可视窗口，便于观察胰岛素余量，将其固定。排气直到针头滴液。

(6) 选择输注部位：腹部首选，因腹部皮下输注胰岛素吸收快而稳定，更具有可预测性，受活动的影响较少，可较好地控制血糖；其他皮下脂肪较多的部位均可以，常选择的部位包括臀部、大腿外侧上部、上臂，但必须注意尽量避免摩擦和碰撞，也不要刺入肌肉内，距离前一个部位 3 ～ 5 cm。

(7) 埋针：清洁双手，用消毒棉签消毒皮肤，待局部干燥后，迅速将针头刺入皮下，再以透明粘贴薄膜固定。

(三) 注意事项

(1) 胰岛素的储药器和管道都是一次性，不能重复使用，每当储药器内胰岛素用完后，就应该在更换胰岛素的同时更换储药器和管道。

(2) 胰岛素泵的针头一般每 3 天换一个部位，如果胰岛素用量较大，需 2 天换一个部位。每次换部位时试打少许餐前量，检查管道是否畅通。

(3) 住院患者每天检查胰岛素 3 次以上，核对胰岛素基本信息，防止患者自行改动，查看输注点是否有红肿、出血及针头套管脱出。

(4) 住院患者在进行一些特殊检查，如 X 线、磁共振或高压氧治疗时均需摘除；而在一般 B 超、心电图等检查时则不需摘除。

(5) 只要注意无菌原则，没有必要在局部外用抗菌药膏或全身应用抗生素。

(6) 目前市场上的胰岛素泵均具有防水功能，即表示胰岛素泵直接浸泡在水下 1 米处 30 分钟不影响胰岛素泵正常运转，因此，可以直接佩戴胰岛素泵洗澡或游泳，但需将泵用防水的塑料袋密闭，还需注意粘贴薄膜可能会松动脱落，水温较高可能会使胰岛素变性，需及时检查泵内有无湿气等，跳水、潜水时均不适合佩戴胰岛素泵。

(四) 常见的故障及解决方法

1. 注射部位异常

注射部位的皮肤发红或疼痛以及局部感染。临床上发生输注部位疼痛主诉的较多，主要表现为刺痛，行走、弯腰时明显，也有为持续性；少数患者在注射餐前量过程中感到注射部位胀痛。原因有：①患者疼痛阈值较低，不能耐受疼痛；②儿童或较瘦患者，皮下脂肪较薄，针头在皮下尤其于弯腰或活动时会引起疼痛感觉；③与注射技术有关，针头方向未与皮纹平行，弯腰时疼痛。

解决办法：①在用泵前做好和患者的沟通，使其从心理上能接受泵，减少恐惧心理；②对儿童或皮下脂肪薄的患者，可换用儿童针头 (长度为 3.5 mm)；③常规检查注射部位有无红肿、硬结、触痛、皮肤瘙痒等现象。

注射部位发红约占 3%；过敏反应的较少，主要是对敷贴过敏，表现为敷贴周边皮肤红肿、瘙痒；皮下硬结的发生率约 0.5%，一般无症状，仅在更换部位时发现，无触痛，直径不超过 1 cm；注射部位感染表现为局部红肿、疼痛、皮温高，可触及硬结，甚至有波动感，发生率大约为每年 0.1 例 /100 名患者。住院患者至少 3 天更换一次部位。过敏反应包括对胰岛素过敏及对胶布过敏，前者可更换胰岛素种类，后者可通过用脱敏胶布或每天更换注射部位来解决。

与注射部位相关的应该注意的问题还有：①要注意避开腰带周围，因为如果注射部位在腰带周围，容易造成针头的脱落及注射部位疼痛；②注意避开血管部位，针头误入血管，有血凝块可能会造成阻管；③观察注射部位有无水肿，注射部位皮肤水肿明显者会影响胰岛素吸收；④外科腹部手术的患者需注意，避免注射部位与手术消毒部位重叠；⑤加强对患者和护士的培训。在插入针头时，注意与皮纹平行，对直插的针头直接垂直插入就可以，使用斜插针头插入时，要注意捏起皮肤，使针头与皮纹平行，才能减少疼痛的发生。

2. 针头相关问题

少数初学者开始应用时由于不熟练会出现未取下套管造成胰岛素未注入的错误；如果针头方向未与皮纹平行，可造成弯腰时疼痛；针头脱落的原因有胶布不粘、部位不当、反复粘贴，皮肤消毒液未干、皮肤不干燥等，患者不慎拔出也是一个因素，如果患者皮肤松弛可能会造成针头未完全刺入皮肤。

解决办法：①技术培训，应用新型泵时及有新加入人员时要进行培训，组织考核，操作竞赛，一般选择脐周 5 cm 以外，避开腰带部位，对腹部皮肤感染患者改用大腿外侧作为注射部位；②对皮肤松弛者强调一定要将皮肤捏起后再进针；③针头弯曲的应予更换，否则角度加大后可能会使胰岛素注入肌层，同时可能会引起疼痛。管道：CSII 管道堵塞可造成胰岛素输注障碍，引起血糖的增高，甚至会导致 CSII 患者出现糖尿病酮症酸中毒的风险比常规注射治疗增加。输注管道分为带分离器的和不带分离器的；钢针和软管针的；垂直插入针头和斜行针头的；还有成人针头和儿童针头的区别。

3.管道相关问题

①分离器未卡紧：由于技术的原因分离器卡一半造成脱开；也可能是由于材料不合格的原因，分离器上的套管卡不紧；②管道与储药器未拧紧；③管道断裂：多发生于储药器端，与产品质量及反复用力折有关；④管道打结：也可能会出现堵管。

解决办法：①在用前检查分离器是否能卡紧；②避免用力折管道；③每天检查管道有无破损、漏液，作为每天查房的一项内容，同时教育患者识别；④另外要避免在晚上最后一餐后更换针头，因为夜间基础率都较小，堵管会在几个小时后再报警。

4.储药器相关问题

①如果储药器未润管，导致阻力增大，马达推不动活塞，可能会出现阻管报警；②有时储药器内可能存在气泡，主要是由于排气时未排尽或胰岛素从冰箱中取出后未预热气体膨胀造成；③漏液现象：胰岛素从储药器活塞处倒漏出来；④推杆长度：如果未调整，长度过长机器会出现堵管报警，而过短则造成马达空转；⑤活塞拔出：由于操作不小心造成。强调在抽取胰岛素时动作要缓慢，观察活塞移动的情况。

5.泵本身的问题

①系统时间不正确：这种情况在临床中并不少见，常常是由于人为的因素，在开始使用泵之前没有调整系统时间，导致时间不正确；②有临时基础率存在：临时基础率主要是在临时加减餐或增加运动量等情况临时增加或减少的基础率，这是应用 CSII 的一个优势，可以针对不同的情况增加或减少基础率，以达到更好的血糖控制，但如果患者私自操作，会造成血糖的波动；③与药量不对有两方面原因：机器原因微处理器故障；人为操作时设定的初始药量与实际药量不符、检验管道是否通畅时应用"排气"操作而未重新设定药量；④机器突然断电：这在某种品牌的泵中曾出现过多次，其他泵未出现过，考虑可能与其用充电电池有关；⑤堵管：常常是由于推力不足，在肥胖者更容易出现，是否肥胖者应用过程中会出现脂肪微粒堵塞管道还不清楚。

解决办法：①对于系统时间，在每次上泵前需要重新设定系统时间，在每天的交班中，首先要检查系统时间；②临时基础率在设定后 2 小时可以自动恢复，如果患者没有误操作，应该不存在问题；对余药量问题，医师或护士在检查管道是否通畅时可以用"打餐前大剂量"的办法，或者如果用"排气"操作，需重新设定药量；③在肥胖患者要注意是否存在推力不足的问题，如果有，可通过更换泵、更换部位等办法解决。

6.人为因素

①餐前大剂量注入不准确：可能会发生未注、多注、少注等各种情况；② CSII 记录与泵上显示不一致：为了更规范、正确的使用 CSII 泵，需要专门设计一种 csn 使用情况的记录表，作为每天护士交班的一个常规项目，有时会发现 csn 记录与泵上显示不一致，这主要是由于有时医师或护士调整后忘记在 CSII 表上记录，造成记录与泵上的实际情况不符合，这会给医师正确的剂量调整造成混淆；③耗材与泵的配套问题：不同的泵所用耗材不一样，多数泵有专用的耗材。

三、甲状腺良性结节经皮无水乙醇注射治疗

（一）适应证

(1) 甲状腺囊肿。

(2) 功能自主性甲状腺结节。

(3) 孤立性或多发性甲状腺结节。

(4) 病理学检查排除恶性甲状腺疾病，且直径在 1～3 cm 甲状腺结节。

（二）操作方法

(1) 患者取平卧位，枕垫于颈后，头稍后仰，充分显露甲状腺。

(2)B 超测量并记录甲状腺结节大小，按 0.52×长 (cm)×宽 (cm)×厚 (cm) 计算结节容积 (mL)。

(3) 用 10 mL 一次性无菌注射器抽取结节容积约 30% 体积的无水乙醇备用。

(4) 颈前区皮肤常规消毒后，在 B 型超声引导下，使用 22 G(7 号) 针头穿刺。

(5) 进针至结节中心位置，缓慢注入无水乙醇。对于囊肿甲状腺良性结节，先拍出囊液，然后按抽液量的 1/3 注入无水乙醇，停留 2 分钟后将乙醇抽出。

(6) 治疗每周 1 次，3～5 次为 1 个疗程。

（三）操作注意事项

(1) 严格掌握适应证。有严重凝血机制障碍，甲状腺局部皮肤破溃及感染者，患有严重心、肝、肾病史及乙醇过敏史者，以及确诊甲状腺恶性肿瘤等患者，均不宜进行此项治疗。

(2) 治疗前行病理学检查排除恶性甲状腺疾病。

(3) 操作者需有专业技术和临床经验。

(4) 对于多发性甲状腺结节，原则上每次治疗选择其中较大的单个结节先予治疗，其他病灶根据具体情况而定。

(5) 穿刺时患者切勿吞咽、讲话或摆动头部，如出现面色苍白、呼吸困难等严重不良反应则立即停止操作，并采取相应处置。术后压迫穿刺点 15～20 分钟。

(6) 主要不良反应包括：注射部位疼痛及触痛、局限性血肿、甲状腺激素暂时性升高、一过性声音嘶哑，严重者可出现颈静脉血栓或注射侧面瘫等。

第三章 内分泌疾病常用检查

第一节 内分泌疾病代谢诊断原则

一、根据症状和体征做出初步判断

内分泌代谢病具有许多特有的症状和体征，在询问病史过程中，应注意寻找对疾病诊断有用的依据，根据这些症状和体征做出初步判断，然后，再进行必要的各项检查，做出诊断。

1. 多饮多尿

(1) 糖尿病：由于胰岛素分泌绝对不足或相对不足出现血糖升高，导致渗透性利尿，出现多尿、口渴、多饮、多食、乏力、消瘦等症状，尿比重升高。

(2) 垂体性尿崩症：由于各种原因引起抗利尿激素 (ADH) 缺乏或不足，导致尿浓缩障碍，出现多尿且尿量很多，每日尿量及饮水量可达 5000 ~ 10 000 mL，尿比重大多数低于 1.005。原发性者病因不明，可能与自身免疫有关。继发性者多见于下丘脑 – 垂体肿瘤、垂体柄及垂体损伤、炎症、手术、外伤，浸润等。有的为永久性，有的为暂时性。

(3) 肾性尿崩症：由于肾小管对 ADH 反应性下降，导致尿浓缩障碍所致。多饮多尿的程度较轻。如由于肾脏疾病引起肾小管功能障碍，回吸收水的能力下降，可出现多尿及低比重尿。

(4) 精神性多饮：由于精神、情绪因素所致，多见于成年女性。多饮而导致尿量增多，饮水量减少后尿量也减少，主动限水有效。

(5) 高尿钙、高尿钾：各种疾病引起的高尿钙、高尿钾也可造成多饮多尿，高尿钙的病因多见于甲状旁腺功能亢进，有骨痛、骨骼畸形、高血钙等表现；高尿钾的病因多见于原发性醛固酮增多症、失钾性肾病等，导致高尿钾、低血钾等表现。

2. 乏力

多种疾病均可引起乏力，但要判断乏力的原因，需进一步弄清与乏力有关的症状和体征。

(1) 糖尿病：除乏力以外，还有多饮多尿、多食、消瘦等症状，查尿糖阳性、血糖升高。

(2) 甲状腺功能亢进：有心悸、出汗、食欲亢进、大便次数多、消瘦乏力等，测定甲状腺激素水平升高。

(3) 甲状腺功能减退：乏力出现较早且明显，随着病情加重出现手足发胀、便秘、皮肤粗糙、水肿、体重增加等表现，测定甲状腺激素水平降低。

(4) 库欣综合征：有多血质面容、皮肤紫纹、向心性肥胖、高血压、低血钾、骨质疏松、乏力等表现，测定血皮质醇升高。

(5) 艾迪生病：原发性肾上腺皮质功能减退，出现乏力、食欲减退、皮肤色素沉着，有低血压、低血糖、低血钠等表现，测定血皮质醇降低。

3. 消瘦

消瘦是指由于各种原因造成体重低于正常低限的一种状态。广义上讲体重低于标准体重的

10%，或者男女体重指数分别低于 21 及 20，就可诊断为消瘦。引起消瘦的常见原因如下。

(1) 营养不良：由于肌体摄入及利用的能量不足所致，临床上常见由进食过少或由多种的慢性消耗性疾病所致。

(2) 甲状腺功能亢进：可有多食、消瘦、多汗、心悸、便频、甲状腺肿、突眼等表现。

(3) 艾迪生病：消瘦并伴有低血糖、低血压、乏力、食欲缺乏、皮肤黏膜色素沉着、抵抗力下降等表现。

(4) 神经性厌食：年轻女性多见，多有怕胖或其他精神因素，刻意控制进食，消瘦明显，体重多低于标准体重的 25%，常伴有闭经。经治疗体重恢复到一定水平后，月经可以恢复。

4. 肥胖

肥胖是指体内脂肪组织积聚过多，尤以三酰甘油为主的体脂成分在体内的储存量达到一定程度所构成的一种状态。正常人体脂含量因年龄性别而不同。成年男性体脂为体重的 10%～15%，成年女性体脂为体重的 15%～22%，如成年男性体脂比例超过 25%，成年女性体脂比例超过 30%，则应视为肥胖。许多内分泌疾病可伴有肥胖，简述如下。

(1) 单纯性肥胖：是临床上最为常见的一种肥胖，其临床特点为常有家族史及营养过剩史，多为均匀性肥胖，腹部脂肪堆积较为明显，并可排除其他疾病引起的肥胖。

(2) 甲状腺功能减退：除了体重增加外，还有表情呆板、畏寒少汗、皮肤干燥、便秘、非凹陷性水肿等表现，测定血甲状腺激素水平降低。

(3) 库欣综合征：体重增加不很明显，可有典型的向心性肥胖、四肢相对瘦、皮肤紫纹、多血质面容、高血压、低血钾等表现，可伴糖尿病、骨质疏松等疾病。测定血皮质醇增高。

(4) 卵巢综合征：可有肥胖，同时伴有月经减少或闭经、多毛、不育等表现，测定血黄体生成素增高，B 超可有卵巢增大伴多发囊肿。

(5) 下丘脑性肥胖：多由肿瘤、感染、外伤、放射治疗等原因累及下丘脑区域，出现一组以内分泌代谢障碍为主，伴有自主神经系统症状和神经、精神症状的综合征，出现饮食、运动习惯的改变而导致肥胖，多为均匀性肥胖，可伴体温调节功能失调、睡眠障碍、自主神经功能紊乱、性功能障碍、多食多饮、精神失常等表现。

(6) 肢端肥大症：因垂体瘤生长激素分泌增多所致，肌肉、骨骼和内脏增生导致体重增加。临床有典型的肢端肥大表现，可伴发糖尿病、高血压，垂体瘤压迫时出现头痛、视力障碍等表现。测定血生长激素升高。

5. 皮肤紫纹

皮肤紫纹是指因皮下组织断裂、透过菲薄的皮肤显露出的紫色条纹，常见于库欣综合征，因体内皮质醇增多，加速蛋白质的分解，使皮肤菲薄，皮下弹力纤维断裂，毛细血管脆性增加，易发生瘀斑，出现紫纹。典型的紫纹为两头尖，中间粗，似火焰状，多见于下腹部、臀部两侧及大腿。此外，重度肥胖者也可出现紫纹，但多为淡红、浅粉或白色，且较细。

6. 皮肤色素沉着

皮肤色素沉着是指皮肤或黏膜色素加深或有异常的颜色沉着。

(1) 艾迪生病：即原发性慢性肾上腺皮质功能减退症。此症时 90% 以上患者具有色素沉着，表现为全身皮肤黏膜色素加深、发黑，尤以暴露、受压、摩擦部位及掌纹和瘢痕处明显。

除色素加深外，患者还有乏力、食欲缺乏、低血压、低血钠、低血糖等糖皮质激素缺乏的表现。

(2)ACTH 依赖性库欣综合征：色素沉着一般较轻，同时伴有皮质醇增多的表现。

(3) 奈尔森综合征：是库欣综合征在行肾上腺切除后肾上腺皮质激素分泌减少，引起继发性的 ACTH 分泌增多，发生了垂体 ACTH 分泌瘤所致。患者有色素沉着，同时有肾上腺皮质激素缺乏的表现。

(4) 先天性肾上腺皮质增生：是由于先天性肾上腺皮质激素合成酶缺乏所致，如 21 α- 羟化酶、11 β- 羟化酶、17 α- 羟化酶缺乏，导致皮质醇合成障碍，对垂体的反馈抑制作用减弱，使 ACTH 分泌增多，出现皮肤色素沉着。

(5) 血色病：由于铁代谢障碍，过多的铁沉积于器官和组织，使皮肤出现色素沉着，皮肤呈青灰色或灰棕色，以面部、四肢远端瘢痕处明显，同时可伴有肝大、心脏扩大和糖尿病等。

(6) 黄褐斑：常见于育龄女性，在面部有黄褐色和深棕色的斑块，可能由于雌激素或孕激素刺激黑色素细胞分泌黑色素增多所致。

7. 骨痛

可见于多种代谢性骨病，如甲状旁腺功能亢进症、佝偻病、原发性骨质疏松、畸形性骨膜炎等疾病，也可见于各种疾病引起的继发性骨质疏松，如库欣综合征、糖尿病、甲状腺功能亢进症、肢端肥大症等。

8. 眼球突出

眼球突出有真性眼球突出和假性眼球突出。眼球突出度大于 16 mm，或进行性突出以及伴有视力、视野的改变时，多为真性眼球突出；而由于眼外肌麻痹导致肌力松弛，或因眼睑退缩、高度近视导致眼球突出，多为假性眼球突出。单侧眼球突出多见于眼部肿瘤、炎症、出血等。双侧眼球突出多见于内分泌性突眼、转移瘤等。急性眼球突出多为眶部组织急性炎症所致。搏动性眼球突出多由外伤引起。间歇性眼球突出见于眶内静脉瘤。

9. 泌乳

多见于泌乳素瘤及高泌乳素血症，少数在正常育龄女性也可出现。甲状腺功能减退可引起泌乳，少数肿瘤分泌泌乳素可导致泌乳。许多药物可引起泌乳，如镇静安眠药、甲基多巴、利舍平、H_2 受体阻断剂等。泌乳素瘤在泌乳的同时可伴有闭经。

10. 多毛

多毛的原因很多，有的是先天获得性多毛，有的在颅脑外伤、脑炎后引起多毛。内分泌疾病如甲状腺功能亢进或功能减退时也可出现多毛。由于雄激素过多引起的多毛常见的疾病有多囊卵巢综合征、妊娠期多毛、卵巢雄激素分泌瘤、先天性肾上腺皮质增生、高泌乳素血症、肢端肥大症、库欣综合征等疾病。还有无明显内分泌疾病所致的特发性多毛。

11. 身材矮小

最常见的病因是垂体生长激素缺乏性侏儒，由于生长激素缺乏，患者身高一般不超过 140 cm。还有的身材矮小者与家族遗传有关，但身高一般能超过 140 cm。幼儿甲状腺功能减退可引起呆小症。

12. 高血压

高血压可见于多种疾病，常见的导致高血压的内分泌代谢疾病有以下几种。

(1) 垂体生长激素瘤：由于生长激素分泌增多，使肌体各器官组织增生肥大，引起巨人症或肢端肥大症，同时可伴有高血压、糖尿病或糖耐量异常。通过生长激素测定及垂体的 X 线检查可确诊。

(2) 原发性醛固酮增多症：由于肾上腺皮质醛固酮瘤所致。醛固酮分泌增多，保钠排钾，出现高血压、低血钾，表现为典型的高醛固酮、低肾素，肾上腺 CT 或 MRI 可以显示肾上腺肿瘤。

(3) 嗜铬细胞瘤：为肾上腺髓质的肿瘤，也可生长在肾上腺外，分泌肾上腺素及去甲肾上腺素，使血压升高，同时伴有交感神经系统兴奋的症状。查血、尿内儿茶酚氨升高，X 线检查示肾上腺肿瘤。

(4) 甲状腺功能亢进症：由于甲状腺激素水平的升高，使心肌收缩力增强，收缩压升高，脉压增大，还可伴有颈动脉搏动和水冲脉、枪击音等周围血管征。在收缩压升高的同时，还伴有甲状腺功能亢进症的其他高代谢的症状，查甲状腺激素升高。

(5) 肾动脉狭窄：肾动脉狭窄时，使肾血流量减少，随之肾素分泌增高，导致高肾素性高血压，血管造影可显示肾动脉狭窄的表现。

二、根据临床表现结合实验室检查做出诊断

1. 功能诊断

(1) 典型的临床表现。

(2) 代谢紊乱的证据：如尿液检查、血电解质、血脂、血糖测定等。

(3) 激素分泌异常证据：①尿中激素及其代谢产物排泄量，如 24 小时尿中 17-羟和 17-酮皮质类固醇、游离皮质醇、醛固酮、雌激素、儿茶酚胺、VMA 等；②血中激素浓度测定，如 TY_3、Tr_4、FT_3、FT_4、sTSH、ACTH、FSH、LH、E、T、P、PRL、GHALD、PTH、胰岛素等。

(4) 内分泌动态功能试验：①兴奋试验，如 ACTH、TRH、LRH、CRF 兴奋试验等；②抑制试验，如地塞米松抑制试验、糖试验、胰升糖素试验等；③拮抗试验：如水负荷、钠负荷试验等。T_3 抑制试验等；④激发试验，如酚妥拉明试验、螺内酯试验等。

(5) 放射性同位素检查：如甲状腺吸 ^{131}I 率试验、过氯酸盐释放试验等。

(6) 细胞学检查：阴道涂片、精液检查等。

(7) 骨密度测量。

2. 定位诊断

(1) 影像学检查：如蝶鞍平片、骨片等，垂体、肾上腺、甲状腺、胰腺 CT、MRI 等。

(2) B 超检查：甲状腺、腹腔 B 超等。

(3) 同位素扫描：如甲状腺扫描、肾上腺扫描等。

3. 病因诊断

(1) 免疫学检查：如甲状腺球蛋白抗体和微粒体抗体、血清 TSH 受体抗体检测等。

(2) 病理诊断：组织、细胞学鉴定等。

(3) 遗传学检查：如细胞染色体、HLA 鉴定等。

第二节 内分泌激素检测

激素是人体某些腺体或组织分泌的一类化学物质，具有特殊的生物学活性，能够传递细胞间的信息。通过血液运输而作用于身体各靶细胞，与特异性受体结合后，引起一系列生物化学反应，从而调节肌体的新陈代谢和生理功能。按化学性质可将激素分为糖皮质类、氨基酸衍生物类、多肽和蛋白质类以及脂肪酸衍生物类四大类。各种激素的正常分泌与调节，以及靶细胞的正常反应能力，对维持身体的正常生理功能、发育具有重要的意义。

一、甲状腺素和游离甲状腺素测定

甲状腺素是由甲状腺滤泡分泌的一种氨基酸衍生物，称为 3, 5, 3', 5' - 四碘甲腺原氨酸。它以两种状态存在：另一种是与甲状腺结合球蛋白 (TBG) 结合，称为结合型甲状腺素 (T_4)；另一种是呈游离状态的甲状腺素，称为游离型甲状腺素 (FT_4)，两型之间可以互相转换。T_4 不能进入外周组织细胞，只有 FT_4 能够进入细胞发挥生理功能。在正常生理情况下，几乎所有的甲状腺素都是结合型的，游离型的很少。测定总 T_4 可以反映甲状腺的功能状况，而且不受含碘食物或药物的影响。

（一）标本采集、处理及检验方法

取静脉血 2 mL，常用免疫法测定。

（二）参考区间

T_4：65 ～ 155 nmol/L。

FT_4：10 ～ 30 pmol/L。

（三）临床意义

1. 升高

见于甲状腺功能亢进、先天性甲状腺结合球蛋白增多症、妊娠、新生儿及应用雌激素、原发性胆汁性肝硬化等。

2. 降低

见于甲状腺功能低下、肾病综合征、严重肝病、先天性甲状腺结合球蛋白减少症、糖尿病酮症酸中毒、恶性肿瘤、心力衰竭等。

二、三碘甲腺原氨酸和游离三碘甲腺原氨酸测定

T_4 经过脱碘后转变为 3, 5, 3' 三碘甲腺原氨酸 (T_3)，T_3 是主要发挥生理效应的甲状腺素，它的主要生理作用是促进物质与能量代谢，以及生长发育过程。T_3 也有两种状态：一种与 TBG 结合为结合型；另一种为游离型 (FT_3)，结合型与游离型之和为总 T_3，两型可以相互转变。T_4 的浓度是 T_3 的 40 ～ 80 倍，而 T_3 的生理活性是 T_4 的 5 倍。结合型 T_3 不能进入细胞，只有转变为 FT_3 才能进入细胞发挥生理效应。

（一）标本采集、处理及检验方法

取静脉血 2 mL，常用免疫法测定。

（二）参考区间

T_3：$1.6 \sim 3.0$ nmol/L。

FT_3：$4 \sim 10$ pmol/L。

（三）临床意义

(1)T_3 和 FT_3 的测定是判断甲状腺功能的基本试验，甲状腺功能亢进时总 T_3 升高，是诊断甲状腺功能亢进的敏感指标，常在出现临床症状之前升高。

(2) 与 T_4 同时测定可作为鉴定甲状腺功能亢进类型的特异方法。

(3) 妊娠、应用雌激素、口服避孕药时，可使 T_3 升高；应用雄激素、肢端肥大症、肝硬化、肾病综合征时 T_3 降低。

三、促甲状腺激素测定

促甲状腺激素 (TSH) 是由垂体前叶分泌的一种糖蛋白，由两条肽链 (α- 亚基、β- 亚基) 组成，其免疫学特性主要由 β- 亚基决定。TSH 的主要生理学功能是促进甲状腺细胞的增生和甲状腺激素的合成。

（一）标本采集、处理及检验方法

一取静脉血 2 mL，常用免疫法测定。

（二）参考区间

$2 \sim 10$ mU/L。

（三）临床意义

1.升高

(1) 原发性甲状腺功能减退。

(2) 分泌 TSH 的垂体瘤、垂体性甲状腺功能亢进。

(3) 原发性甲状腺功能减退、缺碘性地方性甲状腺肿。

(4) 亚急性甲状腺炎、慢性淋巴性甲状腺炎、某些甲状腺肿瘤。

2.降低

(1) 垂体功能减低、继发性甲状腺功能减退。

(2) 大剂量应用糖皮质激素。

四、血清甲状腺结合球蛋白测定

血清甲状腺结合球蛋白 (TBG) 是一种由 4 个亚基构成的酸性糖蛋白，能特异性地与 T_3、T_4 结合，将其运输至靶细胞，发挥生理效应。

（一）标本采集、处理及检验方法

取静脉血 2 mL，常用免疫法测定。

（二）参考区间

$15 \sim 34$ mg/L。

（三）临床意义

1.TBG 升高

见于遗传性 TBG 增多症、甲状腺功能减退、口服避孕药、雌激素治疗、妊娠、病毒性肝炎、肝硬化、多发性骨髓瘤。

2.TBG 降低

见于遗传性 TBG 减少症、营养不良、甲状腺功能亢进、雄激素和大剂量糖皮质激素治疗、肢端肥大症、肾病综合征等。

五、甲状旁腺激素测定

甲状旁腺激素 (PTH) 是由甲状旁腺合成分泌的一种多肽类激素，它在分泌细胞中很少贮存，分泌入血后半衰期也很短，因此，其浓度必须依靠甲状旁腺的不断合成与分泌。PTH 的主要生理功能是拮抗降钙素，促进骨盐溶解，抑制肾小管对磷酸根的重吸收，维持血钙离子浓度的恒定。

(一) 标本采集、处理及检验方法

取静脉血 2 mL，常用免疫法测定。

(二) 参考区间

1 ～ 10 pmol/L。

(三) 临床意义

1.升高

见于原发性、继发性甲状旁腺功能亢进、维生素 D 代谢障碍、异位性甲状旁腺功能亢进、佝偻病、骨软化症、特发性高尿钙症、慢性骨病。

2.降低

见于特发性甲状旁腺功能减退、维生素 D 中毒、恶性肿瘤转移、非甲状旁腺性高钙血症。

六、血降钙素测定

降钙素 (CT) 是甲状腺及甲状旁腺滤泡细胞分泌的肽类激素，分子量为 3200。CT 的半衰期很短 (4 ～ 12 分钟)，所以其生理作用有赖于其不断合成与分解。其主要生理功能是降低血钙水平。

(一) 标本采集、处理及检验方法

取静脉血 2 mL，常用免疫法测定。

(二) 参考区间

男性：0 ～ 14 ng/L。

女性：0 ～ 28 ng/L。

(三) 临床意义

1.升高

(1) 甲状腺髓样癌，约 70% 的甲状腺髓样癌患者血清降钙素升高。

(2) 肺癌、乳腺癌、胰腺癌、子宫癌、前列腺癌。

(3) 某些内分泌综合征、恶性贫血、严重骨病、肾脏疾病、嗜铬细胞瘤。

2.降低

(1) 甲状腺手术切除。

(2) 重度甲状腺功能亢进、老年女性。

七、血皮质醇测定

皮质醇是由肾上腺皮质的束状带和网状带分泌的类固醇激素，它的合成和分泌受 ACTH

的调节。95% 以上的皮质醇进入血液后与肾上腺皮质蛋白结合，游离的皮质醇甚少。皮质醇的主要生理学功能是调节糖尿病。当下丘脑－垂体－肾上腺皮质轴发生障碍时，血中皮质醇异常，并由尿排出，检测其含量对诊断内分泌及代谢性疾病有重要意义。

（一）标本采集、处理及检验方法

取静脉血 2 mL，常用免疫法测定。

（二）参考区间

血皮质醇有明显的昼夜变化，8:00 时为 140 ～ 630 nmol/L，16:00 为 80 ～ 410 nmol/L；20:00 小于 8:00 的 50%。

（三）临床意义

1. 升高

(1) 肾上腺皮质功能亢进，如库欣综合征、肾上腺肿瘤。

(2) 单纯性肥胖、应激状态（如手术、创伤、心肌梗死）。

(3) 妊娠、口服避孕药、雌激素治疗。

2. 降低

(1) 肾上腺皮质功能减退、腺垂体功能减低。

(2) 全身消耗性疾病。

(3) 药物影响，如苯妥英钠、水杨酸等。

八、血浆醛固酮测定

醛固酮 (Ald) 是由肾上腺皮质的球状带细胞分泌，受肾素－血管紧张素系统的调节，主要以游离状态存在于血液中。其主要功能是促进肾小管对钠离子的重吸收和促进钾离子的排泄，以维持体液容量和渗透压的平衡。

（一）标本采集、处理及检验方法

取静脉血 2 mL，用肝素抗凝，常用免疫法测定。

（二）参考区间

普通饮食 (6:00)：卧位 238.6±104 pmol/L；立位 418.9±245 pmol/L。

低钠饮食：卧位 646.6±333.4 pmoL/L，立位 945.6±491 pmo/L。

（三）临床意义

1. 升高

(1) 原发性醛固酮增多症、先天性肾上腺皮质增生、癌症、腺瘤。

(2) 高血压、肾病综合征、肝硬化、甲状腺功能亢进、低钠饮食。

(3) 心力衰竭、手术、创伤、特发性水肿。

2. 降低

(1) 肾上腺皮质功能减低、原发性醛固酮减少症。

(2) 高钠饮食、自主神经功能紊乱、妊娠高血压综合征。

(3) 服用普萘洛尔、利舍平、甘草等药物。

九、尿儿茶酚胺测定

儿茶酚胺包括肾上腺素、去甲肾上腺素和多巴胺，其主要作用是作为神经递质，少量进入血液起激素作用。儿茶酚胺激素的靶细胞分布很广，它们通过与靶细胞上的质膜受体结合而发挥作用。血液中的儿茶酚胺主要来源于交感神经和肾上腺髓质，随尿液排出。测定 24 小时尿儿茶酚胺可以反映交感神经和肾上腺髓质的功能。

（一）标本采集、处理及检验方法

留 24 小时尿加 5 mL 浓盐酸防腐，记录总量后留 20 mL 送检，常采用荧光分析法、高压液相色谱法测定。

（二）参考区间

71 ～ 229.5 nmol/24 h。

（三）临床意义

1. 升高

见于嗜铬细胞瘤、交感神经母细胞瘤、慢性肾功能不全、原发性高血压、甲状腺功能减退、糖尿病、重症肌无力、大面积烧伤、低血糖、神经高度紧张。

2. 降低

见于艾迪生病、甲状腺功能亢进、急性脊髓灰质炎、风湿病、营养不良。

十、尿香草扁桃酸测定

香草扁桃酸 (VMA) 是儿茶酚胺的衍生物。肾上腺素和去甲肾上腺素通过儿茶酚甲基转换酶的作用后，其终产物是香草扁桃酸，由尿排出，它在尿中的排泄量基本反映血中儿茶酚胺的水平。

（一）标本采集、处理及检验方法

用棕色瓶，加 6 mol/L 盐酸 10 mL，收集 24 小时尿液，记录总尿量，混匀后，取 100 mL 送检，多采用分光光度比色法测定。

（二）参考区间

5 ～ 45 μmol/24 h。

（三）临床意义

香草扁桃酸升高主要见于：嗜铬细胞瘤、神经母细胞瘤、交感神经细胞瘤。

十一、血睾酮测定

睾酮是一种 C_{19} 类固醇激素，是主要的雄性激素。男性睾酮主要由睾丸间质细胞合成，少量来自肾上腺皮质；女性睾酮主要由卵巢和肾上腺皮质分泌的雄烯二酮演化而来。血中约 98% 与睾酮结合蛋白的 β 球蛋白结合，极少量呈游离状态。它由肝脏灭活，由尿液或胆汁中排出。睾酮的主要生理功能是作用于男性的性器官，促进精子的发育和成熟，促进和保持男性副性征。此外，可促进周围组织蛋白质的合成，并抑制其分解，保持正氮平衡。睾酮还有刺激肾脏合成促红细胞生成素的作用。

（一）标本采集、处理及检验方法

取静脉血 2 mL，常用免疫法测定。

（二）参考区间

1. 男性

20 ～ 49 岁：270 ～ 1 734 μg/L。

> 50 岁：213 ～ 755 µg/L。

2. 女性

绝经前：63 ～ 120 µg/L。

绝经期：49 ～ 113 µg/L。

(三) 临床意义

1. 升高

(1) 对性早熟诊断有决定性意义，见于男性性早熟、不完全性早熟。

(2) 睾丸间质细胞瘤。

(3) 原发性多毛症、睾丸性女性化综合征。

(4) 男性甲状腺功能亢进、多囊卵巢综合征、妊娠期。

(5) 肥胖症患者轻度增加。

2. 降低

(1) 男性睾丸发育不全、无睾综合征。

(2) 下丘脑或垂体性腺功能减低。

(3) 慢性肝炎、慢性肾功能减退及慢性消耗性疾病。

十二、血雌二醇测定

雌二醇是一种 C_{18} 类固醇激素，是雌激素中生物活性最高的激素。由男性睾丸、女性卵巢和妊娠胎盘产生或由雌激素转化而来，其水平随月经周期而变化。雌二醇的主要生理功能是促进卵细胞的生成和发育，促进卵巢和女性性器官的发育，促进女性第二性征的出现，还可促进肝脏合成多种运输蛋白。血雌二醇浓度是检查下丘脑 - 垂体 - 生殖靶腺轴功能指标之一，对诊断早熟、发育不良等内分泌疾病及妇科疾病有一定的诊断意义。

(一) 标本采集、处理及检验方法

取静脉血 2 mL，常用免疫法测定。

(二) 参考区间

男性 (成人)：0 ～ 56 pg/mL。

女性：① 卵泡期：0 ～ 160 pg/mL；② 排卵期：34 ～ 400 pg/mL；③ 黄体期：27 ～ 246 pg/mL。

(三) 临床意义

1. 升高

(1) 女性性早熟、男性乳房发育。

(2) 雌激素分泌瘤、应用促排卵药、男性女性化。

(3) 卵巢肿瘤、无排卵性子宫功能性出血、肝硬化。

2. 降低

(1) 卵巢肿瘤、葡萄胎。

(2) 宫内死胎、妊娠高血压综合征。

(3) 下丘脑肿瘤、腺垂体功能减低。

(4) 卵巢功能不全、卵巢切除、青春期延迟、原发性和继发性闭经、绝经、口服避孕药。

十三、血清黄体酮测定

黄体酮由卵巢分泌，是多种类固醇激素生物合成的中间产物。黄体酮的主要生理功能是促进子宫内膜增殖与腺体分泌，调节月经周期和维持妊娠的作用，有利于受精卵的着床，还有使子宫内膜增厚、促进乳腺发育和调节黄体功能的作用。

（一）标本采集、处理及检验方法

取静脉血 2 mL，常用免疫法测定。

（二）参考区间

男性：未成年 0 ～ 1.3 μg/L；成人 0.27 ～ 0.9 μg/L。

女性：未成年 0 ～ 1.4 μg/L；滤泡期 0.32 ～ 2.0 μg/L；排卵期 0.77 ～ 2.3 μg/L；黄体期 1.19 ～ 21.6 μg/L；绝经期 0 ～ 10 μg/L。

（三）临床意义

1. 升高

见于葡萄胎、妊娠高血压综合征、糖尿病孕妇、多胎妊娠、原发性高血压、卵巢颗粒层膜细胞瘤、卵巢脂肪样瘤。

2. 降低

见于原发性或继发性闭经、无排卵功能性出血、妊娠功能不良、胎儿发育迟缓、死胎。

十四、促性腺激素 FSH、LH 测定

腺垂体分泌的促性腺激素（GTH）有促卵泡生成激素（FSH）和黄体生成素（LH）。FSH 和 LH 均为糖蛋白，由蛋白质中心和糖链组成，含有 α 及 β 亚单位，是由同一垂体细胞分泌的。FSH 和 LH 的 α 单位与 TSH 及 HCG 仅单位相似，但特异性的 β 亚单位使这些激素有其独特的生物活性，均为独立的激素，只是具有共同的抗原决定簇，即存在彼此的免疫交叉反应。

在男性，FSH 可刺激睾丸支持细胞发育，增强支持细胞中雄激素结合蛋白（ABP）的合成，从而使发育中的生殖细胞获得高浓度而且稳定的雄激素，促进生殖细胞发育分化为成熟的精子。LH 的主要作用是促进睾丸间质细胞增生，促进其合成和分泌性激素（睾酮），协同 FSH 促进生精。同时睾酮释放入血，供给肌体维持性功能的需要。

在女性，LH 在 FSH 的协同作用下，促进卵泡的成熟，雌激素的合成和分泌；促进排卵和排卵后的卵泡变为黄体；促进黄体的合成和分泌孕激素及雌激素。

（一）标本采集、处理及检验方法

取静脉血 2 mL，常用免疫法测定。

（二）参考区间

1. FSH

男性：未成年 0 ～ 5.5 mU/mL，成人 0.7 ～ 11.1 mU/mL。

女性：未成年 0.11 ～ 13 mU/mL；滤泡期 2.8 ～ 14.4 mU/mL；排卵期 5.8 ～ 21 mU/mL；黄体期 1.21 ～ 9.0 mU/mL；绝经后 25.8 ～ 134 mU/mL。

2. LH

男性：未成年 0 ～ 4.1 mU/mL；成人 0.8 ～ 7.6 mU/mL。

女性：未成年 0 ～ 2.3 mU/mL；滤泡期 1.1 ～ 11.6 mU/mL；排卵期 17 ～ 77 mU/mL；黄

体期 $0 \sim 14.7 \, \text{mU/mL}$；绝经期 $7.7 \sim 58.5 \, \text{mU/mL}$。

(三) 临床意义

(1) 卵巢疾病：①多囊卵巢综合征患者 LH 明显升高，而 FSH 则处在相对稳定的低水平，LH/FSH 比值增大；②卵巢功能早衰时，LH、FSH 均升高；③卵巢不敏感综合征时，因激素受体缺乏，可致 LH 升高。

(2) 性腺发育不全、原发性闭经、原发性性功能减退等，女性患者多由原发性性发育缺乏，男性患者多由睾丸损伤或间质细胞损伤、肌营养不良及功能性青春前期无性腺综合征而引起的雌、孕激素 (男性睾酮) 分泌的减少，从而导致下丘脑 – 垂体的反馈调节失常，LH 呈增高值。

(3) 继发性性腺功能减退、席汉综合征晚期垂体前叶功能减退、假性性早熟儿童、闭经 – 溢乳综合征、垂体腺瘤者等，FSH 值下降。

(4) 继发性性腺功能减退、垂体或下丘脑性闭经、席汉综合征、假性性早熟儿童等，病变主要在 (或涉及) 垂体 – 下丘脑，直接导致 LH 分泌减少，LH 值下降。

(5) LH 与 FSH 同时测定，在区分闭经的类型时，有极其重要的作用。如 LH 升高或正常，而 FSH 明显上升，则病变多为原发性卵巢病变或性腺发育不全、卵巢功能衰竭等；如 LH 明显上升，FSH 下降或正常，则多为多囊卵巢引起；而当 LH 正常，FSH 亦正常时，则多为子宫性闭经或多囊卵巢综合征或下丘脑 – 垂体轴病变或功能低下；当 LH 下降、FSH 亦下降时，多为下丘脑 – 垂体轴病变或功能低下。

(6) 高泌乳素血症患者，FSH、LH 下降。

(7) 真性性早熟儿童、卵巢不敏感综合征患者，FSH、LH 升高。

(8) 因睾丸生殖上皮损伤，抑制激素分泌增加而通过负反馈使垂体 FSH 分泌增加的一类疾病，如睾丸精原细胞瘤、性腺发育不全、原发性性腺功能减退、Klinefelter 综合征、Turner 综合征、阉割等，均可使血清 FSH 升高。睾丸精原细胞瘤患者，LH 值亦可升高。

十五、血垂体催乳素测定

垂体催乳素 (PRL) 由垂体前叶催乳素分泌细胞合成并分泌。正常生理状态下，除女性妊娠及哺乳期外，人血清中 PRL 含量极少。PRL 的主要生理作用是在分娩后刺激产妇泌乳，而对于青春期正常乳腺发育并不起重要作用。在妊娠期，PRL 分泌增多，并在其他激素 (如雌激素、黄体酮等) 的协同作用下，促进乳腺进一步生长发育，并具备了泌乳的能力。人体的 PRL 不具备调节卵巢和睾丸功能的作用，但 PRL 可直接影响性腺功能，抑制促性腺激素对卵巢或睾丸的作用。生理情况下，PRL 每日分泌量约为 $400 \, \mu\text{g}$，其中 75% 在肝脏，25% 在肾脏中代谢分解。PRL 在血循环中的半衰期为 50 分钟。

(一) 标本采集、处理及检验方法

取静脉血 2 mL，常用免疫法测定。

(二) 参考区间

男性：$0 \sim 171 \, \mu\text{g/L}$。

女性：$2 \sim 251 \, \mu\text{g/L}$。

（三）临床意义

1.PRL 生理性增高

(1) 新生儿期：出生后 PRL 水平较高，一周后开始下降，直到儿童期均维持低水平。

(2) 月经周期中期：PRL 峰的出现约在 LH 高峰后的 24 ～ 72 小时，黄体期略高于卵泡期。

(3) 睡眠状态：入睡后 PRL 逐渐升高。

(4) 吸吮、产后、活动过度、应激状态：均可致 PRL 升高。尤其在哺乳期，PRL 分泌升高持续一个很长时间，且每次喂哺吸吮时，还有一个暂时的过度升高。

2. 使 PRL 升高的药物

(1) 激素类药物：如 TSH、E_2、口服避孕药。

(2) 精神、神经系统药物：如氯丙嗪、甲氧氯普胺、吗啡、可待因等。

(3) 降压药物：如利舍平、甲基多巴等。

(4) 抗组胺药物：如甲腈咪胺等。

3.PRL 病理性增高

(1) 垂体腺瘤，垂体功能障碍的一类疾病，如伴有肢端肥大症的垂体瘤、垂体功能亢进、部分空泡蝶鞍综合征等。

(2) 下丘脑性障碍的疾病，如 Chiari-frommel 综合征（即产后闭经 - 溢乳综合征）及 Argonzdel-Castillos 综合征（即特发性闭经 - 溢乳综合征），或下丘脑及其邻近部位的疾病、垂体柄切断等。

(3) 甲状腺功能低下。

(4) 肾功能减退或衰竭，如库欣综合征患者。

(5) 皮肤和周围神经的损伤、乳腺疾患、子宫切除术等手术应激，脊髓结核、骨髓空洞症等。

(6) 卵巢癌、肾癌、支气管癌以及畸胎瘤、多囊卵巢等。

4.PRL 病理性降低

主要见于：原发性不孕、席汉综合征、功能性子宫出血、继发性闭经、垂体前叶功能减退、乳腺癌次全切除术后等。

十六、促肾上腺皮质激素测定

促肾上腺皮质激素 (ACTH) 是腺垂体分泌的含 9 种氨基酸的直链 39 肽，其主要生理功能是刺激肾上腺皮质束状带及网状带的增生及皮质醇和醛固酮的分泌。血中皮质醇的浓度几乎完全取决于 ACTH 的水平。

（一）标本采集、处理及检验方法

取静脉血 2 mL，常用免疫法测定。

（二）参考区间

早晨 (8:00)：25 ～ 100 ng/L。

下午 (6:00)：10 ～ 80 ng/L。

（三）临床意义

1. 升高

(1) 严重应急反应。

(2) 增生性皮质醇增多症。

(3) 异位性 ACTH 分泌综合征。

2. 降低

(1) 垂体前叶破坏、功能减退导致的 ACTH 分泌减少。

(2) 大量糖皮质激素抑制垂体 ACTH 分泌。

十七、血生长激素测定

生长激素 (GH) 是一种重要的垂体激素，由腺垂体分泌，为单链蛋白质，含有 191 个氨基酸。主要生理功能为促进骨和软组织生长，促进蛋白质的合成、糖异生、脂肪分解、钙磷吸收。

（一）标本采集、处理及检验方法

取静脉血 2 mL，常用免疫法测定。

（二）参考区间

成年男性：< 2 μg/L。

成年女性：< 10 μg/L。

儿童：< 20 μg/L。

（三）临床意义

1. 升高

(1) 垂体肿瘤、肢端肥大症及巨人症的诊断及疗效判断。

(2) 急性疾病、外科手术、灼伤、低血糖、注射氨基酸、麻醉。

2. 降低

(1) 垂体性侏儒症、腺垂体功能减退症。

(2) 高血糖、皮质醇增多症、应用糖皮质激素。

十八、血抗利尿激素测定

抗利尿激素是由神经垂体下丘脑视上核分泌的一种 9 肽激素，贮存在神经垂体内。其主要生理功能是有强烈的收缩血管的作用，增加肾远曲小管和集合管对水的重吸收，限制水的排泄，起抗利尿作用。

（一）标本采集、处理及检验方法

取静脉血 2 mL，常用免疫法测定。

（二）参考区间

1 ~ 10 μU/mL。

（三）临床意义

1. 升高

(1) 抗利尿激素分泌过多症、出血、水肿、脱水。

(2) 恶性高血压、细胞外液渗透压高，体液容量减少。

(3) 肾性尿崩症，控制不良的糖尿病。

(4) 某些肿瘤、颅脑损伤、过多注射利尿激素应急状况。

2. 降低

(1) 垂体性尿崩症。

(2) 肾病综合征、烦躁多饮综合征。

(3) 大量输入等渗液体、大量饮水。

(4) 细胞外液渗透压下降，体液容量增加。

第三节 内分泌疾病的病理检查

病理学是一门研究疾病的病因、发病机制、病理改变和转归的医学基础科学。组织病理学是内分泌疾病病理诊断的基础，病理标本的常规染色和光镜检查仍然是大多数内分泌疾病（尤其是炎症和肿瘤性疾病）的最常用诊断方法。

一、免疫组化染色方法

免疫组化具有特异性强、灵敏度高、定位准确等特点，且能将形态研究与功能研究有机地结合在一起，所以，这门新技术已被广泛地应用于生物学和医学研究的许多领域。在病理学研究中，免疫组化技术的作用和意义更为重要。以肿瘤研究为例，在免疫组化技术出现以前，对肿瘤的诊断和分类还局限于细胞水平，而引入免疫组化技术后，则使研究的深度提高到了生物化学水平、分子水平。

（一）免疫金法

免疫金法是将胶体金颗粒（直径 > 20 nm）作为呈色示踪物标记在第二抗体或 SPA（葡萄球菌 A 蛋白）上，反应过程中不需要经过显色步骤。但免疫金液的浓度要高，否则不易显示出光镜下可见的抗原抗体反应。

（二）多重免疫组化法

在内分泌病理中，应用最多的是多重免疫组化法。多重免疫组化法是根据多个染色系统显色剂的差异加以组合，以不同的颜色反应来代表不同的阳性定位和（或）定量。激素分泌细胞的分布和激素种类等的鉴定，主要采用双重染色。近几年已有报道用三重或四重染色获得成功。各种免疫组化染色方法的敏感性和特异性直接影响着诊断的敏感度和特异度。SP 法（链霉菌抗生物素蛋白 - 过氧化物酶联结法）由于链霉菌抗生物素的等电点近中性，不与组织中的内源性物质发生非特异性结合，因此背景清晰，放大效果好，所需抗体量小，敏感性较 ABC（卵白素 - 生物素法）高 4 ~ 8 倍，比 PAP（辣根过氧化物酶 - 抗辣根过氧化物酶法）高 25 ~ 50 倍，其应用最为广泛。

二、免疫组织化学的应用

将病变组织制成切片，或将脱落细胞制成涂片，经不同的方法染色后用显微镜观察，从而千百倍地提高了肉眼观察的分辨能力，组织切片最常用伊红染色法（HE 染色）。迄今，这种传统的方法仍然是研究和诊断疾病最常用的基本方法。如仍不能诊断或须进行更深一步的研究，可以采用一些特殊染色和新技术（如电子显微镜）。一般认为特殊染色的目的是通过应用某些能与组织细胞化学成分特异性结合的显色试剂（即组织化学染色），显示病变组织细胞的化学成分（如蛋白质、酶类、核酸、糖类、脂类等）的改变，特别是对一些代谢性疾病的诊断有一定的参考价值。例如戈谢病，是由于 P- 葡萄糖脑苷脂酶缺乏，致使大量葡萄糖脑苷脂酶在细胞内堆积，可用组织化学染色证实。在肿瘤的诊断和鉴别诊断中有的特殊染色方法十分简单实用，如过碘酸 Schiff 反应可用来区别骨内 Ewing 肉瘤和恶性淋巴瘤。前者含有糖原而呈阳性，而后者不含糖原呈阴性；又如磷钨酸苏木素染色在横纹肌肉瘤中可显示瘤细胞胞质内有横纹，多巴反应可诊断黑色素瘤等。

通过特定抗体标记出细胞内相应抗原成分，以确定细胞类型。如角蛋白是上皮性标记，前列腺特异性抗原仅见于前列腺上皮，甲状腺球蛋白抗体是甲状腺滤泡型癌的敏感标记，而降钙素抗体是甲状腺髓样癌的特有标记。表皮内朗格汉斯细胞、黑色素细胞、淋巴结内指突状和树突状网织细胞等细胞在光镜下不易辨认，但免疫组化标记却能清楚显示其形态。

利用某些细胞产物为抗原制备的抗体，可作为相应产物的特殊标记，如内分泌细胞产生的各种激素，大多数可用免疫组化技术标记出来，据此可对内分泌肿瘤做功能分类，检测分泌异位激素的肿瘤等。一些来源不明的肿瘤长期存在争议，最后通过免疫组化标记取得共识。如颗粒性肌母细胞瘤，曾被认为是肌源性的，但该肿瘤肌源性标记阴性，而神经性标记阳性，证明为神经来源（可能来自神经鞘细胞）。免疫组织化学被广泛应用于病理学研究和诊断，而且发展迅猛，它除了可用于病因学诊断（如病毒）和免疫性疾病的诊断外，更多的是用于肿瘤病理诊断。其原理是利用抗原与抗体的特异性结合反应来检测组织中的未知抗原或抗体，借以判断肿瘤的组织来源或分化方向，从而进行病理诊断和鉴别诊断。

将抗原 – 抗体结合、受体 – 配体结合、激素 – 激素结合蛋白结合、DNA(RNA) 单链 – 配对链结合的原理以及单克隆抗体和免疫 PCR(IM-PCR) 技术的原理应用于病理学诊断，迅速拓展了免疫组织化学的领域，也不断提高了免疫组化法的敏感性和特异性。过去对于肿瘤形态学有争议的疑难病例，在应用免疫组织化学技术后大部分都可获得统一而正确的诊断。免疫组织化学还可用于肿瘤或其他疾病预后的判断与治疗指导。例如，雌激素受体阳性乳腺癌患者的预后优于阴性者，阳性者对内分泌激素治疗有较好反应。类似的情况在所谓的"激素依赖性肿瘤"中屡见不鲜，如甲状腺癌、子宫内膜癌、乳腺癌、卵巢癌、前列腺癌、垂体瘤和睾丸肿瘤等。

三、病理学与 CT、MRI 以及核素显像的联合应用

MRI 和 CT 具有分辨力强、空间定位准确等优点，但在相同组织密度条件下，难以分辨轻微和微小病变。由于内分泌腺体积小，且多与周围组织缺乏密度差，故难以发挥其优点。增强对比可提高对部分病变的分辨力，若采用放射示踪剂标记特异的内分泌细胞或组织，则可明显提高其对疾病的诊断率。如用 ^{131}I 联合 CT(或 MRI) 可清晰地显示异位甲状腺、卵巢甲状腺肿组织，用 ^{111} 铟造影剂可清晰显示胃、肠、胰的神经内分泌肿瘤。

将激素、激素结合蛋白、激素受体、癌基因蛋白等用核素标记做显像检查或定量分析，有助于内分泌肿瘤的分型、鉴别。甲状腺滤泡细胞癌对生长抑制素受体有高的表达量，用 ^{111} 铟造影剂显像可了解肿瘤所表达生长抑制素受体的量，并对肿瘤病灶有放射治疗作用。

上皮细胞来源的癌肿与肿瘤细胞表达 EGF 受体和 TGF 受体有关，用放射核素标记的抗 EGF 受体抗体或抗 TGF 受体抗体与癌细胞结合，可达到靶向放疗的目的。同样，根据肿瘤细胞的表达特征，采用放射免疫靶向治疗可使许多患者的疗效明显提高。

四、超微病理学

超微病理学是利用电镜研究细胞的超微结构及其病变。它不仅研究细胞超微结构的损伤和变化，而且还有助于临床对某些难以确诊的疾病做出诊断，其从亚细胞水平探讨疾病的发病机制、对未分化肿瘤的分类有协助作用。在确定瘤细胞的分化程度、鉴别肿瘤的类型和组织发生上，超微结构的研究常常起到重要作用。

虽然迅速发展的免疫组化病理在某些方面取代了电镜在病理学上的应用，但是，由于免疫病理有许多固有缺点（交叉免疫反应、假阳性和假阴性等），而电子显微镜较光学显微镜的分辨率高千倍以上，在观察亚细胞结构（如细胞器、细胞骨架等）或大分子水平的变化方面有明显优势。一般用电镜、免疫电镜来弥补单独免疫病理之不足。多数情况下可提供更多的诊断信息，如果常规病理检查怀疑的诊断需要超微结构特征来佐证，或缺乏特异性免疫组化标志物，电镜可发挥独到的诊断作用。

第四节 内分泌腺超声检查

超声显像检查自 20 世纪 40 年代初开始应用于临床。由于超声显像技术具有实时动态、灵敏度高、无特殊禁忌证、可重复性强、无放射性损伤等优点，使得这一诊断技术成为现今内分泌疾病的检查、诊断和治疗中不可或缺的重要手段之一。随着电子技术和生物工程学的飞速发展，具有细微组织分辨率和高敏感血流检测能力的超声诊断仪已研制成功，其功能越来越完善，提供的诊断信息也越来越丰富。超声显像检查与 CT、SPECT、MRI 和 PET 已成为内分泌疾病的五种重要的影像诊断技术，它们各有所长，取长补短，大大地提高了临床诊断水平。而超声检查在体外操作，观察体内脏器的结构及其活动规律上，是一种操作简便、安全无痛的检查方法。

一、超声诊断原理

超声诊断仪是利用人体不同类型组织之间、病理组织与正常组织之间的声学特性差异，或生理结构在运动变化中的物理效应，经超声波扫描探查、接收、处理所得信息，并以图像、图形或数字形式为医学诊断提供依据的技术设备。

二、常用超声诊断法

（一）B 型超声诊断法

B 型超声诊断法又称 B 超诊断法，是将人体组织器官界面的反射回声变成强弱不同的光点，根据超声探头的不断移动扫查，使反射光点连续出现在示波屏上，显示出组织脏器及其病变的切面图像。它是一种非侵入性诊断技术，已用于多种脏器病变的探测，对于肝脏疾病的诊断有较高的临床价值。

（二）多普勒超声诊断法

常用的多普勒超声诊断有脉冲波多普勒和连续波多普勒两种。脉冲波多普勒能定点检测血流，但无检测 2 m/s 以上高速血流的能力；连续波多普勒则能检测 10 m/s 以内的高速异常血流，但不能提供距离信息，无定位检测能力。临床上一般两者并用，各取所长。

(三) 彩色多普勒血流显像

彩色多普勒血流显像 (CDFI) 是在二维切面声像图的基础上，采用自相关技术将所获得的血流信息转变成可视影像，不同方向的血流以不同的颜色表示。

三、超声诊断检查前的准备

大多数内分泌腺的超声检查无须特殊准备，但有时为了获得内分泌腺更清晰的图像，须做好检查前的准备工作。

(一) 胰腺检查

检查前，要求患者空腹 8～12 小时，即晨起禁食，前一天要少吃油腻食物，检查前 8 小时 (即检查前一天晚餐后) 不应再进食，以减少胃内食物引起过多气体，干扰超声传入。对腹腔胀气或便秘的患者，睡前可服缓泻剂，晨起排便或灌肠后进行超声检查。如检查时胃内仍有较多的气体，胰腺显示不清楚时，可饮水 500～800 mL，让胃内充满液体作为透声窗，便于显示胰腺。若患者同期还要接受胃肠或胆囊的 X 线造影，超声检查应安排在它们之前，或在胃肠钡餐 3 日之后、胆管造影 2 日之后进行。

(二) 卵巢与子宫检查

为了避免肠道内气体的影响，检查前 2～3 小时应停止排尿，必要时饮水 500～800 mL，必须使膀胱有发胀的感觉。必要时口服或注射利尿药使膀胱快速充盈。适度充盈膀胱的标准以能显示子宫底部为宜，过度充盈则可使子宫位置发生改变，不利于图像观察。如果是在怀孕初期，则不必饮水，以免膀胱过度充盈而压迫子宫。如果经腹壁扫查，卵巢显示不满意或肿块来源不明显，可采用经阴道超声检查，此时则无须特别饮水。但对体积较大的盆腔肿块则不适于做经阴道超声检查，同时对未婚、月经期、阴道畸形、炎症等女性的使用亦受限制。经阴道检查时，应严格注意消毒，防止交叉感染。

(三) 睾丸检查

睾丸超声检查时，为了避免交叉感染，应在检查时，将探头套一个极薄的塑料膜，在塑料膜与探头之间涂耦合剂，不影响图像质量。做睾丸检查时，可采用仰卧位或站立位。

(四) 肾上腺检查

由于肾上腺位置较深，一般彩色多普勒血流图对深部组织的显示效果差，故对肾上腺的检查不必强调采用彩色超声仪。肾上腺的超声检查，也应在空腹 8 小时后进行，腹部胀气患者需用轻泻剂、灌肠或消胀片才能得到较好的效果。

(五) 甲状腺检查

甲状腺的超声检查，无须做特殊的准备，必要时，可嘱患者做吞咽动作，以确定甲状腺与病变的关系。

四、超声检查的优点与适应证

(一) 超声检查的优点

超声检查作为形态学检查方法之一，具有以下优点。

(1) 超声声像图是切面图，其图像直观，对内部结构显示良好，即使腺体丰富，病灶仍清晰显示。

(2) 属于非侵入性检查，对患者无痛苦。

(3) 穿透性强、指向性好、分辨率高，且无 X 线辐射，无须应用造影剂，一般无须特殊的检查前准备。

(4) 操作时间短，诊断快速。

(5) 实用、简便、无创伤并可重复检查，反复用于追踪观察与疗效评价。

(6) 容易鉴别囊性或实质性病变，对良恶性肿块的判断亦具有一定价值。

(7) 可测量某些内分泌腺的大小，估测其体积，评价其功能，并可以清晰地显示其病灶的轮廓和形态。

(8) 可提供内分泌腺的血流信息。

(9) 费用相对低廉，易于普及。

(二) 超声检查主要适应证

(1) 甲状腺：弥漫性甲状腺肿、非毒性甲状腺肿、结节性甲状腺肿、甲状腺功能低下、甲状腺炎、甲状腺肿块。

(2) 甲状旁腺：甲状旁腺瘤、甲状旁腺增生、甲状旁腺癌。

(3) 胰腺：胰岛素瘤、胰腺炎、胰腺囊肿、胰腺癌。

(4) 肾上腺：皮质腺瘤和腺癌、肾上腺性征异常症、皮质功能不全、新生儿肾上腺血肿、嗜铬细胞瘤、髓样脂肪瘤、肾上腺囊肿。

(5) 睾丸：睾丸肿瘤、睾丸萎缩、附睾炎、附睾结核。

(6) 卵巢：多囊卵巢综合征、黄体囊肿、畸胎瘤、卵巢实质性肿块。

(7) 异位甲状腺、肾上腺外嗜铬细胞瘤。

(8) 甲亢性心脏病、糖尿病周围血管疾病和肾脏病变等。

第五节　骨密度测量

骨密度测量是用来检查是否患有骨质疏松。骨质疏松是一种以骨量降低、骨折风险增加为特征的疾病。通过骨密度测定，分析骨骼中骨矿物质含量的多少，了解早期骨量减少，预测骨折发生的可能性和检测给予防治药物或措施后的骨量改变。可为诊断、治疗及疗效观察提供依据。

一、骨密度测量概况与基本原理

常用的骨密度 (BMD) 测量 (即骨矿盐量 / 骨面积) 方法有：单光子吸收法 (SPA)、双光子吸收法 (DPA)、双能 X 线吸收法 (DEXA) 和 QCT 等。骨量测定是目前准确性最高的骨折危险性的预测指标，测量任何部位的 BMD。对身体各部位骨折都是一项有效的预测指标。

BMD 测定仪主要有光子吸收法、定量超声法、X 线吸收法和定量 CT 测定法等类型。其原理是利用 γ 射线、超声波或 X 线穿过人体骨骼后发生衰减或吸收，来测量穿透后射线或声波的强度变化，经过数据处理，将软组织的影响扣除，得到人体骨骼中矿物质的含量和人体骨骼的疏松程度。放射学方法测定体内骨矿物质含量 (BMC) 和 BMD 是目前评估骨质疏松的重要手段。

光子吸收法是利用核素产生的单光子或双光子能量 -γ 射线作为放射源，通过放射源和探测器平行移动，探测晶体进行检测计数，计算机分析处理获得 BMC 和 BMD。

超声骨密度仪是利用超声波穿过肌体不同组织时发生衰减量不同进行测定。此种仪器通过超声波传导速度和振幅衰减来定量，以检测骨矿含量、骨结构及强度。其特点是无创、无辐射和携带方便。

X 线吸收法的原理基于 X 线穿透人体骨组织时，对于不同骨矿含量组织 X 线吸收量的不同，经计算机将穿透骨组织的 X 线强度转换为骨矿含量数值。

定量 CT 测定法是利用常规 CT 机扫描，选择特定部位测量骨密度，放射剂量相对较大，价格高，临床上不常用。

二、双能 X 线 (DEXA) 吸收测量

DEXA 是一种能准确测量 BMD 的仪器，其根据 X 线的差别吸收特性 (即 X 线穿过肌体时，不同密度的组织对 X 线吸收量不同) 进行 BMD 测量。其具有测量准确性高、校正性稳定及辐射剂量低等优点。

DEXA 是目前公认测量的 BMD 的最佳方法，选择性测量部位也较多，其结果可代表 80% 的 BMD 变化。

三、双能 X 线吸收的临床应用

(一) 妇产科

(1) 监测绝经后的女性是否出现骨质疏松。

(2) 检查早期子宫切除术或卵巢切除术的女性是否因术后雌激素水平降低而导致骨量减少。

(3) 未生育的女性雌激素水平降低，重新建立骨形成的能力降低，测量 BMD 可观察骨丢失的程度，可帮助选择相应的治疗方案。

(二) 骨科

(1) 观察人工关节置换术后，与人工假体接触的骨组织密度，以了解患者是否能适应人工假体的安置，以及对不适应者的治疗效果进行观察。

(2) 可用于骨延长术后患者的观察，帮助医师选择撤掉钢板的最佳时间。

(3) 在临床使用钢丝固定术之前，一定要测量局部骨组织的 BMD，为医师提供手术的适应证。

(4) 测量股骨颈中轴长度，预测髋部骨折的危险。

(5)X 线提示压缩性骨折、不明原因的骨折和骨量减少的患者，均须做 BMD 检查以判断骨疏松程度。

(三) 内分泌科

过量使用糖皮质类固醇药物、性腺功能减退、脑垂体疾病、糖尿病、甲状腺毒症、甲状旁腺功能亢进的患者均有出现骨质疏松的可能，利用骨密度测量仪可了解这类患者是否有骨质疏松。

(四) 儿科

对患有某种可引起骨代谢疾病的病症或使用某些药物导致 BMD 降低的患者，需要使用骨

密度测量仪定期观察其骨量。

(五)内科

患有慢性肾脏疾病、慢性肺部疾病、肠道疾病、风湿性疾病的患者均有继发骨质疏松的可能，需要定期监测这些患者的骨量。DEXA 可早期发现关节炎受累关节的 BMD 改变，并可作为痛风性关节炎诊断与病情观察的评价指标。

DEXA 是 BMD 测定的金标准。BMD 检测对早期诊断骨质疏松、预测骨折危险性和评估干预措施的效果有重要意义。

四、骨组织形态计量与微损伤分析

骨组织计量学是一种应用数学和几何的方法研究骨组织水平的质(骨结构)和量(骨量)等形态学静态特性测量技术。其是对骨组织形态进行定量分析的研究领域，属体视学、生物医学组织形态计量学中的一个特殊分支。这种方法能将形态学观察到的骨组织结构改变，用定性、定量的计量方法获得细胞水平、组织水平以及器官水平上的有效信息。

骨形态计量学方法可测量骨小梁之间的距离、小梁的厚度以及破骨细胞穿孔所留下的窗孔数量，以判定在显微结构水平上的骨丢失情况。此方法目前主要用于骨质疏松的研究，是唯一能将细胞活性与细胞数量变化区分开来的方法。其测定的结果能提供骨组织中骨基质、骨小梁及细胞活动的各种参数值，为骨质疏松做出正确的判断。

骨组织形态计量主要用于下列研究。

(1) 骨骼病变，如骨质软化等的诊断和骨转换率的评价。

(2) 评价骨质疏松的发病机制和病变过程。

(3) 评估药物治疗的效果，与骨密度 (BMD) 或骨矿物质含量 (BMC) 测量相比，具有早期诊断和敏感性高等优越性。

(4) 骨量的评估。

(5) 骨组织工程和替代材料的研制与性能评价。另外，应用骨组织形态计量可明确骨病变的特征，为进一步的病因研究提供方向和思路。例如，髋关节病患者髋关节囊内股骨颈骨折的发病率要明显低于一般患者，提示髋关节病对股骨颈骨折有某种保护作用。

骨的微损伤分析用于临床，对损伤是否采取早期干预以及预后有一定意义。骨具有应力 - 应变关系，骨的应力 - 应变特征取决于与负荷方向有关的骨微结构。皮质骨在纵向(骨单位的排列方向)的强度比横向要大，硬度也较强。负荷力与骨单位方向垂直时，易发生骨损伤。疲劳性微损伤是一种正常现象，而且是促进骨重建的一种刺激因素，但如果负荷过大，负荷时间过长，或骨的微结构紊乱则可导致微损伤积蓄。无弹性的应力 - 应变曲线对于纵向排列的骨单位来说，可反映骨结构的不可逆性的微损伤。骨微损伤能启动骨重建，骨重建障碍而导致的微损伤积蓄可引发骨折。长期应用二磷酸盐对骨的微结构和骨微损伤积蓄以及骨小梁的生物力学特性有明显影响。由于骨吸收功能的长期抑制，微损伤积蓄增加，但是因为 BMD 增加和骨微结构的改善而使增多的微损伤被代偿，故骨的脆性和骨折风险不一定增加。

第六节 诊断试验膳食

诊断试验膳食是指在临床诊断或治疗过程中，短期内暂时调整患者的膳食内容以避免膳食中某些因素的干扰，配合和辅助临床诊断或观察疗效的膳食。其包括：胆囊造影检查膳食，胃肠运动试验膳食，肌酐试验膳食，葡萄糖耐量试验膳食，潜血试验膳食以及钙，磷代谢试验膳食等。另外，随着物理诊断仪的发展与改进，诊断试验膳食也在发生变化，如CT扫描检查膳食、胰腺B超检查膳食。诊断试验膳食的主要目的是排除膳食对试验结果的影响或限制某种营养素对试验结果的影响，而有利于临床医师对试验结果做出客观的评价。所以，诊断试验膳食总是伴随着临床试验项目而存在和发展的。

一、内分泌疾病诊断试验膳食

内分泌疾病诊断试验膳食较多，根据试验目的的不同，可分为：①反映胰腺内分泌功能的试验膳食，如葡萄糖耐量试验膳食及馒头餐试验；②反映甲状腺功能检查的^{131}I试验膳食；③反映甲状旁腺功能检查的低钙、正常磷膳食，低蛋白－无肌酐－正常钙、磷膳食，限磷代谢膳食及钙滴注试验膳食；④反映肾上腺皮质功能的试验膳食，如钾、钠定量试验膳食，限钠试验膳食及钠负荷试验膳食等。

二、胰腺功能试验膳食

葡萄糖耐量试验：适用于血糖高于正常范围而又未达到诊断糖尿病标准者。

膳食原则及方法：检查前3天碳水化合物摄入量不少于250 g，有正常的体力活动至少3天。晨行检查前，过夜空腹10～14小时。上午8:30以前抽空腹血，然后饮用含75 g葡萄糖的水250～300 mL，5分钟内饮完。若空腹血糖＞15.0 mmol/L或1型糖尿病、有酮症倾向者，以100 g面粉馒头替代，10～15分钟内吃完。分别于饮糖水或吃完馒头后0.5小时、1小时、2小时、3小时各抽血一次，测定血糖值。试验前禁用酒、咖啡、茶，保持情绪稳定。

三、甲状腺功能试验膳食

吸碘试验膳食：用于甲状腺功能异常的诊断。适用于甲状腺功能亢进和甲状腺功能减退症。协助同位素检查，以排除干扰明确诊断，检查后恢复原膳食。

膳食原则及方法：检查前2个月需禁食海带、海蜇、紫菜、贝类等海鲜类食物。检查前2周，停用一切影响甲状腺功能的药物，如碘制剂、甲状腺激素、抗甲状腺药物。

四、甲状旁腺功能试验膳食

(一) 低钙正常磷膳食

用于甲状旁腺功能亢进症的诊断。

测尿钙。正常人服用低钙膳食后尿钙排出量迅速减少，而甲状旁腺功能亢进症患者则不然。试验膳食为5天，前3天为适应期，后2天为试验期，每日膳食中钙含量不超过150 mg，磷含量为600～800 mg。试验最后1天测尿钙。

(二) 低蛋白正常钙磷膳食

测肾小管回吸收磷功能。肾小管回吸收磷的正常值大于80%，若低于此值则为不正常。试验膳食 5 天，前 3 天为适应期，后 2 天试验期，每日膳食中钙含量为 500～800 mg，磷含量为 600～800 mg，蛋白含量不超过 40 g，忌食各种肉类用以测定内生肌酐清除率。

（三）限磷试验膳食

已有明显的高血钙、低血磷的甲状旁腺功能亢进症患者不宜做此试验。否则有诱发甲状旁腺危象的危险。

膳食原则及方法：限磷试验膳食为期 6 天。分别测试膳食前 1 天及试验膳食第 1、3、6 天空腹血钙、磷及 24 小时尿磷进行比较。

五、肾上腺皮质功能试验

钾钠定量试验膳食：受试者接受正常钾、钠固定膳食 2 周，膳食适应 2～3 天后留 24 小时尿测定钾、钠，同时测定血钾、血钠及二氧化碳结合力。完成尿、血钾、血钠等测定后即给予口服螺内酯，每次 80～100 mg，每日 4 次，连续服用 5 天。服药 5 天后留 24 小时尿测定钾、钠，并同时测定血钾、血钠及二氧化碳结合力。要求每日膳食固定供给钾 60～100 mmol，钠 150～160 mmol。

六、其他试验膳食

（一）胰 B 型超声检查膳食

用于检查胰腺有无病变及肿块。检查前 3 天膳食中不含动物性食物及其制品，烹调用油亦应严格限制。膳食原则是低脂肪、富碳水化合物及维生素。禁食有刺激性食物如辣椒、咖啡、浓茶、酒等。要求全日膳食中脂肪应小于 40 g，碳水化合物占全日总热能比例在 70% 左右。

（二）CT 检查试验膳食

CT 检查试验膳食用于腹部各器官电子扫描检查。

腹部扫描前 4 小时禁食、扫描前 3 天不吃含金属元素的药物如铁、锌、钙、钠、钾、铋等制剂及含金属元素丰富的食物如牛奶、豆腐、动物血、咸菜等，同时应限制产气的食物，如黄豆、洋葱、薯类、甜食等。这些食物易产生人工伪影而影响检查结果，发生误诊。

第四章 下丘脑－垂体疾病

第一节 下丘脑综合征

下丘脑综合征是由多种致病因素累及下丘脑，使其结构、代谢及功能受损的疾病。临床表现有下丘脑功能异常及轻微的神经、精神症状，可伴有自主神经功能紊乱的症状，主要有体温、进食、睡眠调节障碍等，部分患者可出现性功能障碍、神经精神改变、癫痫和尿崩症等表现。其临床表现错综复杂，不是某一个孤立的症状。

一、病因及发病机制

下丘脑位于脑底，横径约为 2.5 cm，重量在 4 g 左右，结构复杂，功能众多，为内分泌的调节中枢，兼有神经和腺体的特性，调节垂体的内分泌活动。

下丘脑功能包括：①参与调节水、离子的代谢活动；②参与体温调节；③参与调节摄食、碳水化合物和脂肪代谢；④参与调节睡眠及觉醒活动；⑤参与和调节内脏活动，并调节周围自主神经活动；⑥参与意识情感行为活动，并对记忆过程有调节作用；⑦调节腺垂体的分泌功能，在生殖及其他内分泌功能上起着重要的作用。因而下丘脑损害常表现为复杂的临床综合征，如神经－内分泌代谢型、自主神经内脏型、体温调节障碍型、自主神经血管型、睡眠障碍型、假神经衰弱和精神病型、下丘脑癫痫型（间脑癫痫）、神经营养障碍型、神经肌肉型等，从而导致临床上鉴别和难以诊断。此外，下丘脑综合征病因复杂，有先天性和后天性、器质性和功能性之别，其病理机制尚未完全明确，因此，也很难做到准确诊断和有效治疗。

常见病因如下。

（一）先天性损害和遗传性因素

性发育不全相关的疾病可以引起此综合征，如下列几种。

(1) 家族性嗅神经－性发育不全综合征（卡尔曼综合征），可以伴隐性遗传或男子常染色体显性遗传。

(2) 性幼稚－色素视网膜炎－多指畸形综合征（Laurence-Moon-Biedl综合征），是常染色体隐性遗传疾病。

(3) 主动脉瓣上狭窄综合征。

(4) 下丘脑激素缺乏性疾病，下丘脑性腺功能低下、下丘脑甲状腺功能低下、多发性激素缺乏等均可导致下丘脑综合征。

（二）肿瘤

主要有颅咽管瘤、星形细胞瘤、漏斗瘤、错构瘤、垂体瘤（向鞍上生长）、异位松果体瘤、脑室膜瘤、神经节细胞瘤、浆细胞瘤、神经纤维瘤、髓母细胞瘤、血管瘤、白血病、恶性血管内皮细胞瘤、脉络丛囊肿、第三脑室囊肿、转移性肿瘤、外皮细胞瘤、脂肪瘤、畸胎瘤、缺陷瘤、脑膜瘤等。

（三）肉芽肿

常见的是结核瘤、结节病、慢性多发性黄色瘤、网状内皮细胞增生症、嗜酸性肉芽肿等。

（四）感染和炎症

常见的有流行性脑炎、结核性或化脓性脑膜炎、脑脓肿、病毒性脑炎、脑脊髓膜炎、天花、麻疹、水痘、狂犬病疫苗接种、组织胞质菌病。

坏死性漏斗－垂体炎也可以引起下丘脑综合征。这种患者垂体前叶功能减退的症状及中枢性尿崩症都很明显，几乎均发生于男性患者。磁共振（MRI）表现极似垂体肿瘤向蝶鞍上扩张，组织学检查显示其有慢性炎症改变、纤维化及坏死，但无浸润、新生物及感染的证据，术后放疗及糖皮质类固醇激素治疗无明显效果。

（五）退行性变

主要见于结节性硬化、神经胶质增生脑软化等。

（六）血管损害

主要见于脑动脉硬化、脑动脉瘤、脑出血、脑栓塞、系统性红斑狼疮和其他原因引起的血管炎等。

（七）功能性障碍

因精神创伤、环境变迁等因素，可以发生精神性闭经、阳痿，伴有甲状腺功能和（或）肾上腺皮质功能低下，以及厌食、消瘦等症。

（八）脑代谢性疾病

主要见于急性间歇发作性血卟啉病、二氧化碳麻醉等。原发性脑脊液压力过低或脑脊液压力增高可以伴发乳溢症；胰岛素代谢障碍也有可能导致下丘脑综合征。

（九）药物

服用氯丙嗪、利舍平及避孕药后均可以引起乳溢－闭经综合征。

（十）物理因素

主要见于脑外伤、脑吸附手术以及放射治疗（脑、脑垂体区）后等。

二、临床表现

1. 内分泌功能障碍

(1) 全部下丘脑释放激素缺乏：可以引起全部垂体前叶功能降低，造成青春期发育前生长发育障碍，甲状腺、肾上腺皮质和性腺功能减退。

(2) 促性腺激素释放激素分泌失常

1) 女性，亢进者性早熟；减退者引起神经元性闭经。

2) 男性，亢进者性早熟；减退者引起肥胖、生殖无能、营养不良、性功能减退、性发育不全和嗅觉丧失等。

(3) 催乳素释放因子分泌失常

1) 分泌过多引起乳溢症或乳溢－闭经综合征及性功能减退。

2) 分泌减少引起催乳素缺乏症，但极为罕见。

(4) 促肾上腺皮质激素释放激素分泌失常：可引起肾上腺皮质增生型皮质醇增多症。

(5) 促甲状腺素释放激素分泌失常：可引起下丘脑性甲状腺功能亢进症或减退症。

(6) 生长激素（或抑制激素）分泌失常

1）亢进者可引起肢端肥大症、巨人症。

2）减退者可引起侏儒症。

(7) 抗利尿激素分泌失常

1）分泌过多可引起抗利尿激素分泌异常综合征。

2）减退者表现为尿崩症。

2. 下丘脑病变表现

(1) 嗜睡和失眠：下丘脑后部病变时，大部分患者表现为嗜睡，少部分表现为失眠。常见的嗜睡类型有以下几种。

1）发作性睡病：患者不分场合，可随时睡眠，持续时间为数分钟至数小时，为最常见的一种形式。

2）深睡眠症：发作时可持续性睡眠时间持续数日至数周，但睡眠发作期间常可喊醒吃饭、排便等，然后再度入睡。

3）发作性嗜睡－贪食症 (Kleine-Levin 综合征)：患者表现为不可控制地出现发作性睡眠，每次睡眠时间持续数小时至数日，醒后暴饮暴食，食量较平时增加数倍甚至 10 倍，多肥胖。研究发现，发作性嗜睡－贪食症除了与下丘脑功能失常有关外，可能还与情感紊乱有关。锂盐治疗对少部分患者可有效。

4）夜间顽固性失眠。

(2) 多食肥胖或顽固性厌食消瘦

1）病变累及腹内侧核（饱食中枢）或结节部附近时，患者常因多食而肥胖，常伴有生殖器官发育不良与生长迟滞（又称肥胖生殖无能营养不良症，即 Frohlich 综合征），为青春期前肥胖症／智力发育迟滞，视力障碍，多尿、多食，第二性征出现延迟，指甲异常，皮肤色素沉着，矮小体型。

2）病变累及下丘脑外侧及腹外侧核（摄食中枢）时会有厌食、体重下降、皮肤萎缩、毛发脱落、肌肉软弱、怕冷、心跳缓慢、基础代谢率降低等表现。PraderWilli 综合征是由于下丘脑功能异常，有显著的肥胖、多食、糖尿病、表情迟钝、性腺功能低下和小手小脚的表现。在性幼稚－色素性视网膜炎－多指畸形综合征中，肥胖也是其突出的症状之一。当病变同时损害垂体时则可出现垂体性恶病变，又称西蒙兹病，临床表现为全垂体前叶功能减退症。

(3) 发热和体温过低：病变在下丘脑前部或后部时，可出现体温改变，低体温较高体温多见。

1）体温过低：体温可下降到 36℃ 以下，下丘脑性低体温程度多取决于环境温度的影响。

2）低热：一般都在 37.5℃ 左右。

3）高热：可表现为弛张热或不规则热，一天内体温多变，而高热时肢体冰冷，躯干温暖，有些患者甚至心率与呼吸可保持正常，对一般退热药无效。若为脑桥或中脑的病变，有时亦可表现为高热。

(4) 水平衡的调节障碍：病变损害视上核、室旁核或视上核－垂体束，均可引起尿崩症。如果累及下丘脑的口渴中枢，则可引起液体摄入减少，导致脱水和血清钠、氯的升高，可通过补足液体和应用血管升压素纠正。

(5) 精神障碍：当病变损害腹外核及视前区时常可产生精神症状，主要表现为过度兴奋、哭笑无常、幻觉及激怒、定向力障碍等症状。也可有行为动作减少，甚者终日静坐不动。

(6) 其他表现

1) 头痛与视野缺损：头痛是常见症状之一，当下丘脑疾病性质为占位性病变时可引起颅内压增加而导致头痛。当腹内侧部视交叉受损时可伴有视力减退、视野缺损或偏盲。

2) 自主神经症状：常表现有多汗或少汗，手足发绀，瞳孔散大、缩小或两侧大小不等，血压不稳，括约肌功能障碍，及下丘脑性癫痫等。如病变累及下丘脑前方及下行至延髓中的自主神经纤维时，可引起胃和十二指肠消化性溃疡或有出血等表现。

在众多临床表现中，以多饮、多尿、嗜睡、肥胖最为多见，头痛、视力减退（视物模糊）等颅压增高症状也较常见。

三、实验室及其他检查

1. 血生化检查

(1) 水代谢障碍：丘脑下部室上核和室旁核受累，其功能亢进时可以引起精氨酸升压素分泌异常综合征 (SIAVP)，功能低下时导致尿崩症。

(2) 盐类代谢障碍：丘脑下部病变时，血钠含量异常升高，室旁核破坏导致尿钠排出比正常人高 3 倍。

(3) 糖代谢紊乱：丘脑下部受刺激或间脑肿瘤时，交感神经兴奋，刺激肾上腺素分泌，使肝糖原分解入血，引起血糖升高。

2. 下丘脑、垂体及各靶器官激素测定

以了解肾上腺、甲状腺、性腺的相关激素分泌功能。

3. 下丘脑、垂体储备功能测定

TRH 兴奋试验、TSH 兴奋试验、溴隐亭抑制试验、甲吡酮试验和地塞米松抑制试验等。

4. 影像学检查

头颅 X 线平片可示蝶鞍扩大，鞍背、后床突吸收或破坏，鞍区病理性钙化等表现，必要时可做脑血管造影，头颅 CT 及 MRI 等。

5. 脑脊液

颅内占位病变可有颅压升高，炎症者有白细胞数升高。

6. 脑电图

可见异常波形，左右交替的高波幅放电有助于诊断。

四、诊断与鉴别诊断

1. 诊断

下丘脑综合征的病因很多，临床症状在不同患者可表现各异，因此，有时诊断比较困难。根据其临床表现，遇有下列情形就应该考虑下丘脑综合征的诊断：①不能用单一的内分泌腺体损害来解释出现的症状和体征；②在内分泌功能异常的基础上，患者同时存在消瘦、肥胖，精神、体温调节、进食和睡眠异常，不能以其他病因来解释；③颅内压增高伴视力或视野受损，合并有尿崩症、性功能低下、溢乳者；④体格发育不良、嗅觉消失、畸形、性腺发育不全。只有通过详细充分了解病史以及患者出现的每一个临床症状，并通过对实验室结果的正确分析，才能够明确诊断下丘脑综合征，在此基础上，还需要再行功能定位、下丘脑－垂体－靶腺功能测定及病因诊断。

(1) 功能定位：下丘脑病变如果为局限性，可出现一些提示下丘脑具体损害部位的征象。如果下丘脑病变为弥漫性，则往往缺乏定位体征。下丘脑病变或损害部位与临床表现之间的关系大致如下。

1) 视前区受损，表现为自主神经功能障碍。

2) 下丘脑前部视前区受损，表现为高热。

3) 下丘脑前部受损，表现为摄食障碍。

4) 下丘脑前部、视上核、室旁核受损，表现为中枢性特发性高钠血症、尿崩症、ADH 分泌不当综合征。

5) 下丘脑腹内侧正中隆起受损，表现为性功能低下，促肾上腺皮质激素 (ACTH)，释放激素 (CRH)、生长激素 (GH) 和泌乳素 (PRL) 分泌异常，尿崩症等。

6) 下丘脑中部外侧区受损，表现为厌食、体重下降。

7) 下丘脑腹内侧区受损，表现为贪食、肥胖、性格改变。

8) 下丘脑后部受损，表现为意识改变、嗜睡、运动功能减退、低体温。

9) 乳头体、第三脑室壁受损，表现为精神错乱、严重记忆障碍。

(2) 下丘脑－垂体－靶腺轴功能测定：当有临床表现提示内分泌功能障碍由下丘脑、垂体病变引起时，则应检查下丘脑－垂体调节功能，排除原发性垂体疾病。可以行下丘脑－垂体兴奋试验，如 GH 释放试验、促甲状腺激素 (TSH) 释放激素 (TRH) 兴奋试验、促性腺激素释放激素 (LHRH) 兴奋试验和 CRH 兴奋试验等。根据靶腺功能受损的情况，可先选择性地测定相应的垂体－靶腺功能，了解甲状腺、肾上腺皮质及性腺等外周内分泌腺的功能状态，以明确是否存在垂体－靶腺功能继发性减退或亢进，如生长激素轴的 GH、IGF-1 测定，性腺轴 FSH、LH、睾酮、雌二醇测定，甲状腺轴 TSH、T_3、T_4 测定，肾上腺轴 ACTH、皮质醇、尿 17- 羟类固醇、17- 酮类固醇测定及泌乳素测定等。

(3) 病因诊断：病因诊断往往要结合患者的病史、症状、体征、实验室检查以及其他辅助检查等做出综合分析。头颅 X 线片、CT、MRI、脑血管造影、头颅超声和脑电图等检查有助于了解病变位置和性质，怀疑中枢感染时应做脑脊液检查。

2. 鉴别诊断

(1) 与单一的甲状腺功能、肾上腺皮质功能、性腺功能或神经垂体功能受损鉴别：下丘脑综合征的患者可有部分或全部下丘脑激素的缺乏，从而引起相应靶腺功能低下。需要与原发性甲状腺、肾上腺、性腺功能低下以及神经垂体功能受损进行鉴别。原发性甲状腺功能低下时 T_3、T_4、FT_3、FT_4 水平低下，TSH 显著升高；原发性肾上腺功能减退时，存在低血钠高血钾、血皮质醇水平低于正常，ACTH 显著升高。而下丘脑综合征的患者多为多内分泌腺体功能异常，如 T_3、T_4、FT_3、FT_4 水平低下，但 TSH 水平无显著升高；可存在高钠血症、血浆皮质醇水平低于正常，但 ACTH 水平无显著升高，同时还可伴有其他下丘脑症状，如多饮、多尿、头痛、视力减退、肥胖等表现。

(2) 与精神分裂症相鉴别：下丘脑－垂体－靶腺轴功能测定没明显异常的发现，但患者出现精神、进食和睡眠的异常，且对其疾病抱无所谓的态度，无迫切进行治疗的要求，并有相应的精神病性症状。患者无意识障碍及智力下降，无并存疾病。其病史、家族史、体格检查无特殊病变，实验室检测及神经系统辅助检查也无异常发现的可以确诊为精神分裂症。

(3) 与神经衰弱相鉴别：神经衰弱是由于某些长期存在的精神因素引起的脑功能活动过度紧张，从而导致了精神活动能力的减弱。其主要临床特点为，易于兴奋又易于疲劳，常伴有各种躯体不适感和睡眠障碍，部分患者病前可具有某种易感体质或不良个性。神经衰弱可造成的生理失调的表现有：自主神经功能障碍、紧张性疼痛、睡眠障碍等，但患者无器质性病变，下丘脑－垂体－靶腺轴功能测定无明显异常的改变。根据存在导致脑功能活动过度紧张的社会心理因素，以及具有易感素质或不良个性，临床症状为易兴奋、脑力易疲乏、头痛、睡眠障碍、继发焦虑等，病程至少3个月，且具有反复波动或迁延的特点，病情每次波动多与精神因素有关，全面体格检查，包括神经、精神检查或其他必要的各项检查，能够明确排除其他躯体疾病或早期精神病者，就可以明确神经衰弱的诊断。

五、治疗

1. 病因治疗

对于肿瘤可采取手术切除或放射治疗；对于炎症则选用适当的抗生素，以控制感染；由药物引起者则应立即停用相关药物；精神因素引起者需进行精神治疗。

2. 特殊治疗

对于尿崩症的治疗见尿崩症相关章节。对于腺垂体功能减退者，则应根据靶腺受累的程度，予以相应激素补充替代治疗。如生长激素治疗生长迟滞；甲状腺激素治疗甲状腺功能减退症。对于功能亢进者采用相应靶腺的手术切除、放射治疗或抗靶腺激素合成的药物治疗。神经递质类药物对本病作用明显。如溴隐亭可促进泌乳素释放抑制激素分泌，从而治疗泌乳素过高，赛庚啶可抑制 CRH 从而减少 ACTH 分泌。对溢乳患者可用溴隐亭 2.5 ～ 7.5 mg/d，或左旋多巴(L－多巴)1 ～ 2 mg/d。

3. 对症治疗

对于发热者可用氯氯丙嗪、地西泮（安定）或苯巴比妥（鲁米那）、中药（至宝丹等）以及物理降温等。对于烦躁者可给予地西泮、苯巴比妥等。对于不能根治的肿瘤而伴有显著的颅内压增高者可用降颅压药物行减压术治疗。

六、预后

下丘脑先天发育不全者，若能坚持中西医结合治疗，可改善临床症状。属环境改变致病者，应脱离发病环境；属心理压力或精神创伤致病者应尽快解除心理压力，避免不良精神刺激。本病预防极为重要，特别在一些易并发本症的疾病治疗过程中，应密切观察患者的情况，调整患者的营养状况，以防止本病的发生。提高患者自身对疾病的认识，调动其防治本病的积极性。

本病病因不同，预后差别较大。如因肿瘤引起者除体内激素和代谢紊乱外，常可因肿瘤占位颅内压增高而致命。而厌食及尿崩症可导致体内水电解质紊乱，若不予纠正则会危及生命。

第二节 尿崩症

尿崩症是指由于下丘脑－神经垂体功能低下而导致血管升压素 (AVP，又称抗利尿激素) 分泌和释放不足，或者肾脏对 ADH 反应缺陷而导致的一组临床综合征。临床表现以烦渴、多饮、多尿及低比重尿和低渗透压尿为特征。正常人无渴感的情况下刻意饮水所致的水利尿作用亦可使尿量大增、尿比重和尿渗透压下降，此为生理现象，不属于尿崩症的范畴。本症发病以青少年多见，男女发病率比例为 2 ∶ 1，而且女性较男性病情轻。

一、病因

根据病因不同可将尿崩症分为以下 4 种类型：①中枢性尿崩症 (CDI)；②肾性尿崩症 (NDI)；③原发性烦渴症 (PP)；④妊娠尿崩症 (GDI)。

(一) 中枢性尿崩症 (CDI)

中枢性尿崩症是由于下丘脑－神经垂体产生 AVP 的大细胞神经元遭受严重破坏、AVP 产生不足或缺乏导致。导致破坏的原因可以是获得性、遗传性或特发性。

1. 获得性中枢性尿崩症

通常为各种不同类型的损伤或疾病所致，如下丘脑－垂体区域的手术、颅脑外伤、血液系统的恶性肿瘤、侵犯到脑膜和垂体柄的肉芽肿、脑实质或脑膜的感染、先天性脑畸形、广泛脑缺血、压迫垂体的血肿、动脉瘤以及化学中毒 (蛇毒) 等。这些原因往往还影响其他神经内分泌及下丘脑的功能。

2. 遗传性中枢尿崩症

已确定的遗传性中枢尿崩症为常染色体显性遗传，是由位于第 20 号染色体的加压素元前体基因 (AVP-NPII 基因) 突变所致。这些突变导致蛋白前体中一个或多个氨基酸的缺失或取代，而干扰了前体蛋白的折叠、加工和释放。异常蛋白在内质网的堆积会造成神经元的损伤、破坏，从而妨碍了正常基因的表达。

3. 特发性中枢性尿崩症

为缺乏任何原因的选择性的 AVP 缺乏，在某些病例中可见与大细胞神经元的退行变性有关。特发性中枢性尿崩症一般无家族史，发病较晚，无 AVP-NPII 基因突变。有时可以作为某些疾病的一种分离的临床症状，如神经肌肉痛、淋巴性漏斗神经垂体炎等，这些疾病往往在尿崩症前或尿崩症出现很久后，才能在磁共振显像上看到异常改变。

(二) 肾性尿崩症 (NDI)

肾性尿崩症是由于肾脏集合管对抗利尿激素不敏感或者无反应而致病。

1. 获得性肾性尿崩症

多为药物或电解质异常所导致，最常见的为锂制剂，此外，还有地美环素、顺铂、低血钾、高血钙等。这些因素可能影响了受体后的生化机制而干扰了集合管上皮细胞的通透性。除由于长期使用锂制剂导致的肾性尿崩症外，药物停用及纠正电解质紊乱通常能改善尿的浓缩功能。由于某些药物或疾病导致的继发性肾性尿崩症的严重程度与药物剂量、疾病的活动程度有关，往往因人、因时而有所不同。

2. 遗传性肾性尿崩症

常见的是 X-连锁隐性遗传性肾性尿崩症；另一类是常染色体隐性遗传性肾性尿崩症。前者是由于 AVP 的肾脏受体 (AVPR2) 基因发生了突变，至今已发现至少 100 种以上的突变，突变部位分布于受体的各个区域，突变可能影响了受体蛋白在内质网的折叠、加工，从而妨碍了受体蛋白进入细胞膜。后者是由于水通道蛋白 n 的基因发生了突变，突变均影响基因的编码区并指导表达了突变蛋白，这种突变蛋白滞留在内质网，不能渗入到细胞的质膜，因而无水通道的功能。

3. 特发性的肾性尿崩症

本型较少见。在特发性的患者中，一部分患者为先天性，由于很少有人做过相应的遗传学检查，因此不能排除存在隐性突变的可能性。而在另一部分特发性患者，发病年龄较晚，有可能受一些药物或化学物质的尚未发现的集合管毒性作用而致尿崩症。

(三) 原发性烦渴症 (PP)

原发性烦渴可分为精神性烦渴和致渴性尿崩症两类。

1. 精神性烦渴

通常为精神分裂症的晚期表现，据相关报道，10% ～ 40% 的精神分裂症患者会发生精神性烦渴症。这些患者喝水的原因并非口渴，而是相信大量喝水有益于健康；应用精神抑制药物既不加剧也不减轻病症。采用锂制剂治疗的患者，鉴别诊断往往较困难，因锂可能导致肾性尿崩症或致渴性尿崩症。双相性情感障碍的狂躁期可发生精神性烦渴，但通常是短暂的。

2. 致渴性尿崩症

可由疾病、损伤或药物引起，包括神经肉瘤、结核性脑膜炎、多发性硬化症、头颅损伤、锂制剂、卡马西平等。往往影响中枢神经系统的多个部位，约有 75% 的致渴性尿崩症为特发性，其中 20% 有其他的下丘脑 - 垂体的异常，常见的有：原因不明的发热、高泌乳素血症、甲状腺功能减退及性腺功能减退。

(四) 妊娠尿崩症 (GDI)

妊娠尿崩症是由于妊娠期 AVP 降解酶的增多导致 AVP 破坏过快而引起的。妊娠期胎盘产生氨肽酶，该酶能迅速降解 AVP 和缩宫素。胎盘排出后 2 ～ 3 周，AVP 的代谢及尿量均能恢复到正常水平。

二、发病机制

(一) 中枢性尿崩症

其是由于 AVP 神经元分泌 AVP 受损，以及血浆 AVP 水平降低，导致尿渗透压的降低和尿量的增加。当神经元的损害不太严重时，神经垂体仍保留有 10% ～ 20% 的正常 AVP 分泌能力，患者表现为部分性尿崩症。在早期、轻度的部分性尿崩症，尿量增加不明显，持续时间很短暂，因为多尿很快导致轻度的高渗脱水，从而刺激剩余的 AVP 神经元，增加了 AVP 分泌，使得尿量和尿渗透压恢复到正常水平。如若下丘脑神经垂体继续受到损害，上述代偿调节机制难以维持，患者的血浆渗透压会进一步升高，以致刺激渴感中枢，增加饮水以防止水分丢失，同时摄水增加也阻止了 AVP 分泌的进一步代偿性增加，患者表现出尿崩症的症状。在禁饮等强烈的刺激下，部分性尿崩症患者的神经垂体仍能释放出相当数量的 AVP。最新研究表明，在严重型尿崩症患者的尿中仍能测到少量的 AVP，AVP 完全缺乏罕见。渴感功能正常的中枢性尿崩症患者一般不会发生脱水，但呕吐、意识丧失或短时间内禁水等情况，将会对未治疗的患者产生严重的威胁，尤其是对严重型中枢性尿崩症。婴幼儿尿崩症患者因不能独立摄水来满足自己的需要，很容易发生脱水。有少数中枢性尿崩症患者同时并发渴感的损害，极易发生脱水，临床处理也极为困难。AVP 缺乏导致的多尿可降低肾脏的最大浓缩能力，这是由于多尿损坏了髓质的渗透压梯度，这种渗透压梯度是集合管重吸收游离水的动力所在。肾髓质渗透压梯度的损伤会钝化肾脏对 AVP 的反应，影响临床鉴别诊断动态试验的结果。

（二）肾性尿崩症

肾脏 AVP 敏感性降低，对水代谢平衡的影响类似于 AVP 分泌缺乏。如肾脏的缺陷较轻，高渗刺激 AVP 分泌的增加足以克服这种缺陷，使尿渗、尿量恢复正常水平。若肾脏对 AVP 不敏感的程度较严重，在高渗刺激的程度达到克服这种严重的 AVP 不敏感状态前，渴感已被兴奋，出现烦渴，导致尿崩症发生。此时，当强烈的兴奋刺激进一步升高血浆 AVP 浓度时，患者的肾脏可以进一步浓缩尿液，此为部分性肾性尿崩症。严重型的肾性尿崩症患者，肾脏对 AVP 完全缺乏反应，即使当血浆 AVP 浓度为正常水平的 100 倍时，也不能使尿液浓缩。肾性尿崩症患者和中枢性尿崩症患者一样有发生高渗脱水的危险性，但肾性尿崩症患者通常不伴有渴感的异常。

（三）原发性烦渴症

患者由于过度摄水，血钠、血浆渗透压偏低，抑制了 AVP 的分泌，导致多尿。多尿对肌体排出水分、防止水中毒是有利的，但是由于精神性烦渴仍存在，患者表现为烦渴、多尿。在精神性烦渴患者中，神经垂体分泌 AVP 的功能及肾脏对于 AVP 作用的反应均正常或略有增强。但当内源 AVP 分泌过多或给予外源性的 AVP 后，患者会发生水中毒，表现为低钠血症、意识模糊、昏迷，甚至死亡。

致渴性尿崩症患者的烦渴、摄水过多等是由于渴感的渗透压调节阈值降低所致。患者的渴感仍受血浆渗透压的调控，但当血浆渗透压、血钠浓度没有降低至该阈值以下水平前，渴感不能完全被抑制。血浆渗透压在达到渴感阈值水平前，AVP 的分泌已被完全抑制，尿液被最大程度稀释，血钠浓度得以基本保持在正常范围。因此，患者处于烦渴、多饮、多尿的状态。致渴性尿崩症患者加压素的分泌及作用均正常，但血浆 AVP- 渗透压的关系保持在正常低限，因此致渴性尿崩症患者的血浆渗透压、血钠基础水平受抑制的程度不如精神性烦渴者严重。与其他各种类型的尿崩症一样，致渴性尿崩症患者的尿量昼夜变化正常。最新研究报道，致渴性尿崩症患者在患有急性感染时易发生水中毒，同时感染会导致 AVP 不适当地分泌。

（四）妊娠尿崩症

其水代谢变化是由于妊娠期 AVP 代谢增加所造成的，其机制与中枢性尿崩症相似。妊娠尿崩症水代谢变化的特点如下：因妊娠时 AVP 分泌的渗透压调节阈值较正常人低 6～8 mmol，故水代谢的变化均发生在较低血浆渗透压和较低的血钠阈值基础之上；妊娠时，AVP 降解酶增加，因此，去氨加压素 (1- 去氨 -8 右旋精氨酸，DDAVP) 的治疗效果较 AVP 好，因为 DDAVP 不仅抗利尿作用较 AVP 强，而且能抵抗酶的降解；妊娠结束，随着胎盘排出体外，尿崩症的症状及体征会迅速缓解，同时血尿 AVP 升高，逐步恢复到正常。

三、临床表现

尿崩症的特征临床表现是多尿、烦渴、多饮，在严重病例，尿量可达 16 ~ 24 L/24 h 以上。由于排出大量低渗、低比重的尿，血浆渗透压轻度升高，刺激口渴，每昼夜需要饮进与尿量相当的水，尿量和饮水量都相当稳定，尿色呈清水样。由于频繁地排尿、饮水，严重干扰了正常生活，患者昼夜不能得到良好休息，导致疲乏、烦躁、头昏、食欲缺乏、体重下降及工作、学习效率降低。

特发性尿崩症一般不会发生脱水，血清钠及血浆渗透压轻微升高或正常，但是如果患者不能得到充分饮水或被强制性限水，脱水可能引发并造成严重的后果，出现皮肤失水征、无力、烦躁、嗜睡、发热、精神异常、血压下降、虚脱甚至死亡。这些临床表现常伴有血清钠浓度和血浆渗透压的显著升高。

一些因垂体、下丘脑区肿瘤或浸润性病变而发生尿崩症的患者，病变可能同时损坏口渴中枢，由于渴感缺乏，患者不能充分饮水。这些患者可有脱水体征、软弱无力、消瘦、病情进展快，后期表现出嗜睡、明显精神异常、代谢紊乱、腺垂体功能减退，或还有肿瘤引起压迫症状，颅内压增高，死亡率高。

中枢性尿崩症发生于儿童期或青春期前，如垂体 - 下丘脑区肿瘤性、浸润性病变或垂体柄损伤，可出现生长发育障碍，生长激素兴奋试验表明为生长激素缺乏性侏儒，腺垂体功能减退，青春期第二性征尚未发育。特发性尿崩症不会发生这些临床情况，但多数成年后身材略显矮小，此系多饮、多尿干扰正常生活，而非生长激素分泌缺乏。

家族性肾性尿崩症是 X 连锁遗传性疾病，临床少见。多发于男性，且自幼年已有尿崩症状；偶有发生在女性，表现较轻。患者并无 AVP 的缺乏，仅表现对 AVP 不起反应或不敏感，多尿、烦渴、多饮症状一般较中枢性尿崩症轻，且随着年龄增长，多尿、多饮有逐渐减轻趋势，青春期或成年期后症状可基本消失。对于后天疾病引起的肾性尿崩症，除了表现为多尿、口渴、多饮外，还伴有原发肾脏疾病、低血钾、高血钙等，尿量波动较大。在纠正低血钾、高血钙等引起的代谢紊乱后，多尿的症状可基本消失。

肾性尿崩症有时也可能是某种综合征，例如 Wolfram 综合征，这种遗传性疾病，除了肾性尿崩症临床表现外，还可有糖尿病、膀胱输尿管反流尿失禁、视神经萎缩和神经性耳聋等。

原发性烦渴、精神性多饮者，烦渴、多饮、多尿酷似中枢性尿崩症，一般不发生在儿童。患者每日的尿量波动较大，夜间尿量较白天少。常发生于精神创伤后。一些患者有神经官能症、精神分裂症，这些患者的共同特点是血浆渗透压、血钠水平及尿渗透压均较低。

四、实验室及其他检查

1. 实验室检查

(1) 尿比重：尿崩症患者尿比重常 < 1.005，部分尿崩症患者尿比重有时可达 1.010。患者血钠增高，严重时血钠可高达 160 mmol/L。

(2) 血浆渗透压、尿渗透压：患者血浆渗透压正常或者稍高，尿渗透压多 < 300 mosm/(kg · H_2O)，严重者 < 60 ~ 70 mosm/(kg · H_2O)。

(3) 禁水 - 加压试验

1) 原理：正常人禁水后血浆渗透压会升高，循环血量减少，刺激 AVP 释放，使尿量减少，尿渗透压增高，尿比重升高，而血浆渗透压变化不显著。补充外源性神经垂体素后可根据尿量减少、尿渗透压上升的程度评估肾对 AVP 的反应性。

2) 方法：禁水时间持续 6～16 小时不等，中度多尿患者的禁水试验可在白天进行，需由医师严密观察。试验前测定体重、血压、血尿渗透压和尿比重，禁水开始后，每小时测定 1 次上述指标。当连续 2 次尿量和尿比重变化不大、尿渗透压变化 < 30 mosm/(kg·H$_2$O) 或体重下降 30% 时，于皮下注射水剂血管升压素 5 U，60 分钟后再测定血、尿渗透压以及尿量和尿比重。

3) 结果分析：正常人在禁水后体重、血压、血浆渗透压变化不大，而尿渗透压可以 > 800 mosm/(kg·H$_2$O)，注射水剂升压素后，尿渗透压上升不超过 9%。精神性烦渴患者在禁水后尿量可减少，尿比重上升，但不超过 1.020。尿渗透压也可上升，但由于长期多饮造成的水利尿状态，使肾髓质高渗透压梯度降低，故尿液最大浓缩受限，因此禁水后尿渗透压上升幅度较小，但仍存在最大程度内源性 AVP 释放，表现为给予外源性 AVP 后，尿渗透压可以继续上升，但上升幅度 < 9%。完全性中枢性尿崩症患者在禁水后，尿渗透压上升不明显，在给予外源性 AVP 后，尿渗透压迅速上升，上升幅度可 > 50%，尿量明显减少，尿比重可上升至 1.020。部分性中枢性尿崩症患者，在禁水后尿液有一定程度浓缩，但注射 AVP 后尿渗透压迅速上升幅度至少达到 10%。这类患者禁水后，尿渗透压峰值可随着进一步禁水而下降，提示原有的内源性 AVP 储备在禁水刺激下释放耗竭。肾性尿崩症患者在禁水和应用外源性 AVP 后尿渗透压不会升高，尿量也不会减少。

上述试验进行时需注意：原发性多饮患者进行禁水试验时，有可能不能做到完全禁水（患者可能会偷偷饮水），如果未发现上述情况，在注射升压素后可导致患者水中毒。警惕加压素的升高血压、诱发心绞痛、腹痛、子宫收缩等不良反应。

(4) 高渗盐水试验：滴注高渗盐水 [5% NaCl，0.06 mL/(kg·min)，滴注 2 小时] 过程中测定血浆加压素，对尿崩症的鉴别具有一定价值。正常人此时 AVP 分泌增多，尿量减少，尿比重、尿渗透压均升高，完全性尿崩症对渗透压的增高不起反应，加压素始终测不到；而部分性尿崩症患者加压素水平低于正常水平；而肾性尿崩症和原发性烦渴患者加压素分泌的渗透压调节机制正常。进一步分析血浆加压素水平与渗透压的关系可鉴别肾性尿崩症和原发性烦渴，前者血浆加压素水平相对尿渗透压呈不适当地升高，后者两者关系在正常范围内。

(5) 血浆 AVP 测定：正常人血浆 AVP 水平为 1～5 mU/L，尿 AVP 为 10～60 mU/L。尿崩症患者 AVP 水平降低，在禁水和高渗盐水试验中观察 AVP 水平动态变化，更有价值。中枢性尿崩症患者无论在基础状态还是上述试验中，血浆 AVP 水平都不升高。肾性尿崩症患者基础 AVP 水平可偏高，高渗状态时血浆 AVP 水平明显升高而尿液不能浓缩。烦渴性尿崩患者基础状态时血浆 AVP 减低或正常，在高渗状态时尿渗透压与血浆 AVP 成比例地升高。

(6) 尿、血渗透压比值测定：自由饮水或短时间禁水后，同时测定尿渗透压和血浆渗透压，计算尿、血渗透压比值。正常人基础比值为 2.27±1.23，禁水 8 小时后比值为 2.97±1.18；尿崩症患者基础和禁水 8 小时后比值均 < 1，给予加压素后 > 1.5。这种方法对于诊断中枢性尿崩症较有意义，但严重脱水或部分尿崩症患者尿、血渗透压比值可正常，基础值可出现假阳性，应结合禁水试验做出综合分析判断。重复测定基础值有助于因颅脑外伤或颅脑手术后多尿而不易做禁水加压试验患者的鉴别诊断。

(7) 其他：患者血浆电解质测定一般正常，但可出现低血钾、低血钠、低血氯、高血钠或高尿钙，CO_2-CP 可低于正常。肾功能检查尿素氮、肌酐、酚红试验可为正常水平，但浓缩稀释功能异常。激素检查有时可见甲状腺激素、肾上腺皮质激素、性激素水平下降。部分中枢性尿崩症患者血清中存在针对 AVP 细胞的自身抗体。另外，患者眼底检查可发现异常，如视野缺损、偏盲、视盘水肿或眼底动脉硬化。

2. 影像学检查

(1) 头颅 X 线检查：有时可发现蝶鞍扩大，鞍上有占锋病变及钙化区。

(2)CT 和 MRI：可发现与中枢性尿崩症有关的以下病变。①垂体容积缩小；②垂体饱满，上缘轻凸；③垂体柄中断；④垂体柄增粗；⑤神经垂体高信号消失。其中神经垂体高信号消失与神经垂体功能低下、后叶 AVP 分泌颗粒减少相关，是中枢性尿崩症的 MRI 特征性改变。部分继发性尿崩症 MRI 可表现为垂体柄增粗，可能是肿瘤或全身性疾病局部浸润所致。鞍区薄层 MRI 检查是中枢性尿崩症病因诊断最有价值的检查手段，对于初诊不能明确病因的患者，应该 3 ～ 6 个月复查一次 MRI。

五、诊断与鉴别诊断

1. 诊断

典型的尿崩症临床特点如下。

(1) 尿量多，可达 8 ～ 10 L/d 甚至更高。

(2) 低渗尿，尿渗透压低于血浆渗透压，一般＜ 200 mosm/(kg·H_2O)，尿比重低，大多＜ 1.005 ～ 1.003。

(3) 用兴奋 ADH 释放的刺激（如禁饮）不能使尿量显著减少，不能使尿渗透压和尿比重显著提高。

(4) 用 ADH 或 DDAVP 治疗有明显效果，尿量减少，尿渗透压、尿比重增高。

2. 鉴别诊断

(1) 精神性烦渴：主要表现为烦渴、多饮、多尿与低比重尿，与尿崩症极为相似，但 AVP 并不缺乏，主要由于精神因素引起烦渴、多饮而导致多尿与低比重尿。症状可以随着情绪波动而变化，并伴有其他神经官能症状。上述诊断性试验均正常。

(2) 糖尿病：有多尿、烦渴症状，但常伴有多食，消瘦明显，体检血糖升高，尿糖阳性，糖耐量曲线异常，容易与之相鉴别。

(3) 慢性肾脏疾病：慢性肾脏疾病，尤其是肾小管疾病、低钾血症、高钙血症等均可影响肾脏浓缩功能而引起多尿、口渴等症状，但有相应原发疾病的临床表现，且多尿的程度也相对较轻。

(4) 头颅手术时液体潴留性多尿：头颅手术期间发生多尿有两种可能，即损伤性尿崩症与液体潴留性多尿，两者的鉴别有时相当困难。如果于下丘脑－垂体手术时，或头颅创伤后立即出现多尿，则提示为手术损伤性尿崩症。头颅手术后出现多尿也可能是手术期间液体潴留引起的。手术时，患者因应激而分泌大量 AVP，手术后，AVP 分泌减少，潴留于体内的液体自肾排出，而此时为平衡尿量而输注大量液体，即可导致持续性多尿而被误认为尿崩症。暂时限制液体输入量，如尿量减少而血钠仍正常，则提示为液体潴留性多尿；相反，如果血钠升高，而且在给予 AVP 后尿渗透压增高，尿量减少，血钠转为正常，则符合损伤性尿崩症的诊断。

另外，尿崩症患者因血液浓缩和 AVPV1 受体功能障碍而导致尿酸清除减少，血尿酸升高，而液体潴留以及精神性多饮患者血液被稀释，尿酸清除正常，所以尿酸无升高。据相关报道，血尿酸＞ 50 ng/L 有助于两者的鉴别，并强烈提示为损伤性尿崩症。

六、治疗

对各种类型症状严重的尿崩症患者，都应该及时地纠正高钠血症，积极地治疗高渗性脑病，正确地补充水分，使患者血浆渗透压恢复正常水平。

（一）中枢性尿崩症

1. 病因治疗

根据患者不同的病因积极地治疗相关原发疾病，以利于尿崩症病情的改善。如鞍区生殖细胞瘤、组织细胞增生等病变，鞍区外照射、放射治疗常有明显效果。影像学检查，放疗疗程未结束时可能病变已消失，而且可能多年不复发。虽然放疗和手术不能治疗尿崩症状，但可治愈鞍区肿瘤，从而延长患者生命。

2. 药物治疗

轻度尿崩症患者仅需多饮水即可达到治疗目的。如长期多尿，每日尿量＞ 4000 mL，可能造成肾脏浓缩功能障碍而致肾性尿崩症，则需要药物治疗。

(1) 抗利尿激素制剂治疗

1) 人工合成 DDAVP(1- 脱氧 -8- 右旋精氨酸血管加压素)：是目前最为理想的抗利尿剂。DDAVP 增加了抗利尿作用，而缩血管作用只有 AVP 的 1/400，抗利尿与升压作用之比为 4000 : 1，作用时间可达 12 ～ 24 小时，该药目前已有口服剂型 (如 "去氨加压素" 片剂)，每片 0.1 mg，口服 0.1 ～ 0.2 mg，可维持 8 ～ 12 小时抗利尿作用。初始剂量可从 0.1 mg/d 开始，逐渐调整剂量，防止药物过量引起水中毒。该药与经鼻腔用药相比，片剂口服后的生物利用度约为 5%。该药还有注射剂和鼻喷剂，1 ～ 4 μg 皮下注射或 10 ～ 20 μg 鼻腔内给药，大多数患者可维持 12 ～ 24 小时抗利尿作用。

2) 加压素：加压素是鞣酸加压素油剂，注射前应适当保温、充分摇匀。初始剂量可从 0.1 mL 开始，必要时可逐渐加量至 0.2 ～ 0.5 mL，疗效可持续 5 ～ 7 天。长期应用达 2 年左右可因产生抗体而减效，过量可导致水潴留，引起水中毒。故临床应缓慢加量。

3) 粉剂神经垂体粉 (神经垂体粉鼻吸入剂)：每次吸入 20 ～ 50 mg，每 4 ～ 6 小时 1 次。长期应用可致萎缩性鼻炎，影响吸收，或因过敏而引起支气管痉挛，均可使疗效减弱。

4) 尿崩灵 (赖氨酸血管升压素粉剂)：此为人工合成的粉剂，由鼻黏膜吸入，疗效持续 3 ～ 5 小时，每日 2 ～ 3 次，但长期应用亦会引起萎缩性鼻炎。

5) 神经垂体素水剂：皮下注射，每次 5 ～ 10 U，每日 2 ～ 3 次。作用时间短，适用于一般尿崩症，但有注射后头痛、恶心、胸闷、心悸、呕吐及腹痛等不良反应，多数患者不能耐受。

6) 抗利尿素纸片：每片含加压素 10 μg，可于白天或睡前舌下含服。其使用方便简易，也有一定疗效。

7) 神经垂体素喷雾剂：赖氨酸加压素和精氨酸加压素都有此制剂，疗效与粉剂相当。长期应用也会导致萎缩性鼻炎。

(2) 非激素抗利尿药治疗：主要针对中枢性尿崩症轻症的患者，即部分性尿崩症患者还有些残存的 AVP 释放，能对几种非激素制剂有疗效。

1) 氢氯噻嗪（双克）：儿童患者 2 mg/(kg·d)，成人每次 25～50 mg，每日 3 次，服药过程中应限制钠盐的摄入，同时补充钾盐（氯化钾 60 mg/d）。此药利钠作用大于利水，能降低血容量而刺激 AVP 分泌与释放，肾小球滤过率减少，适用于轻型或部分性尿崩症和肾性尿崩症。长期服用可能会导致肾小管浓缩功能受损，治疗过程中需长期补钾，可能出现胃肠道不适、血糖升高和尿酸升高等不良反应。

2) 氯磺丙脲：每次 0.125～0.25 g，每日 1～2 次。服药 24 小时后开始起效，4 天后达到最大作用效应，单次服药 3 天后恢复治疗前情况。作用机制可能通过增加远曲小管 cAMP 的形成，刺激下丘脑视上核或神经垂体促进 AVP 的合成和释放。也有学者认为，该药加强了 AVP 作用于远曲小管上皮细胞受体，从而增加 AVP 的周围作用，其不良反应为低血糖、白细胞减少、肝功能损害、低血钠或水中毒。临床与氢氯噻嗪合用可减少低血糖发生。

3) 氯贝丁酯（安妥明）：原为降血脂药物，用量每次为 0.5～0.75 g，每日 3 次，24～48 小时迅速起效，可使尿量下降，尿渗透压上升。作用机制可能是兴奋下丘脑分泌释放 AVIP 或可延缓 AVP 降解。与 DDAVP 合用，可对抗耐药，长期应用可能会导致肝损害、肌炎及胃肠道反应。

4) 卡马西平（酰胺咪嗪）：为抗癫痫药物，其抗尿崩作用机制大致同氯磺丙脲。用量每次为 0.1 g，每日 3 次，作用迅速，可使患者尿量减少至 2000～3000 mL，不良反应为头痛、恶心、疲乏、眩晕、肝损害与白细胞减少等。

5) 吲达帕胺：为利尿、降压药物，其抗利尿作用机制可能类似于氢氯噻嗪，用量为每次 2.5～5 mg，每日 1～2 次。用药期间需监测血钾变化情况。

继发性中枢性尿崩症应首先考虑病因治疗，如不能根治，可选择上述药物治疗。

(二) 肾性尿崩症

由药物引起或代谢紊乱所致的肾性尿崩症，一般在停药后可以恢复正常。如为家族性的，治疗相对困难，可以尝试下列方法控制症状。

1. 准确地补充水分，避免高渗和高渗性脑病。儿童和成人可以口服，对婴儿应及时经静脉补充。

2. 非甾体类抗炎药

吲哚美辛可使尿量减少。

3. 噻嗪类利尿剂

氢氯噻嗪，50～100 mg/d 口服，须同时低盐饮食，限制氯化钠摄入，可使尿量明显减少。该药有明显排钾作用，长期服用应定期检测血钾浓度，防止低钾血症。

4. 咪多吡与氢氯噻嗪联合应用可避免低钾血症。咪唑吡嗪用于锂盐诱导的肾性尿崩症时有显著的疗效。上述治疗可将尿量减少 80% 左右。

（三）妊娠期尿崩症

原有中枢性尿崩症的女性妊娠时，一般应用 DDAVP。由于妊娠期尿崩症随分娩后自然缓解，分娩后密切观察尿量变化，及时减少剂量和停药，以防止发生水中毒。哺乳期女性服用 DDAVP 时，可有极少量进入乳汁，但不影响胎儿水平衡。

（四）原发性烦渴症

对原发性烦渴症的患者，可采用临睡前小剂量 DDAVP 或赖氨加压素以减少夜尿、保证睡眠，严格控制剂量使抗利尿作用不持续至次日，以免发生水中毒。

七、预后

尿崩症患者的长期预后，取决于基本病因和诊治经过，如一些颅脑肿瘤或全身性疾病，预后不良。对于没有颅脑肿瘤或系统性疾病的特发性中枢性尿崩症患者，在充分的饮水供应和适当的抗利尿治疗下，通常可以基本维持正常的生活，对寿命影响也不大。一些女患者怀孕和生育也能够安全度过。及早地诊断和治疗尿崩症，可以预防膀胱扩张、输尿管和肾盂积水。少数渴感缺乏或渴感减退患者，当伴有尿崩症时，往往发生严重脱水，而脱水可能引起血管性虚脱或中枢神经系统损害，预后严重不良。

第三节 神经性厌食症及神经性贪食症

神经性厌食症 (AN) 及神经性贪食症 (BN) 是同一种慢性进食障碍的两种不同临床表现的疾病。此两症的主要特点是特殊的精神心理变态，以瘦为美的躯体形象障碍，自我造成的拒食、导吐或腹泻，引起极度的营养不良和消瘦、性欲下降、不育、闭经，甚至死亡。这些患者虽无原发性的内分泌疾病，但却伴有内分泌腺体的功能紊乱。

一、病因

AN 及 BN 是多因素相互作用引起的，其确切的病因尚未完全明确。

（一）社会文化背景的影响

在 20 世纪中叶，许多学者开始注意到 AN 的流行多为青年女性，多见于发达国家和中上层人群，多见于某些特殊行业 (如芭蕾舞演员、模特)。流行病学的特征提示社会文化因素可能起着重要作用。由于社会的发展，人们的审美观发生变化。青春期的少女思想活跃，追求苗条，加之在男性为主导的社会中，女性很容易以男性的审美观约束自己。于是在女性中节食就开始流行，AN 的发病率也逐年增高。

（二）精神及心理因素

流行病学发现，80% 以上的 AN 患者在月经来潮的 7 年内发病。在青春期生理上发生各种变化 (如月经来潮、乳房隆起、臀围增大等)，若此时少女不能适应这一变化，心理压力过重就可能发生 AN。这些患者多具有性格孤僻、内向、上进心强，或者精神创伤 (如失恋、学习成绩下降等) 引起失落感都可成为诱发因素。患者对自我体像评价障碍、失真。有人提出，AN、BN 是不典型的精神病。在 AN、BN 的家庭中，情感性疾病发生率高，其发生率与原发性精神病家庭相似，AN、BN 患者普遍存在抑郁，这一症状是无法单从饮食障碍所致的营养不良解释的。所以情感障碍很可能是原发的，甚至是病因。

(三) 生物学因素

人类的进食行为是受下丘脑的摄食中枢和饱食中枢所调控，正常的进食行为依靠这两个中枢功能的平衡来维持。临床上患者有下丘脑神经递质系统分泌的改变，如下丘脑分泌胆囊收缩素量的减少，使 BN 患者的饱食信息传递失效；AN 患者还有许多下丘脑 – 垂体轴功能的改变，这些改变在 AN 得到治疗后大多可以恢复。

(四) 家族遗传因素

近年来临床观察到至少部分 AN 及 BN 患者具有某种程度的家族发病倾向。在患者的姐妹中发病率较高，且有同卵孪生均患有本病的报道。多数研究者认为所遗传到的因素是性格的多变和易罹情感性疾病，但是这些结果不能排除患者受到相似的家庭环境和教育的影响。患者多半来自上中层社会地位较高的家庭，如护士、医师、教师等。其父母对她们管束过严、关照过多、期望过高，他们对父母和家庭的依赖性过强，缺乏自我生活及奋斗的能力，不能很好地控制感情，对自己的外表和学业有过高的要求，若不能达到便会在精神上受到很大的挫折和打击。

二、发病机制

AN 由 Marton 于 1689 年首先描述。300 多年来 AN 一直是内分泌学家及精神病学家饶有兴趣的课题。然而，关于 AN 的病因及发病机制仍然不是很清楚。多数作者认为，这是遗传、家庭、社会文化背景等多方面共同作用的结果。

人的摄食行为受下丘脑摄食中枢及饮食中枢的控制。虽然下丘脑功能紊乱是 AN、BN 的病因目前尚难确切肯定，但临床的证据表明与原发于下丘脑的功能紊乱有关。

1. 约有 20% 的女性患者，闭经为首发症状，闭经的发生说明下丘脑 – 垂体 – 性腺轴功能紊乱。

2. 抗利尿激素分泌不稳定。

3. 垂体兴奋试验提示，垂体激素储备功能正常，但反应延迟。

三、临床表现

1. 神经性厌食

(1) 心理变态及精神异常

1)AN 患者大多否认自己有病，拒绝治疗，此表现令人费解。

2) 自我体像判断障碍，以致判断严重的失误，虽然体形已经很消瘦，但仍觉得自己体形在继续发胖。

3) 性格孤僻，精神抑郁，不信任他人，难以与人交往，情绪低落，往往有自杀的倾向。

4) 精力与体重下降程度不相称，虽极度消瘦但仍能坚持日常工作。

(2) 厌食：日进食量在 150 g，严重者仅以少量的蔬菜或菜汤度日，AN 患者在整个病程中表现失去食欲、无饥饿感，或拒食、忽视饥饿感；严格地控制食物的摄取，以尽量限制热量的摄入。其实，AN 患者不时地控制饮食，这在此病发作前 1 年就已发生了。

(3) 消瘦：在发病后数月内体重下降，大多数比标准体重低 15% 以下。AN 患者还参加超重的运动，这更促进了体重的下降。部分患者还可发展成恶病质。若合并发作性贪食者，其体重也可正常或偏胖。

(4) 消化道症状：AN 患者经常诉说腹胀、腹痛、早饱、胃肠排空减慢导致便秘，也有因用泻药而引起腹泻者。少数 AN 者伴有发作性贪食也可导致胃扩张或胃破裂，或食后后悔而自引催吐。

(5) 营养不良及低代谢：皮肤干燥、皮肤皱褶多深。对 AN 患者进行冷水试验，血管对降体温异常敏感，呈现雷诺现象。用 CT 检测发现，皮下脂肪的丢失大于深部脂肪的丢失。因此，AN 患者怕冷，体温可低于 36℃，基础代谢率较病前明显的降低，呼吸缓慢，低血压，左心室排血量减少，二尖瓣反流。由于严重的营养不良，常出现四肢水肿，半数患者发生肌肉无力，累及周围神经病变者也有报道。

(6) 闭经及第二性征退化：几乎 100% 的 AN 女性患者会发生闭经。多数女性患者闭经发生在厌食及消瘦之后，但也有少数可发生在厌食前。性功能减退，阴毛、腋毛脱落，乳房、子宫萎缩，阴道涂片雌激素呈中度或高度低落。

(7) 可伴有低血糖、多尿；患者的抵抗力明显降低，常伴发感染。

2. 神经性贪食

(1) 贪食：BN 这个术语包含着极度饥饿感、贪婪的食欲，对多食行为具有不可被冲击的力量，通常也可发生在 AN 的女性中。在短时间内可怕的摄取大量的食物，进食后又以多种方式导吐，呕吐出大量的胃内容物的一种综合征。BN 患者要满足饥饿感就要不停地吃，平均 1～2 小时吃 1 次，每次可获热量 4 810 kJ。每天食物大量地被消化，可摄取热量高达 20 920 kJ。在病程中，平均每天热量获得 142 230 kJ。主要食物为面包、薯片、爆米花、冰淇淋、糕点、果仁及软饮料等。通常 1 顿饭 1 种食物。经常暴饮暴食高热量食品，暴食后经常用牙刷、手指等物引吐；也有用吐根的，吐根可引起肌病和心血管病。这些患者恐惧肥胖，将引吐作为控制体重的一种方式。在一部分 BN 患者中可能有偷吃的行为，而 AN 患者则不发生此种行为。其他控制体重的方式，如过度锻炼、利尿剂及泻药的使用也是常见的。

(2) 恐惧症：患者害怕身体变胖，对肥胖具有恐惧感。非贪食性神经性厌食由害怕胖而表现在控制饮食上，有惊人的毅力导致拒食。相反，BN 患者对摄食失去控制的能力，表现出贪婪的食欲而暴饮暴食，继而食后引吐、催吐及使用泻药。

(3) 心理、精神异常：AN 与 BN 的家庭背景差不多，发病与其家庭状况有关。BN 患者的母亲多半有肥胖。BN 患者对吃食物的驱动力是不可抗拒的，对吃东西的想法是一直持续的，甚至在梦中都是以吃为中心。要满足吃的欲望就需要不停地吃，以致有偷吃行为、精神压抑、强迫观念等。

(4) 其他：BN 患者的体重减轻不严重，有的呈肥胖型。有的患者面部呈满月面伴腮腺的增大，瘢痕体质及龋齿。BN 患者通常不消瘦，因此，发生闭经者少见，偶有月经过少。患者常伴腹泻、腹胀、腹鸣及便秘，因频繁剧烈的呕吐而致低钾血症、肌无力及痉挛。

四、实验室及其他检查

1. 血生化检查

(1) 贫血、白细胞减少及骨髓有不同程度抑制。血纤维蛋白水平降低，低钾血症及血脂异常。

部分 AN 患者 IgG、IgM 降低。

(2) 血管紧张素水平在血浆及脑脊液中均升高。血浆锌、钙降低，头发中锌、钙正常。铁结合力降低，但血清铁正常。血清淀粉酶升高，BN 比 AN 患者更常见。

2. 激素检测

血清雌激素与黄体酮降低，FSH 和 LH 降低，无 LH 脉冲分泌，GnRH 刺激后 LH 反应降低。CRH 升高，皮质醇升高，50% 皮质醇节律消失，地塞米松抑制试验可正常，也可无抑制反应，对 CRH 刺激的反应下降。血清 GH 升高、IGF-I 下降、FFA 升高、T_3 下降、T_4 正常，rT_3 升高、TSH 正常，但对 TRH 反应延迟。

3. 其他检查

(1)X 线检查：可发现骨质疏松和肾结石。

(2) 影像学检查：患者头部 CT 和 MRI 检查无下丘脑、垂体占位性病变。可发现低体重期脑容积减少。

(3) 心电图检查：可见心率减慢、低电压、Q-T 间期延长、ST 段非特异性改变、出现 U 波及心律失常。

(4) 脑电图检查：部分 AN 患者伴有癫痫发作，呈现异常脑电图。随着饮食正常后脑电图可恢复正常。认为是由于饥饿引起血中特异氨基酸减少，而这些氨基酸正是保持脑功能的必要神经递质。另外，饥饿引起微量元素如锌、硒、镁、铜的不足，影响脑中酶、激素功能。缺锌的症状与 AN 症状极为相似，也表现为厌食、发音变粗、精神抑郁等。

五、诊断与鉴别诊断

AN 及 BN 两症患者均对体重、控制体重影响体形的行为有相同的原发性极度偏见。在评估患者是否可能有进食紊乱时，应注意从下面几点询问：患者所认为的合适体重范围，其亲人和朋友对身材和外表的看法，以及医师明确患者对躯体形象认识的扭曲程度；若患者提及某时期其体重有波动，应探讨患者认为可能影响其饮食、体重及体形的生活事件；患者应详细叙述每日控制饮食和 (或) 贪食的情况、呕吐的频率以及呕吐对患者的重要性；可能触发进食障碍的情绪变化等；医师应绘出患者的体重生长曲线表，追查患者体重的改变情况。

1.AN 的诊断标准

(1) 拒绝维持体重高于同年龄、同身高正常儿童及青少年的低限值，即在生长期中体重增加不够，导致体重低于预期体重的 85%。

(2) 尽管低体重，仍强烈惧怕体重增加或发胖。

(3) 对人类应有的体重和体形的认识不正确，这种自我体像评价障碍严重影响其维持正常体重和体形，对自身体重过低的严重性不承认，虽明显过瘦，患者仍认为太胖。

(4) 继发闭经，即连续 3 月未自行来月经。

AN 分为两型，即约束型和贪食清除型，前者偶有贪食或清除胃肠容物的行为，如自行导吐、滥用泻药或利尿药、自行灌肠等；后者亦常有上述行为。此两型患者的心理特征亦不同。

2.BN 的诊断标准

(1) 反复发作性大吃，其特点如下。

1) 在固定的时间内 (如 2 小时内) 的进食量远远多于同时期同情况下一般人的进食量。

2) 发作期感到不能控制进食及进食量, 即感到不能停止进食、不能控制该吃什么及该吃多少。

(2) 反复使用不正当方法防止体重增加, 如自行导吐、滥用泻药或利尿药、灌肠、使用减肥药、有意识地禁食或过度锻炼。

(3) 平均每周至少有两次发生贪食及不正当的清除胃肠容物行为, 这种情况已经持续 3 个月以上。

(4) 由于对体形和体重的认识不正确, 从而影响了其自我评估。

(5) 在 AN 发作期, 无上述 BN 的紊乱表现。

BN 也可分为两型, 即清除型和非清除型, 前者应用各种方法清除胃肠内容物, 而后者多用禁食或过度锻炼来消除多食的后果。若患者体重降至预期体重的 85% 以下, 应属于 AN 的贪食清除型。

有学者提出我国 AN 的诊断标准如下。

1) 年龄多为 25 岁的女性。

2) 也可因慢性精神刺激及工作、学习过度紧张而发病。

3) 厌食致日进食量＜ 150 g 及体重减轻 20% 以上。

4) 伴严重营养不良及低代谢的临床表现。

5) 无其他使体重严重减轻的内科及精神科疾病。

六、治疗

AN 及 BN 的治疗是一项长期、耐心、艰苦而细致的医疗工作, 目前无特效的治疗办法。主要依靠精神行为治疗和饮食治疗, 必要时, 辅以药物治疗。

1. 精神行为治疗

患者的进食障碍实际上是患者为控制和处理其本人的不可抗拒的复杂心理要求的一个最后手段, 患者把这种调控处理手段视为其世界观的中心部分, 且是与生命攸关的, 因此会把治疗视为威胁。负责治疗的医师必须做到以下几点。

(1) 深入了解可能导致患者发病的家庭及社会环境背景, 以及心理病因基础, 并应设法解决调整。

(2) 取得患者的信赖与合作, 逐步与患者建立友好的关系。AN 和 BN 患者常有羞愧和保密心理, 若医师工作不细致, 会使已有戒心的患者对医师产生疏远。医师对患者关于体重和体形的看法要采取赞赏的态度, 这样会容易取得这些善于察言观色且易受伤害又敏感的患者合作。

(3) 使患者愿意并且安心住院治疗, 相信并服从为他们制订的治疗计划, 帮助其建立正确合理的进食行为习惯。

(4) 对患者进行大量深入细致的心理治疗工作, 逐渐地纠正他们对体重、进食的错误认识和顽固偏见。

2. 饮食治疗

以良好的精神行为治疗为基础, 进行合理的饮食治疗, 会迅速地获得明显疗效。

(1) AN

对患者治疗的基础要求是恢复其体重。治疗指标, 儿童可按照正常体重生长曲线, 成人则用体重指数。病程短、病情轻、患者和家属合作者可在门诊进行治疗。门诊治疗的目标是每周体重增加 225～900 g。若患者体重低于正常人体重的 70%，或体重下降迅速且代谢不稳定，或门诊治疗效果不明显，应建议住院治疗。住院治疗的目标为每周体重增加 450～1350 g。

饮食治疗的方法是，开始时在维持体重所需热量的基础上，每日增加 2134 kJ 热量的食物；在体重增长期和维持期，每日每千克体重可能分别需要 293～418 kJ 及 167～251 kJ 的能量。若患者所需要的量大于此，说明其仍暗中在锻炼、呕吐或丢弃食物。另一种方法是，在维持标准体重所需热量上增加 10%～20%。但需注意的是，患者的营养不良使其基础能量需要量下降，而由表中计算出的基础热量需要是超过营养不良患者的实际需要量的。对严重营养不良及可能危及生命的患者，可用鼻饲进行被动进食。给液体食物可使其多进热量。

在体重增加阶段，尤其是严重营养不良患者，应特别注意患者可能会产生水肿，而使体重迅速增加，并导致心力衰竭或血磷及血锌水平迅速下降等生化改变。体重增加的目标是恢复月经和防止骨脱钙，轻症的患者可在体重尚未恢复至理想体重时，月经即恢复。另一些患者体重应增加得慢些，并需要心理治疗以使其能耐受体重的增长。

(2) BN

BN 患者一般可在门诊进行处理，对不断导吐、使用泻药及同时滥用其他药物以及有明显性格异常或自杀倾向者应入院治疗。

BN 患者饮食调配应注意以下事项：为增加食欲，食物种类应多变换，脂肪含量要适当，且应进热食。食物应以碳水化合物为主，间断吃些蔬菜和水果以延长进食时间，为延长胃排空时间其食物中必须含有适当脂肪。患者应坐位就餐，不要用手指抓食，最好鼓励其做进餐记录。

3. 药物治疗

能影响精神状态的药物在治疗 AN 上作用很小。由于体重的恢复，抑郁症常可加重，故应观察一阶段后再决定是否需要抗抑郁药物治疗。营养不良的抑郁型患者对抗抑郁药的反应较差，且易有低血压或心律失常等系列不良反应。血清素在饥饿及饱食中起作用，因此抗血清素制剂赛庚啶的应用对体重恢复有一定的作用。低剂量的精神安定剂对有明显强迫观念的患者可能有作用。选择性应用抗焦虑剂以减少可能会发生的焦虑状态。应禁止使用可能引起癫痫发作的药物。年龄较大的 AN 患者可考虑用雌激素做替代治疗，但对于青少年女性患者，应观察一阶段疗效后再考虑应用。

与 AN 患者不同，BN 属于情感障碍性精神病，故不论是否有抑郁症，均对抗抑郁药物有效，但需同时加用心理治疗。三环抗抑郁药如丙咪嗪和地昔帕明对减少呕吐有效。单胺氧化酶抑制剂如苯乙肼和异卡波肼因有不良反应，不作为一线用药。

七、预后

AN 患者若不接受积极治疗，死亡率可高达 5%～20%，死亡的原因可能是自杀、营养不良、感染、心脏抑制。若是积极接受治疗，预后较好，患者经过一定时期治疗后就可能获得明显的改善，体重增加，月经来潮。若是治疗彻底，复发率较低，但部分患者可能会发生情感异常。

BN 预后不良因素有滥饮酒、自杀倾向、导吐及呕吐等。预后好的因素为体重稳定及有良好人际关系。

第四节 卡尔曼综合征

卡尔曼综合征是指由于 GnRH 缺乏导致的下丘脑性性腺发育障碍，伴有嗅觉丧失（或功能减退）和其他先天性畸形。本病最早由 kallmann 于 1944 年报道 9 例家族性男子性腺功能减退合并嗅觉丧失或减退，所以命名为卡尔曼综合征。本病有两种类型：家族性和散发性。这两种类型都以性腺功能减退为主要表现，部分患者合并嗅觉障碍，另一部分合并某些先天性脸中线或肢体畸形，或 3 种先天性缺陷综合征同时共存，少部分患者合并垂体生长激素缺乏。

一、病因

下丘脑呈脉冲样分泌 GnRH，并进一步促使垂体分泌促性腺激素（LH 和 FSH），这是保证正常人维持生殖功能和性腺功能的必要条件。通过组织胚胎学和免疫组织化学的研究，发现 GnRH 神经元的前体起源于鼻区，随着胚胎的发育，分泌 GnRH 的神经元前体逐渐由鼻的嗅觉上皮迁移到下丘脑的基底部。卡尔曼综合征正是由于分泌 GnRH 的神经元前体不能完成这一迁移的过程，所以导致 GnRH 分泌功能障碍，从而引起 FSH 和 LH 分泌不足，最终造成继发性性腺功能减退。

本病的病因大致可分为两种类型。

（一）GnRH 基因改变

GnRH 基因定位于第 8 号染色体的短臂（8 p11.2-p21），最初的研究并没有发现患者基因结构的明显异常。随后证实了大多数散发性患者的常染色体至少有一个突变基因，主要累及男性的常染色体隐性遗传病，这些突变基因引起下丘脑合成和分泌 GnRH 功能异常，病变表现为脸中线畸形。

现已证明本病有先天性遗传缺陷，有 X 连锁性、X 染色体缺失或突变、常染色体显性或隐性这 3 种遗传方式，且有较大的基因异质性，即使是同一种遗传方式也可能存在表达方式的不同，因此，患者的临床表现常呈表现不一。X 连锁隐性遗传的致病基因已被成功鉴定出，命名为 KAL(KAL-1) 基因，定位于 Xp22.3，KAL-1 基因编码 680 个氨基酸的糖蛋白，属于神经细胞外粘连蛋白，起着 GnRH 神经元向下丘脑底部迁移的导航者作用，正是由于 KAL 基因的突变，造成此种蛋白缺失和功能障碍，可导致患者低促性腺激素型性腺功能减退和嗅觉功能障碍。这可能是卡尔曼综合征的发病机制之一。还有其他一些临床的表现，如单肾发育不良、连带运动等也与 KAL 基因突变有关。

（二）GnRH 受体灭活突变

常染色体显性遗传方式与成纤维细胞生长因子受体 1(FGFR1 或 KAL-2) 基因有关，常染色体显性遗传的卡尔曼综合征患者中已经发现有 FGFR 基因灭活性突变，该基因与嗅球的发育密切相关。FGFR1 基因突变占卡尔曼综合征病因的 10%，受累者表现为嗅觉丧失、发育迟缓和发育异常的生殖器官等，也可以表现为牙齿发育不全、唇裂、腭裂。因此，目前 KAL-1 基因和 FGFR1 基因突变可以解释卡尔曼综合征部分患者的发病机制。但对那些不含有这两种突变基因的患者和常染色体隐性遗传方式的个体所涉及的遗传因素目前还不清楚，病因仍然有待研究。

二、发病机制

本病主要发病机制为下丘脑丧失 (完全或不完全性) 合成和分泌 GnRH 的能力。虽然大部分患者为先天性缺乏，但 GnRH 停止释放可以出现在任何年龄，所以少部分可在青少年或成年后发病。由于个体之间的差异很大，性功能减退的临床表现亦可多种多样，且 GnRH 缺乏程度对临床表现也有影响。完全型 IHH 在 24 小时内无任何 GnRH 释放，引起 GnRH 和睾酮普遍低下；不完全型 IHH 有低频、低幅度的 GnRH 脉冲释放峰，特别是在夜间出现，从而引起 GnRH 和睾酮减少；少数患者为选择性 LH 缺乏 (可育性宦官症)，可能是 GnRH 脉冲释放频率稀少、幅度低而仅导致 FSH 分泌，而无 LH 的释放。另一种不完全型 IHH 为孤立性缺乏 FSH。

三、临床表现

90% 以上为典型的 IHH，其临床特点如下。

1. 类宦官症体型

报道的 21 例 IHH 患者平均年龄为 21.3 岁 (17 ～ 32 岁)，全部为性幼稚状态，第二性征缺乏，睾丸体积为 3.0±2.3 mL，阴茎长平均为 3.6 cm。上下身比例为 0.856。在测定骨龄的 18 例中，13 例 (72.2%) 延缓，其余 5 例与实际年龄相符，但这些患者在确诊前曾以性腺发育不全的诊断，已接受过性激素或 HCG 的治疗。

2. 伴有多种先天性缺陷

嗅觉障碍 3 例 (而这 3 例患者均非主动主诉嗅觉异常)，色盲、听力减低、智力差、隐睾和右手第 4 掌骨明显短小各 1 例。6 例有典型的性幼稚状态外，身高 < 160 cm，对其中 4 例测定血清生长激素水平，发现其基础值很低，对左旋多巴和 (或) 胰岛素低血糖试验无反应，这说明身材矮小的卡尔曼综合征患者可能合并生长激素缺乏。在以后的一些病例中，发现 1 例典型卡尔曼综合征患者同时合并多种严重的先天性缺陷：上颌裂、鼻中隔缺如、鼻咽腔闭塞、手术前靠张口呼吸、左侧无眼球。国外研究有人在 6 组有血缘关系的 97 名成员中观察到 21 例有性腺功能减退，19 例嗅觉丧失，7 例嗅觉减退，6 例兔唇与颌裂，6 例隐睾，7 例先天性耳聋。这些结果提示在有阳性家族史的成员中，各种缺陷的发生率占 68%。观察到的病例中，多数是散发性。

3. 选择性垂体性腺轴系功能减退，而其他轴系功能均正常 (小部分病例合并生长激素缺陷)

观察到的 IHH 患者的血清 LH、FSH 和 T 水平均明显低于正常人，而国外的资料表明，血清 LH、FSH 和 T 水平可能达到正常水平的低限。Senten 对 16 例孤立性 IHH 患者检测其尿 LH、FSH 和血 T 含量，结果发现，尿 LH 水平在患者之间波动很大，在 10 ～ 700 mIU/h(相差 70 倍)，尿 FSH 波动在 10 ～ 500 mIU/h(相差 50 倍)，血 T 则波动于 5 ～ 10 ng/dL。发现这些结果的波动范围与睾丸体积之间无相关性，隐睾的发生与 GTH 水平也无直接相关，最严重的促性腺激素缺乏的患者并无隐睾，反之，促性腺激素接近甚至超过正常者可能出现隐睾。

4. 各种不同类型的 IHH 患者垂体对 GnRH 刺激试验的反应波动于无反应或反应很差与有不同程度的反应之间。因此，不能以 GnRH 刺激试验的结果作为诊断的确切依据。

5. IHH 患者的 Leydig 细胞对 HCG 的反应也有较大的波动。1969 年 Bardin 首次报道一组 IHH 患者中，部分患者对 HCG 无反应，有学者认为，一小部分 IHH 患者存在下丘脑和睾丸

Leydig 细胞双重缺陷类型。尽管对这种"双缺陷"尚存在不同看法，但是，部分 IHH 患者可能有 Leydig 细胞功能损伤和下丘脑病变同时存在，这是因为部分患者对 HCG 治疗持续 6～8 周，血 T 可能达到正常水平，说明至少部分患者对 HCG 反应迟缓。其次，对 7 例 IHH 合并隐睾者进行 3～8 周的 HCG 肌内注射 (4000 U，每周 3 次) 后，血清 T 含量从未达到正常水平，最高的 1 例仅为 204 ng/dL；然而这种反应并非隐睾所致，因对 8 例无 IHH 的单纯隐睾的患者注射 HCG 两天后血 T 即可达到 206 ng/dL。第三，这些患者即使在 HCG 基础上加用 HMG 合并用药，也很难诱发精子发生。因此，从治疗效果和预后观点出发，注意有这种 Leydig 细胞无反应或反应迟缓类型的可能是有益的。

6. 青春期后发病患者一般在 20～30 岁，其睾丸体积接近正常，质地软，继发不育症。

四、实验室及其他检查

1. 激素基础值的测定

(1) FSH、LH 和性激素均正常：基本上可以排除高、低促性腺激素型性腺功能减退。

(2) FSH、LH 和睾酮均低：为低促性激素型性腺功能减退，病变大多为下丘脑、垂体功能减退，继发性睾丸功能减退，包括 IHH、卡尔曼综合征、后天性垂体、下丘脑器质性病变。

(3) FSH、LH 升高，睾酮和睾酮 /LH 比值降低：病变在靶腺，多为原发性睾丸功能减退，反馈性引起高促性腺激素，如 Klinefelter 综合征或严重精索静脉曲张，而药物、放射等诱因可引起睾丸功能衰竭。

(4) FSH 主要也反映曲细精管功能，FSH 升高超过正常 3 倍以上：提示曲细精管损伤严重，多见于无精子症的患者，此检查可取代睾丸活检。

2. 其他辅助检查

(1) 骨龄测定：大部分患者的表现为骨龄延迟。

(2) CT 或 MRI 检查：可进一步排除颅内器质性或占位性的病变。

(3) 血电解质、渗透压测定：部分患者下丘脑功能的异常较广泛，可伴发渗透压受体功能异常、渴感异常或尿崩等。

五、诊断与鉴别诊断

1. 诊断

(1) 诊断步骤：卡尔曼综合征属少见病，因为在儿童期不易被注意，大多数病例都是在青春期后才得以确诊。患者常因为性器官发育差或性功能障碍不愿与人交谈，在医师面前也难于启齿，尤其是嗅觉缺失在临床上常不容易被患者及家长重视，这是造成该病误诊及漏诊的原因之一。临床上引起性腺功能减退的疾病很多，由于是遗传疾病，很多还常伴随着一些其他的先天性缺陷和畸形。因此，详细地询问病史，全面地搜集临床上每一个与疾病有关的资料，是进行临床诊断与鉴别诊断的基础。

1) 判断性腺功能：性腺功能异常可发生在从胚胎发育到成熟过程中的任何一个时期，其临床特点也因发病时间、病变部位与致病原因不同而表现不一。所以在采集病史时应仔细询问发病的时间和症状以及出生时有无外生殖器的异常，如隐睾、尿道下裂、小阴茎、小睾丸等；对于青少年，应询问青春发育与第二性征发生情况，有无阴茎勃起或遗精；对于成年已婚者，还应了解性生活与女方受孕情况。同时还应了解既往是否有外伤、手术、传染病史、药物及放射物质接触史等能引起生精和性腺功能异常的病史。

对于高度怀疑有先天性畸形或遗传性疾病者，还应进一步了解父母的血缘关系、母亲怀孕的年龄、兄妹的生长发育情况，以及家族中是否有类似发病情况等。

对于判断疾病，有鉴别意义的一些特殊症状与体征，需主动提问，如卡尔曼综合征患者从未意识到或被忽视的嗅觉障碍，应仔细地询问和检查。

卡尔曼综合征的特点：主要表现为性腺发育落后，无青春期发育或不全发育，但生长发育和智力大多正常。低促性腺激素功能减退还有一部分患者是由脑部器质性病变引起的，如脑肿瘤、脑炎、小脑畸形、脱髓鞘等疾病，患者的腺垂体其他功能正常，只表现为下丘脑 – 垂体 – 性腺功能减退，如 Frohlich 综合征（肥胖 – 生殖无能综合征）等，还有后天获得性中枢神经疾病可引起下丘脑 – 垂体功能障碍，常可以出现尿崩症和其他下丘脑功能紊乱的表现。结核、结节病、血管病变，及创伤、感染等累及下丘脑或垂体时，也可引起低促性腺激素功能减退。

因此，询问仔细至关重要，了解与之有关的全部信息，去粗取精，找出疾病的特点，以进一步做出正确的判断。

2）了解家族史：卡尔曼综合征是一组先天性遗传性疾病，可分为家族型和散发型，前者约占 1/3，以男性患者居多，其临床表现个体差异较大，询问家族史，往往可对诊断提供一定的线索。

3）是否合并其他先天性畸形：如上腭裂、鼻中隔缺如、鼻咽腔闭塞、左眼球缺失、性腺功能减退、嗅觉丧失或减退、兔唇与颌裂、隐睾、先天性耳聋等。

4）嗅觉检查：询问或检查患者的嗅觉情况，是本病区别于其他性腺功能低减的特征性体征。本病大部分患者不能区别乙醇水、氨水和醋酸味，少部分人可以分辨出浓乙醇和水的味道，但嗅觉障碍有时并不被患者主观所意识，所以常易疏忽。应该着重询问其特点，以便与其他疾病鉴别。

(2) 诊断依据

1）无颅内器质性或占位性病变的性幼稚型。

2）血清促性腺激素和 T 明显低下，除少数患者有生长激素缺乏之外，无其他轴系激素的异常。

3）可能有多种先天性的缺陷或畸形。

4）性染色质阴性，染色体核型为 46，XY。

5）部分患者可能有阳性家族史，但散发性 IHH 并无阳性家族史。

6）GnRH 和 LH 脉冲分析有利于本病的诊断和鉴别诊断。

2. 鉴别诊断

(1) 体质性青春期延迟：体质性青春期延迟是一种良性的生长和青春期的发育延缓，青春期启动的时间比正常儿童晚，而青春期过程正常，最终可获得正常的性成熟和正常人的身高。据估计，约有 2.5% 的儿童罹患，常为家族性，但也可散发存在。青春期延迟也可以继发于儿童的慢性疾病，如肾衰竭、白血病、哮喘、心脏病、长期糖皮质激素治疗等；另外，激烈运动、营养因素等亦能导致本病。

鉴别要点：

1) 家族史，其父母或亲属中有相类似的生长和性发育延迟。

2) 生长史，患者出生时身高、体重均正常，小学期间生长速度较同龄人略低，后在青春期生长停滞。

3) 骨龄测定，明显落后于实际年龄，患者的生长速度和骨龄相当。

4) 激素水平改变，LH 和 FSH 的基础分泌和对 GnRH 的兴奋试验反应低于同龄正常人，性激素分泌水平与骨龄相当，低于实际年龄水平。有些患者虽然没有青春期的体征，但血性激素水平却已经开始上升或 LH 分泌对 GnRH 刺激已显现出青春期反应，这种反应预示着第二性征发育将在 6 个月内出现。体质性青春期延迟一般对健康无妨碍，但仍需仔细鉴别诊断，以排除垂体及颅内器质性疾病。

(2) 后天获得性低促性腺激素型性腺功能低减 (AHH)：本病是由多种垂体或鞍区器质性病变，继发垂体功能减退所致。垂体 GnRH 分泌停止或减少而引起继发性性腺功能衰竭。可发生于任何年龄，由于发病时间的不同，临床表现亦不同。

鉴别要点：

1) 本病可有青春期不发育、青春期停滞或成年后继发性无精子症和性功能低下，且出现时间常常先于其他靶腺功能减退。

2) 影像学可有阳性发现。

3) 常伴有其他特殊的临床表现：如 Hand-Schüller-Christian 三氏病累及下丘脑时常出现尿崩症和其他下丘脑功能障碍的临床症状。

4) 外生殖器及第二性征表现决定于发病的年龄，对青春期后或成年人激素基础水平测定有一定帮助，儿童需进一步进行功能试验。

5)GnRH 刺激试验可有助于与体质性青春期延缓相鉴别。

(3) 先天性睾丸发育不全综合征 (Kleifelter 综合征)：本症也称先天性曲细精管发育不全、小睾丸症、先天性生精不能症、男子乳房发育－精子生成缺乏综合征等。

鉴别要点：

1) 本病呈散发性，与母亲高龄受孕有关，年龄越大，染色体越不易分离。

2) 患者呈女性表现，各种型核均含有 Y 染色体，Y 染色体具有决定睾丸发育的基因。由于过多的 X 染色体削弱了 Y 染色体，从而抑制了曲细精管的成熟，使睾丸体积变小且无精子，由于间质受损，雄激素的形成减少，所以男子第二性征很差。

3) 约 1/3 的患者存在男子乳房的发育，25% 的患者有轻中度的智力发育障碍。

4) 本症通常核型为 47，XXY，若 X 染色体越多，则临床的症状就越重，如 49，XXXXY 除有本病的典型症状外，还常合并有严重的智力低下，严重和多发的体格异常，如眼距宽、小头、腭裂、下颌突出、先天性心脏病及生殖器发育不全。

5)FSH、LH 升高，睾酮降低，对 LRH 试验反应强烈。

(4) 无睾症：又称先天性睾丸缺如。本病的病因尚不明，染色体核型为 46，XY。

鉴别要点：

1) 表型的性别与染色体的性别相一致。

2) 阴囊外观正常，但阴囊内无睾丸组织。

3) 同样伴有卡尔曼综合征性腺减低的表现。

4) 对 HCG 刺激试验无反应，这是与隐睾症鉴别的主要依据。

(5) 特纳综合征：本病与女性卡尔曼综合征临床上非常相似，特纳综合征又称先天性卵巢发育不全综合征，也是一种常见的染色体疾病。

鉴别要点：

1) 原发性性腺功能减退的典型表现。

2) 多数表现为身材矮小，后发际低，颈短而有蹼状颈、肘外翻等典型畸形。

3) 其染色体的核型为 45，XO，表现为染色体组型异常与染色体本身异常。

4) LH 和 FSH 水平都增高，而雌二醇、睾酮水平低下。

六、治疗

1. 促进第二性征发育

男性患者给予庚酸或十一烷酸睾酮 200 mg，每 2 ～ 4 周肌内注射 1 次，或 HCG 1000 ～ 2000 IU，每周肌内注射 1 次。女性患者给予雌激素 / 孕激素周期治疗。

2. 诱导排卵或精子发生

(1)HCG+HMG(人绝经后促性腺激素)

HCG1500 IU+HMG75 IU，每周肌内注射 3 次，一般经过 1 年的治疗能使患者获得适当的生育力。

(2)GnRH 脉冲治疗

通过便携式蠕动泵，男性患者每 2 小时皮下注射 50 U 药液，GnRH10 肽 25 mg/kg。大概经过 3 个月治疗，精液中会出现成熟精子，治疗约 1 年有使卵受精能力。女性患者用相同的 GnRH 剂量，模拟自然月经周期的 GnRH 脉冲频率，即每 60 分钟皮下注射 1 次，2 周；每 90 分钟注射 1 次，1 周；每 360 分钟注射 1 次，5 天。亦有人主张 5 ～ 25 ng/kg，90 ～ 120 分钟注射 1 次，连续 20 天。约 80% 的周期有排卵，其受孕率为 50%。

七、预后

卡尔曼综合征目前尚无根治的措施，其预后与病因及治疗早晚和治疗措施合理性有关。治疗关键为早期诊断，尽早地给予促性腺激素加雄激素 (对男性) 或加雌激素 (对女性) 替代治疗，以获得较好的治疗效果。以及加以相应地对症治疗。

第五节 抗利尿激素分泌异常综合征

抗利尿激素分泌异常综合征 (SIADH) 是由于内源性抗利尿激素 (即精氨酸加压素，AVP) 持续性分泌，使水排泄发生障碍，当水摄入过多时，可引起低钠血症与有关临床表现。本综合征可由多种原因引起。

一、病因及发病机制

（一）病理生理

SIADH 的基本病理生理改变是低血浆渗透浓度时肌体抑制 ADH 分泌能力不足及 ADH 分泌过多，从而导致肾小管对水分重吸收增加，尿量减少，尿渗透浓度升高，尿钠排出量增多，血清钠下降，血浆渗透浓度降低等一系列的临床表现，严重者可以导致脑水肿与循环衰竭。

（二）病因及发病机制

多种因素可以导致体内 ADH 分泌释放过多，如肿瘤异位分泌、肺部疾病、脑部疾病以及药物诱发等。

1. 恶性肿瘤

最常见。最多见者为肺燕麦细胞癌，约 80% 的 SIADH 患者由此引起。约 50% 以上燕麦细胞癌患者的血浆 ADH 会增高，水排泄有障碍，但不一定有低钠血症。其他肿瘤如胰腺癌、十二指肠癌、脑瘤、血液系统恶性肿瘤、胸腔非肺部肿瘤等均可引起 SIADH。上述肿瘤细胞均可自主分泌、储存及释放与下丘脑分泌相同生物活性的 ADH 或具有抗利尿作用的多肽类物质。因此，有时本综合征也可作为肿瘤的早期诊断的一种线索。

2. 肺部疾病

为非肿瘤性胸肺部疾病，常包括感染性肺部疾病 (如肺结核、肺脓肿、金黄色葡萄球菌肺炎、慢性支气管炎等)、哮喘、气胸、肺不张、肺气肿、慢性呼吸衰竭、正压机械通气 (PEEP) 等均可以导致 SIADH，病因是可能与上述疾病肺组织能自行合成、释放 ADH 有关。

3. 中枢神经系统疾病

包括外伤、炎症、出血、肿瘤等可以影响下丘脑－神经垂体功能，促使 ADH 释放而不受渗透压等正常调节机制的控制，从而引起 SIADH。脑外伤、颅内手术、颅内出血、血栓疾病、脑膜炎、脑炎、脑脓肿等中枢神经系统的疾病可能通过：①在低血浆渗透压的基础上通过"重新调定"下丘脑渗透压感受器阈值从而引起 ADH 释放增加；②中枢神经系统损害直接刺激下丘脑－垂体轴使其兴奋，产生与血浆渗透压无关的，持续和不可抑制的下丘脑 ADH "渗漏"。两种机制均导致 ADH 过量分泌。急性颈髓损伤也常并发 SIADH，其机制可能与下丘脑－垂体受刺激而兴奋，引起 ADH 过度释放，以及自主神经功能调节障碍，压力感受器兴奋使得 ADH 分泌增加有关。

4. 药物因素

一些抗精神病药物、三环类抗抑郁药物 (氯丙米嗪)、镇静催眠药物、镇痛药物 (吗啡)、噻嗪类利尿剂、化疗药物 (长春新碱、苯丙酸氮芥、环磷酰胺等)、降糖药物 (氯磺丙脲、卡马西平等) 均可导致医源性 SIADH 发生。其作用机制与具有 ADH 样作用或能促进垂体 ADH 释放或能提高肾小管及集合管对 ADH 的敏感性作用。此外，血管紧张素转化酶抑制剂赖诺普利也可导致 SIADH，其作用机制与其导致脑内血管紧张素Ⅱ转换过多，从而刺激 ADH 分泌增加有关。

5. 炎症

研究发现炎症时产生的 IL-6 也可以刺激 ADH 释放增加，从而导致 SIADH 发生。

6.其他

手术应激、疾病、精神创伤、焦虑等均可以通过边缘系统刺激下丘脑垂体分泌过量 ADH，恶心、呕吐患者常可由于血容量的减少而使 ADH 释放增加，自由水的重吸收大于钠的重吸收。衰老、水负荷过重、低钠鼻饲、长期卧床等也可能为 SIADH 的危险因素。

7.特发性 ADH

某些 SIADH 无明显原因可查，称为特发性 SIADH，其 ADH 增多状态可持续数月到数年。特发性 SIADH 多数属 C 型 SIADH，部分为 B 型 SIADH。

(三) 分型

1. Ⅰ型

也称为 A 型，约占 37%。ADH 的分泌不规则，不受血渗透压的调节，表现为自主性分泌。由呼吸系统疾病引起的 SIADH 多属此型。

2. Ⅱ型

也称为 B 型，约占 33%。ADH 的分泌受血渗透压的调节，但调定点有所下移。有学者认为，本型 SIADH 即是渗透域重调综合征。渗透域重调综合征乃渗透物质 (包括电解质和非电解质) 不适当地积聚于渗透压感受器细胞内，致使渗透压感受器将正常状态误为高渗，引发 ADH 释放。因此，此综合征以前也称为病态细胞综合征。支气管肺癌和结核性脑膜炎引起的 SIADH 常属于此型。

3. Ⅲ型

也称为 C 型，约占 16%。ADH 的分泌受血渗透压的调节，但其调节作用部分受损。当血浆渗透压降低到调定点以下时，仍有部分 ADH 分泌，有学者将这种 ADH 分泌称为血管加压素漏。中枢神经系统疾病引起的 SIADH 多属于此型。

4. Ⅳ型

也称为 D 型，约占 14%。肌体的 ADH 分泌调节机制完好，血浆 ADH 水平也正常，但肾脏对 ADH 的敏感性升高。严格地说，SIADH 一词并不适用于本型，因为本型并不存在 ADH 的不适当分泌，但习惯上仍将本型归入 SIADH。

二、临床表现

1.低钠血症

低钠血症为 SIADH 的主要临床特征。SIADH 的临床表现十分复杂，主要取决于低血钠的严重程度及其进展的速度。在疾病初期可无任何症状，随着血清钠下降症状逐渐显现。低钠血症的症状与体征主要由脑细胞水肿、中枢神经系统功能障碍所导致。当血清钠 < 130 mmol/L 时，可出现疲乏无力、嗜睡、淡漠、定向力障碍、头昏、头痛、肌痉挛、厌食、恶心等症状，可伴有知觉异常、深反射减退、共济失调、扑翼样震颤、潮式呼吸、癫痫样发作、病理反射及昏迷等体征。若低血钠发展缓慢 (> 48 小时)，临床上可无明显症状，仅表现为少尿、体重增加。此时，很容易将少尿认为是脱水和循环不良而盲目补充大量低体液，在短时间内使血钠再度迅速的下降，加速 SIADH 的发展，甚至可导致急性肺水肿。若患者血清钠在短时间内 (< 48 小时) 迅速下降至 120 mmol/L，则可以发生急性脑水肿，出现恶心、呕吐、神志改变，甚至发生脑疝、中枢性呼吸衰竭，其病死率可高达 50%。

2. 水中毒

除低钠血症外，SIADH 的另一重要的临床特征是有明显的水潴留，但无皮肤水肿，血容量正常或增多，血压未降低。存在与低血钠程度相一致的稀释性低肌酐、低尿素氮、低尿酸血症。

三、实验室及其他检查

1. 实验室检查

一旦怀疑患者存在 SIADH 时，即应及时检测其血清钠、24 小时尿钠排出量，以及血、尿渗透压等；有条件者可检测血浆 ADH，将有助于早期明确诊断。同时需做相应的心、肝、肾、甲状腺及肾上腺功能检查，以明确低钠血症的致病原因。

2. 限水试验

限水试验既是标准确定诊断的方法，也是标准治疗的方法。一旦怀疑患者存在 SIADH 时，每天要限制饮水量在 500 ～ 1000 mL，7 ～ 10 天可消除体内过多水分，并使血清钠和血浆恢复接近正常。

3. 水负荷试验

对于个别疑诊为 SIADH 的患者，如测定血浆渗透压及血清钠不能确定诊断，可做水负荷试验。由于 SIADH 患者不能最大限度地稀释尿，故尿渗透压一般高于血浆渗透压，排泄水负荷低于 40%。该试验对患者有一定的危险性，故有症状性低钠血症或血钠＜ 125 mmol/L 的患者禁做此试验。

四、诊断与鉴别诊断

1. 诊断

(1) 诊断标准

1) 低钠血症，血钠＜ 135 mmol/L。

2) 血浆渗透压下降伴尿渗透压升高，血浆渗透压＜ 280 mmol/L，尿渗透压大于血浆渗透压。

3) 尿钠＞ 30 mmol/L。

4) 临床上无脱水、水肿。

5) 心、肾、肝、甲状腺、肾上腺功能正常。另外，严格限水后，临床症状减轻；血浆 ADH 升高大于 1.5 pg/mL(血浆渗透压＜ 280 mmol/L 时，血浆 ADH 值＜ 1.5 pg/mL) 也有助于 SIADH 的诊断。

(2) 病因诊断：首先考虑的是恶性肿瘤的可能性，尤其是肺燕麦细胞癌，有时也可先出现 SIADH，之后再出现肺癌的影像学表现。其次，应考虑中枢神经系统疾病、肺部感染、药物、外科手术等因素。

2. 鉴别诊断

(1) 脑性耗盐综合征 (CSWS)：CSWS 是指继发于中枢神经系统病变的真性低钠血症，由于肾脏保钠功能下降而致进行性尿钠大量流失，并带走过多的水分，从而导致低钠血症和细胞外液容量的下降。其主要的临床表现是低钠血症、尿钠增高和低血容量，此外还有血细胞比容以及血红蛋白偏高等血液浓缩的表现，常发生于脑外伤后。

与 SIADH 的区别在于，SIADH 为正常血容量或血容量轻度增加，临床无脱水现象，血浆 ADH 增高，限水治疗有效；而 CSWS 为低血容量性低钠血症，有脱水现象，对钠和血容量的补充有效，而限水治疗无效。临床上可以通过检查中心静脉压或试验性治疗（如补液试验，应用等渗盐水静脉滴注）对两者进行鉴别，如果患者的中心静脉压低、经补液补盐治疗症状改善则为 CSWS，反之则为 SIADH。

(2) 肾失钠所致低钠血症：肾上腺皮质功能减退症、醛固酮减少症、远端肾小管性酸中毒、失盐性肾病、Bartter 综合征、Fanconi 综合征、利尿药治疗等均可以导致肾小管重吸收钠减少，尿钠排泄增多而导致低钠血症。常有原发疾病和失水表现，血尿素氮常升高。而 SIADH 患者血容量正常或增高，血尿素氮常降低。对于可疑病例，可做限水试验，如限水治疗有效，则对 SIADH 有诊断意义。如体重减轻而低钠血症未被纠正，尿钠排出仍多，则符合由于肾失钠所致低钠血症。

(3) 胃肠消化液丧失：胃肠消化液丧失是临床上最常见的低钠血症原因。如腹泻、呕吐、胃肠、胆道、胰腺造瘘或胃肠减压等，都可以失去大量消化液而致低钠血症；常有原发疾病史，且尿钠常 < 30 mmol/L。

(4) 甲状腺功能减退症：本病有时也可以出现低钠血症，可能由于 ADH 释放过多或由于肾不能排出稀释尿所导致。患者常有甲状腺功能低下的表现，如怕冷、嗜睡、便秘、脉搏缓慢、体重增加等，症状严重者可伴有黏液性水肿、反应迟钝等表现，结合甲状腺功能检查不难诊断。

(5) 慢性充血性顽固性心力衰竭、晚期肝硬化伴腹腔积液或肾病综合征等：患有这些疾病都可出现稀释性低钠血症，但这些患者各有相应原发病的特征，且常伴有明显水肿、腹腔积液，尿钠常降低，血浆肾素活性增高，醛固酮亦增高。

(6) 精神性烦渴：本病由于饮水过多也可引起低钠血症与血浆渗透压降低，但尿渗透压明显降低，易与 SIADH 鉴别。

五、治疗

(一) 治疗原则

主要是纠正低血钠以及防止体液容量过多。要严格限制入水量，适当补钠以提高血渗透压与血钠浓度，积极寻找并治疗原发疾病。

(二) 治疗措施

1. 病因治疗

中枢神经系统疾病所引起的 SIADH 常为一过性，随着基础疾病的好转而消失。由药物引起者需立即停药，停药后 SIADH 可迅速消失。肺结核或肺炎经治疗好转，SIADH 也常随之恢复。由恶性肿瘤所导致的 SIADH，经手术、放射治疗或化疗后，SIADH 可减轻或消失。SIADH 有无消失也可作为肿瘤治疗是否彻底的佐证。

2. 纠正水负荷过多和低钠血症

严格地限制入水量是治疗的关键，限制在 500 ～ 800 mL/d，使血钠水平达到 130 mmol/L以上，患者症状即可好转，体重下降，血清钠与血浆渗透压也随之增加，尿钠排出随之减少。当血钠 > 120 mmol/L 时，摄水量控制在 800 mL/d，不需要其他的治疗。血钠 < 120 mmol/L时，应严格地限制入水量，并给予 3% 盐水 200 ～ 500 mL，每 6 小时 1 次，使血钠含量达到 125 mmol/L 以上。但是，治疗中要避免血钠上升过快，一般初步恢复至 120 mmol/L。以防止出现中枢神经系统中毒症，导致脑桥脱髓鞘病变。

3.ADH 分泌抑制剂和（或）活性拮抗剂

地美环素（去甲金霉素）可阻碍 ADH 对肾小管的水的重吸收作用，对于限制摄水量仍难以控制的 SIADH，可以考虑使用。研究发现，肺癌所导致的 SIADH 患者，300 mg，每天 3～4 次口服，可引起等渗性或低渗性利尿，而改善低钠血症。该药可导致氮质血症，但停药后即可消失。锂盐也可阻碍 ADH 对肾小管的水重吸收作用，但毒性较大，应用时应慎重。苯妥英钠可抑制 ADH 的分泌，但由于作用短暂，临床已少用。

4. 对症治疗

对于抽搐的患者，应同时给予抗惊厥治疗；对于伴有昏迷的患者，要注意防治感染。对于严重水中毒者可静脉注射呋塞米 20～40 mg 以避免心脏负荷过重。

5. 急诊处理

对于严重的低钠血症，伴有中枢神经系统症状和体征患者，需急诊处理。可用呋塞米 1 mg/kg 摄脉滴注，必要时重复使用，根据尿钠排泄，以3% NaCl 1～2 mL/(kg·h) 补充钠的丢失，一旦症状改善，速度需进一步减慢。低钠纠正只需达到安全水平 (125 mmol/L)，血钠水平的完全恢复有待逐步地纠正。纠正低钠时不宜过快，血钠升高速度应控制在不超过 0.5～1.0 mmol/(L·h)，第一个 24 小时中血钠升高幅度不超过 12 mmol/L，以避免发生渗透性脱髓鞘综合征。该征系由于过快的纠正低钠速度所造成的严重神经并发症 ——中枢性脑桥脱髓鞘。其临床表现为低钠纠正后出现神经症状的恶化，神志改变、惊厥、肺换气不足、低血压，最终出现假性延髓麻痹、四肢瘫痪、吞咽困难及不能言语为其特征性的表现。

六、预后

本病可由多种药物引起，所以在选择临床治疗方案时需持审慎态度。对于肺部感染和恶性肿瘤，应积极治疗原发病，并密切观察血钠变化，一旦出现 SIADH 迹象，就需及早治疗，以免延误病情。SIADH 的预后取决于基础疾病。由药物引起者停药后 SIADH 立即消失。肺部感染、中枢神经系统等可逆性疾病所致者，常为一过性，预后良好。恶性肿瘤如肺癌、胰腺癌等引起的 SIADH，如果肿瘤治疗欠佳，则其预后较差。

第六节 垂体瘤

垂体瘤是较为常见的内分泌腺瘤，起源于腺垂体、神经垂体和胚胎期颅咽管上皮细胞，可表现为垂体激素过度分泌或分泌不足，约占颅内肿瘤的 15%。超过 1/4 尸检可发现垂体有未知微腺瘤，垂体影像可发现至少 10% 存在无临床表现的垂体损伤。

一、病因和发病机制

垂体瘤发病机制目前还不完全清楚，以往有两种学说，即垂体细胞自身缺陷学说和下丘脑调控失常学说。目前的共识是，单纯下丘脑调控激素作用增强或减弱不能引起垂体瘤，垂体发病根本原因是细胞出现单克隆基因异常，然后，在内、外因素促进下，单克隆基因异常细胞不断增殖，逐渐发展为垂体瘤。

二、临床表现

垂体瘤尤其是具有功能的激素分泌瘤可有两种表现。

(一)激素分泌异常表现

可为激素分泌过多引起相应综合征,也可因肿瘤增大压迫正常垂体组织而使激素分泌减少,后者表现为继发性性腺、肾上腺皮质、甲状腺功能减退症和生长激素缺乏。

(二)病变占位扩张表现

垂体瘤占位性病变可影响局部和邻近组织,垂体肿瘤直径大于 1 cm 者可因压迫鞍膈而有头痛;若向前上方发展可压迫视神经交叉出现视力减退、视野缺损,主要为颞侧偏盲或双颞侧上方偏盲;向上方发展可影响下丘脑而有尿崩症、睡眠异常、食欲亢进或减退、体温调节障碍、自主神经功能失常、性早熟、性腺功能减退、性格改变;向侧方发展则可影响海绵窦,压迫第3、4、6脑神经而引起睑下垂,眼外肌麻痹和复视,还可影响第5对脑神经眼支和上颌支而有神经麻痹、感觉异常等。如发生垂体瘤内出血,称为垂体卒中,引起严重头痛、视力急剧减退、眼外肌麻痹、昏睡、昏迷、脑膜刺激征和颅内压增高。

三、诊断和鉴别诊断

详细病史询问和仔细体格检查,包括神经系统、眼底、视力、视野检查,对于垂体瘤诊断可提供重要依据。除垂体大肿瘤破坏蝶鞍骨结构,一般头颅 X 线检查缺乏特异性和灵敏度,诊断主要采用 CT、MRI,无创伤且费用低。MRI 不仅可发现直径 3 mm 的微腺瘤,而且可显示下丘脑结构,对于临床判断某些病变有肯定价值。各种垂体激素及其动态功能试验对诊断和鉴别诊断可提供一定的参考和疗效判断。最终诊断取决于病理检查,包括免疫细胞化学检测。

四、治疗

垂体瘤的治疗目标:①减轻或消除肿瘤占位病变的影响;②纠正肿瘤分泌过多激素;③尽可能保留垂体功能。应从肿瘤的解剖、病理生理和患者的全身情况来研究具体治疗措施。

(一)手术治疗

除催乳素瘤首选药物治疗外,所有垂体瘤尤其是大腺瘤和功能性肿瘤,压迫中枢神经系统和视神经束,药物治疗无效或不能耐受者均宜考虑手术治疗。除非大腺瘤已向鞍上和鞍旁侵犯,需考虑开颅经额途径切除,鞍内肿瘤如微腺瘤一般均采取经蝶显微外科手术切除。手术治愈率为 70% ~ 80%,复发率为 5% ~ 15%。术后并发症包括暂时性尿崩症、脑脊液鼻漏、局部血肿、脓肿,感染发生率较低,死亡率很低(< 1%)。大腺瘤尤其是向鞍上或鞍旁发展的肿瘤,手术治愈率降低,术后并发症增加,较多发生尿崩症和腺垂体功能减退症,死亡率也相对增加,可达 10%。

(二)药物治疗

一般首选溴隐亭,可使大多数患者血中催乳素水平降至正常、肿瘤缩小,疗效优于手术,但停药后可再现高催乳素血症和肿瘤增大,故需长期服用。其他多巴胺 D_2 受体激动剂培高利特和卡麦角林也有效。溴隐亭应用迄今未发现胎儿畸形,故对妊娠影响较小,但为安全考虑妊娠期仍宜停用。生长抑素类似物奥曲肽,可使半数 GH 患者的血浆 GH 和胰岛素样生长因子 -1(IGF-1) 恢复正常;奥曲肽亦适用于 TSH 分泌瘤,可降低血清 TSH 水平并缩小肿瘤。

(三) 放射治疗

垂体肿瘤放疗常作为手术治疗的辅助,有常规放射治疗,三维适形、立体定向放射治疗,质子外照射等,在缩小肿瘤、减少激素分泌作用方面的疗效不等,对于需要迅速解除对邻近组织压迫方面并不满意。放疗后随着时间迁延,腺垂体功能减退在所难免(50%～70%),依次有GH、Gn、ACTH、TSH 缺乏。放射治疗的不良反应有腺垂体功能减退、视神经炎和视力减退以及脑萎缩。

第七节 巨人症和肢端肥大症

生长激素 (GH) 分泌过多,在骨骺闭合之前引起巨人症,在骨骺闭合之后导致肢端肥大症。同一患者可兼有巨人－肢端肥大症。肢端肥大症也可以是多发性内分泌腺肿瘤 (MEN) Ⅰ型或McCune-Albright 综合征的表现之一,或与其他散发性内分泌肿瘤相伴发生。

一、病因和发病机制

生长激素 (GH) 和 (或) 胰岛素样生长因子 –1(IGF–1) 分泌过多的原因主要有垂体性和垂体外性。

(1) 垂体性占98%,以腺瘤为主 (占垂体瘤的25%～30%),生长素瘤的70%～80% 为大腺瘤。

(2) 垂体外性异位 GH 分泌瘤 (如胰岛细胞癌)、GHRH 分泌瘤 (下丘脑错构瘤、胰岛细胞瘤、支气管类癌等)。

(3) 其他疾病体质性巨人症、性腺功能减退症、肾上腺皮质增生症、McCune-Albright 综合征等。

垂体肿瘤发生机制不明,可由于兴奋性 G 蛋白 α 亚单位发生点突变所致。大多数 GH 瘤直径 > 10 mm,约 30% 肿瘤已伸向鞍外,约 30% 肿瘤具有侵袭性,如影响骨和硬脑膜,肿瘤还可同时分泌其他激素如 PRL、TSH、ACTH 等。肿瘤占位亦可导致腺垂体功能减退症。

二、临床表现

(一) 巨人症

常始于幼年,生长较同龄儿童明显高大,持续长高直至性腺发育完全,骨骺闭合,身高可达 2 米或以上。若缺乏促性腺激素,性腺不发育,骨骺不闭合,可持续加速长高,软组织可表现为面部粗糙、手脚增厚增大。若垂体瘤持续发展可导致腺垂体功能减退,精神不振、全身无力、毛发脱落、性欲减退、生殖器萎缩。过多 GH 可拮抗胰岛素作用,导致糖耐量减低或糖尿病,多数可因心血管疾病而死亡。

(二) 肢端肥大症

发生率每年约 3/100 万,男女相当,多见于 31～50 岁。临床表现取决于垂体瘤的大小、发展速度、GH 分泌情况以及对正常垂体和邻近组织压迫的影响。肢端肥大症既有 GH 分泌过多,又可有促性腺激素、TSH、ACTH 分泌不足,使功能亢进与减退相混杂。

1. 生长激素过度分泌表现

1) 骨骼和皮肤：唇肥厚，鼻唇沟隆起，鼻宽舌大，眉弓和颧骨高突，下颌增大前突，齿间隙增宽，咬合困难。声带粗厚，发音低沉，手脚粗大肥厚，皮肤粗厚，皮脂腺和汗腺分泌亢进 (油质感和多汗)，可有皮肤色素沉着、黑棘皮病和多毛。骨关节病和关节痛，关节活动障碍和僵硬。足跟垫可增厚，肌软弱无力甚至肌痛。

2) 糖代谢：胰岛素抵抗和高胰岛素血症，糖耐量减低 (29% ～ 45%) 乃至糖尿病 (10% ～ 20%)，可伴高甘油三酯血症。

3) 骨代谢：肠钙吸收增加致高尿钙和尿结石增加，骨转换增加促进骨质疏松发生。

4) 心血管系统：心肌肥厚、间质纤维化、心脏扩大、左心室功能减退、心力衰竭、冠心病和动脉粥样硬化。

5) 生殖系统：如伴有 PRL 分泌过多，女性表现月经紊乱、溢乳、不育，男性则有性欲减退和阳痿。

6) 呼吸系统：可有呼吸道感染、睡眠呼吸暂停综合征、喘鸣和呼吸困难。

7) 神经肌肉系统：易怒、多汗、精神紧张、神经肌肉疼痛及腕管综合征等。

8) 垂体卒中：垂体 GH 瘤多为大腺瘤，生长迅速，较多发生出血、梗死或坏死。垂体卒中可自发，也可在垂体放射治疗、颅内压增高、糖尿病等诱因下发作。严重可引起压迫症状，如剧烈头痛、呕吐、视交叉受压引起视野缺损，动眼神经麻痹甚至昏迷。

2. 肿瘤压迫表现

大的 GH 瘤压迫正常垂体组织，患者可发生腺垂体功能减退症。垂体瘤还可引起头痛、视物模糊、视野缺损、眼外肌麻痹、复视及下丘脑功能障碍。

三、诊断

肢端肥大症进展缓慢，早期诊断困难。从起病到确诊往往延搁 5 ～ 10 年，诊断主要根据身高、典型面貌、肢端肥大、内脏增大、内分泌代谢紊乱证据和影像学检查异常。24 小时 GH 水平总值较正常值高出 10 ～ 15 倍，GH 分泌脉冲数增加 2 ～ 3 倍，基础 GH 水平增加达 16 ～ 20 倍 (正常值 < 5 μg/L)。葡萄糖负荷 (100 g) 后 GH 不能降低到正常值 (0 ～ 5 μg/L)，可反而升高。ICF-1(正常值 < 2.5 ng/mL) 升高可反映 24 小时 GH 分泌总体水平，可作为筛选和疾病活动性指标，也可作为治疗是否有效的指标。TRH、LHRH 兴奋试验可有 GH 反常升高；GHRH、生长抑素不能改变 GH 水平。下丘脑垂体区 CT、MRI 对诊断有较大帮助；CT、MRI 不仅适用于颅脑病变而且亦可探查胸腔、腹腔等部位的病变。为确定本症患者是否还有腺垂体其他功能异常，需要对全垂体功能及其相应靶腺功能进行评估。

四、治疗

治疗目标：①解决占位性病变所引起的体征和症状，如头痛、视力改变；②将 GH 和 IGF-1 水平转为正常，尽可能保存腺垂体功能。具体指标：血清 IGF-1 降为正常，葡萄糖负荷后血 GH 转为正常 (< 10 μg/L 甚至 < 5 μg/L)。主要治疗措施包括手术、药物和放射治疗。

(一) 手术治疗

应作为首选，经蝶显微外科操作下将肿瘤完全切除。蝶鞍内微腺瘤 (< 10 mm) 最适宜手术切除，而大腺瘤 (> 10 mm) 尤其向鞍上发展或伸向海绵窦患者手术治愈率降低。术后基础血浆 GH 应＜2.5 μg/L，葡萄糖负荷后血浆 GH 应＜1 μg/L（可作为治愈标准）。微腺瘤切除后痊愈率可达 90%，而大腺瘤则少于 50%。手术并发症有尿崩症、脑脊液鼻漏、脑膜炎、腺垂体功能减退。

（二）放射治疗

垂体放射治疗是主要治疗措施之一，可应用于手术之前或之后。放疗的缺点是不能使肿瘤迅速缩小改善视力和减少 GH 分泌，疗效一般需要 2～10 年才能显示。放疗经 5～10 年可导致腺垂体功能减退，尤其是已行垂体手术者。伽马刀适用于垂体小病变，可防止视交叉、视神经和海绵窦结构的损伤，但其疗效尚待证实。

（三）药物治疗

(1) 多巴胺受体激动剂：常用溴隐亭，可降低血 GH、IGF-1 和 PRL，改善临床症状。一般从小剂量 (1.25 mg) 开始，逐渐增加剂量至 20～40 mg/d，分次口服，但 1/3 患者无效。由于此药对 GH 抑制不完全，停药后可复发，故宜在术后、放疗尚未达效前应用以缓解临床症状。不良反应有头晕、乏力、恶心、呕吐、便秘、直立性低血压、幻觉等。长效制剂卡麦角林较溴隐亭疗效更佳，不良反应较少，每周给药一次，剂量每周不超过 3.5 mg 的情况下有效率可达 67%，但停药后易复发，如无效或复发者须手术或放射治疗。

(2) 生长抑素类似物：奥曲肽 50～100 μg，一日 3 次，皮下注射，经数周后可迅速改善多汗、头痛、乏力、感觉异常等临床症状。长期奥曲肽治疗可缩小腺瘤，以便经蝶鞍手术。不良反应为恶心、腹部不适、腹泻、脂泻和胆石症等。也可合用多巴胺受体激动剂溴隐亭或培高利特或卡麦角林，使 GH 和 IGF-1 达正常值。

(3) 生长激素受体拮抗剂：培维索孟可减少 IGF-1 生成而改善症状，尤其是糖耐量减退和糖尿病，但不能使垂体肿瘤缩小，GH 分泌反而可增加。皮下注射 10～20 mg/d，可与奥曲肽合用。应注意监测肝酶活性，不良反应有头痛、感冒综合征、注射部位反应。

五、预后

本症患者预后较差，病残和死亡率较高，与并发症如心血管病、糖尿病、肺疾患和恶性病变增多有关，平均寿命减少 10 年。

第五章 甲状腺疾病

第一节 甲状腺疾病的发病情况及流行病学特征

甲状腺疾病在人群中散发，近几年其诊断率明显升高。由于受到地域、环境、遗传等因素的影响，某些甲状腺疾病具有一定的流行病学特征。

一、甲状腺疾病的发病情况

甲状腺疾病是内分泌疾病中的常见疾病，发病率不低。但是我国缺乏大规模的关于甲状腺疾病发病情况的统计分析。甲状腺疾病是否能及早发现，与各种甲状腺疾病的特点有关。如甲状腺功能亢进症（甲亢）的症状明显，患者可能及时就诊，诊断率就高；如甲状腺肿、甲状腺结节等疾病，甲状腺功能处于正常状态时，患者无不适感觉，可能多年都未就诊，未得到诊治。甲状腺疾病的亚临床状态症状不典型，也不易察觉，如亚临床甲亢、亚临床甲状腺功能减退症（甲减）等。过去，由于人们的保健意识差，有许多甲状腺疾病患者未及时就诊及诊断，所以，从外在因素看来，甲状腺疾病的发病率并不高。目前，甲状腺疾病的发病率并没有随着生活水平的提高而下降，相反由于人们自我保健意识的提高、医学科学技术的发展，增加了多种疾病的检查手段，甲状腺疾病的检出率逐年增加。全球范围内超过3亿人患有甲状腺疾病，是内分泌领域第二大疾病，但公众对其知晓率甚低，中国亦缺少相关权威全面的数据。中华医学会内分泌学分会发布的中国首次甲状腺疾病流行病学调查结果提供的数据显示，中国内地甲状腺疾病患病率显著增高，中国民众的甲状腺健康状况不容乐观。据最新的《中国十城市甲状腺病流行病学调查》结果显示，我国十城市的甲亢患病率为3.7%；甲状腺功能减退症患病率已从3.8%上升至6.5%，意味着每15人中即存在1例甲状腺功能减退症患者，高达70%的增长率显示，甲状腺功能减退症正日益成为威胁中国居民甲状腺健康的最大杀手。由于甲状腺功能减退症会对孕产妇的健康及其后代的智力发育产生极大危害，专家呼吁女性在怀孕前应当检查甲状腺功能，并及时向内分泌科医师咨询。甲状腺结节（包括单发和多发结节）的患病率亦从10.2%上升至18.6%，即每5人中就有近1人存在甲状腺结节的问题，专家建议在日常体检中进行甲状腺B超检查。统计数据显示，2000年以前，女性恶性肿瘤中前20位里没有甲状腺癌，而在2010年，甲状腺癌已跃居女性恶性肿瘤的第六位。

目前，我国罹患甲状腺疾病的人数越来越多的原因包括精神紧张、环境辐射、遗传因素、基因突变、饮食缺碘或高碘等。与以前缺碘性甲状腺疾病症状 ——"大脖子病"不同，现在的甲状腺患者从外观很难发现，患者自己完全察觉不到。医师可通过触诊发现甲状腺肿大和甲状腺结节。同时，由于检测技术水平的提高，如甲状腺B超、甲状腺穿刺等，也便于医师提早发现甲状腺疾病患者。

（一）亚临床甲状腺疾病

有调查研究显示，男性及女性亚临床甲状腺疾病的患病率在40%～50%。美国在无甲状腺疾病成年人中的研究显示，亚临床甲状腺功能减退症的患病率为 4%～8.5%，患病率随年龄增长而升高；超过 60 岁的女性中，患病率可高达 20%。亚临床甲状腺功能减退症主要靠生化检测诊断，所以随着年龄的增长，及时检测甲状腺功能是非常有必要的。有文献报道，亚临床甲亢的患病率在男性为 2.8%～4.4%，女性为 7.5%～8.5%，60 岁以上女性达到 15%；我国学者报道的患病率为 3.2%。

（二）甲状腺结节流行病学

调查显示，在碘充足地区，通过触诊发现甲状腺结节的患者中，男性占 1%，女性占 5%。通过触诊可发现的一般人群的甲状腺结节，患病率占我国人口的 3%～7%；采用高清晰超声检查，甲状腺结节的检出率明显增高。有研究发现，应用高清晰度超声检查对普通人群进行筛查时，30%～50% 的人群存在甲状腺结节。美国报道甲状腺结节患病率最高的一项研究结果，是应用高清晰度超声，在随机选择的人群中，甲状腺结节的检出率高达 19%～67%，女性和老年人群更为多见。至于结节是单发多于多发，还是多发多于单发，资料报道甚有差异。

由此可见，诊断技术的进步对发病率统计有很大影响。过去诊断甲状腺疾病仅靠医师手感触摸，因为受到结节在甲状腺内的位置、大小、患者颈部粗短、肥胖和检查者的经验等多种因素影响，检出率很低。随着 20 世纪 80 年代末超声波和彩色超声波技术的出现，甲状腺疾病的诊断水平得到很大提高。过去无法触摸到的 1 cm 左右的结节以及甲状腺周围血流的改变都清晰可见，尤其是近年来采用的甲状腺高频超声技术，不仅能够清晰地显示甲状腺解剖结构、血流动力学、微循环灌注信息，更能够发现 2～3 mm 的微小结节，同时能够准确区别甲状腺胶质潴留和实质性肿块，以及判断实质性肿块是否发生坏死等甲状腺内病灶等。

由中华人民共和国卫生部国际交流与合作中心发起、中华医学会内分泌学分会与默克雪兰诺中国公司联合于 2009 年 3 月启动的调查，历时 1 年 5 个月，共选取北京、广州、上海等 10 个城市的 15 181 位各种类型社区常驻居民，通过问卷、现场体检、B 超及空腹静脉非抗凝血、尿样本处理等多项检测获得的数据显示：甲状腺结节患病率为 18.6%，每 5 人中就有近 1 例患者。此次流行病学调查填补了国内疾病防治史上的空白，将对增加公众的甲状腺健康知识、提高就诊率和治疗率产生积极意义。

（三）甲状腺功能亢进症（甲亢）

在甲状腺疾病中，甲亢多见，其发病率为其中 Graves 病占全部甲亢的 80%～85%；我国学者报道是 1.2%。甲亢性心脏病的发病率占甲亢患者的 13.4%～21.8%，常发生于甲亢后 2～3 年；甲亢患者中 10%～15% 发生心房颤动，甲亢性心脏病发生心力衰竭时；有 30%～50% 与心房颤动并存。有 1% 的 Graves 病患者伴发重症肌无力。甲亢合并肝损害发生率国内外文献报道不一，为 45%～90%。国外甲亢死亡病例尸检资料发现，90% 的患者合并有肝脏损害，20% 患者伴有黄疸。胫前黏液性水肿与 Graves 病同属于自身免疫病，约 5% 的 Graves 病患者伴发胫前黏液性水肿。甲亢伴有 Graves 眼病的发生率约为 43%。妊娠期女性合并甲亢的发生率为 0.05%～0.4%，几乎均为 Graves 病；其他原因有急性或亚急性甲状腺炎、毒性结节性甲状腺肿和毒性腺瘤。

（四）甲状腺功能减退症（甲减）

自 20 世纪 80 年代采用敏感的 TSH(S-TSH) 测定法以来，甲状腺功能减退症的诊断率提高了。亚临床甲状腺功能减退症相对多见，人群总体患病率为 1%～10%，随着年龄的增长而增加，60 岁以上的女性患病率高达 20%；74 岁以上的男性患病率 (16%) 与同龄女性相仿。在非缺碘地区甲状腺功能减退症患病率 0.3%～1.0%，缺碘地区的发病率还要高；60 岁以上可达 2%，新生儿甲状腺功能减退症患病率 1 : 7000～1 : 3000。国外报道的临床甲状腺功能减退症患病率为 0.8%～1.0%，发病率为 3.5/1000；我国报道的临床甲状腺功能减退症患病率是 1.0%，发病率为 2.9/1000。行甲状腺次全切除、^{131}I 治疗 Graves 病，10 年的累积甲状腺功能减退症的发生率分别为 40%、40%～70%。含碘药物诱发甲状腺功能减退症的发生率为 5%～22%。有临床观察显示，对产后甲状腺炎 (PPT) 患者随访 2 年，持续性甲状腺功能减退症的发生率约为 20%；先天性甲状腺功能减退症发病率为 41.54/10 万。

据统计，目前每 6 位女性就有 1 位正被甲状腺功能减退症问题所困扰。如患者处于妊娠期，流产概率和妊娠晚期胎儿死亡率均大幅增加，并极易导致新生儿智力发育受损和生长发育障碍，对母亲和孩子造成无法挽回的伤害。因此，女性在怀孕前应检查甲状腺功能，或向内分泌科医师咨询。若患有甲状腺功能减退症，需通过药物调整甲状腺功能至正常水平，以保证新生儿智力的正常发育。

（五）甲状腺炎

亚急性甲状腺炎是一种与病毒感染有关的自限性甲状腺炎，约占甲状腺疾病的 5%，其发病率大约为 Graves 病发病率的 1/8。桥本甲状腺炎为自身免疫性甲状腺炎，国外报道，其患病率为 3%～4%；我国学者报道患病率为 1.6%，发病率为 6.9/1000；如果将不典型、未得到诊断的病例包括在内，女性人群的患病率高达 1/30～1/10；国内外报道女性人群的甲状腺过氧化物酶抗体 (TPOAb) 的阳性率为 10%。慢性硬化性甲状腺炎罕见，其发病率约为桥本甲状腺炎的 1/50。

（六）甲状腺癌

甲状腺癌占所有癌症的 1%。国外报道其发病率为 0.5～10 /10 万。有些患者发现了甲状腺结节，经过检查后确诊为甲状腺癌，根据《中国十城市甲状腺疾病流行病学调查》的研究结果显示，我国甲状腺结节患病率为 18.6%，其中恶性结节即甲状腺癌占 5%～10%。甲状腺癌属于头颈部肿瘤，头颈部肿瘤是人类最常见的癌症类型之一，位居恶性肿瘤发病的第六位，包括颈部肿瘤、耳鼻喉科肿瘤以及口腔颌面部肿瘤 3 大部分。其中，甲状腺癌在头颈部肿瘤中占首位，约占 30%。近年来，甲状腺癌是目前发病率升高最快的恶性肿瘤之一，特别是低分化甲状腺癌的发病率也很高。

二、甲状腺疾病的流行病学特征

我国缺乏大规模流行病学调查和大规模病例统计分析是造成相关专家对疾病进展情况难以掌握的主要原因之一。由于过去对甲状腺疾病的流行病学研究往往集中在个别省市或地区，得到的数据难以代表我国的甲状腺疾病的流行病学特征。因此，开展全国范围大规模流行病学调查，同时建立多种疾病的登记制度，对未来进行疾病回顾性分析和前瞻性研究都十分必要。

尽管诊断手段不断提高，使得甲状腺疾病诊断率逐渐升高，但依然没有真实反映甲状腺疾病患者群的潜在规模。据介绍，甲状腺疾病作为内分泌领域的第二大疾病，女性发病是男性的 6 倍以上，40 岁以上女性中约有 20% 患有甲状腺疾病，但治疗率在我国还不到 2%，由于症状隐匿，很多患者对自己的病情并不知晓。女性在其一生中的某些特定时期更容易得甲状腺疾病：生长发育期（青春期和月经初潮）；怀孕期间；分娩后的 6 个月内；更年期（绝经期）；长期处于抑郁状态等。应当进行甲状腺疾病的知识教育，使广大民众（尤其是女性），对甲状腺疾病的症状和体征有更多的了解，以便能够及时发现并治疗疾病。

（一）生物地球化学性疾病——碘缺乏病的流行病学特征

1. 碘缺乏病的分布

一般的规律是山区患病率高于平原，内陆高于沿海，农村高于城市。

河流上游的高山地区，患病率高的主要原因有以下情况。

1）土壤碘流失严重，含量低。

2）海洋上空的碘蒸气随风扩散时，远离海洋且海拔高的地区降水中碘含量少。

3）高山边远地区不易获得外来的含碘食盐和食物。碘缺乏带来的不仅仅是甲状腺肿的流行，而更重要的是对儿童智力的发育带来危害。

WHO 推荐的成年人每日碘摄入量为 150 µg。尿碘是监测碘营养水平的公认指标，尿碘中位数（MUI）100 ～ 200 µg/L 是最适当的碘营养状态。一般用学龄儿童的尿碘值反映地区的碘营养状态；80 µg/L < MUI < 100 µg/L 为轻度碘缺乏；50 µg/L < MUI < 80 µg/L 为中度碘缺乏；MUI < 50 µg/L 为重度碘缺乏。甲状腺肿的患病率和甲状腺体积随着碘缺乏程度的加重而增加；补充碘剂后，甲状腺肿的患病率显著下降。

2. 年龄、性别与发病的关系

甲状腺肿在儿童时期开始发生，尤其是学龄期儿童，如果有碘缺乏，会发生甲状腺肿，且随着年龄增加及身体发育对甲状腺激素的需要，在青春发育期发病率急剧升高，40 岁以后逐渐下降。重病区发病年龄有提前和后移现象。女性患病率一般高于男性，15 ～ 20 岁年龄组两性别差异最大。女性在青春发育期、月经来潮时、妊娠期、哺乳期对碘的需要量较男性多，如处于碘缺乏状态，则会发生甲状腺肿。

3. 水碘与发病的关系

一般规律是水碘在 5 µg/L 以下时，随饮用水中碘含量的减少，甲状腺肿的患病率急剧增高，称之为"低碘性甲状腺肿"；水碘在 5 ～ 40 µg/L 时，随水碘增加，甲状腺肿的患病率缓慢下降；水碘在 40 ～ 90 µg/L 时，甲状腺肿的患病率降至最低，并保持平稳；水碘高于 90 µg/L，甲状腺肿的患病率又开始回升，称之为"高碘性甲状腺肿"。特别指出的是，缺碘可引起甲状腺肿，摄入过量的碘则可发生高碘性甲状腺肿。

（二）甲状腺结节

对甲状腺结节的单因素分析发现，年龄增加和女性是甲状腺结节发生的重要危险因素，女性甲状腺结节的患病率明显高于男性。有调查显示，随年龄增长，甲状腺结节患病率呈显著上升趋势；男性和女性的甲状腺结节大小以及数量的构成比之间无显著差别。而海产品摄入频次、吸烟史和饮酒史都对甲状腺结节的发生无影响。甲状腺多发性结节的发病率在吸烟人群中明显增加，这可能和烟草中存在促甲状腺增生物质有关。

（三）亚临床甲状腺疾病

亚临床甲状腺疾病易发展成临床甲状腺疾病。由于对亚临床甲状腺疾病的观察和随访都缺乏足够的研究资料，对亚临床疾病的自然转归和干预效果缺乏证据。矿区人群不同于普通社区人群，其作业环境污染物较多，工作强度和压力较大，处于长期慢性应激状态。研究证实，应激能增加甲状腺疾病的发病率，甲状腺病的发生率比较高。女性中得甲状腺疾病者是男性的8倍，但是发病机制尚未明了。亚临床甲状腺疾病的患病率随年龄的增加呈现上升趋势。女性甲状腺结节和亚临床甲状腺功能减退患病率明显高于男性；亚临床甲状腺功能减退症患病率随年龄增加而升高。而男性亚临床甲亢患病率高于女性。性别和年龄是亚临床甲状腺疾病发生的危险因素。

（四）甲状腺功能亢进症（甲亢）

患者以女性占大多数；发病高峰年龄有前移征象。有研究显示，在缺碘和适碘地区，食盐碘化后甲亢的发病率升高。沿海平原地区和山区在全民食用碘盐后甲亢发病率都有所上升，但山区的甲亢发病率上升程度较沿海平原地区更为显著，其机制为缺碘严重的山区居民甲状腺对碘的需求在食用碘化盐前长期处于碘饥饿状态，较沿海居民对碘的摄入敏感；全民食用碘盐后，缺碘被纠正，食盐加碘有效地提高了缺碘地区人群的碘营养水平。但是随着碘营养水平提高，由于甲状腺代偿作用，分泌大量的甲状腺激素，导致甲亢发病率上升，且山区较沿海甲亢发病率上升程度大。高碘地区亚临床甲亢的患病率低于缺碘和适碘地区的发病率；女性、促甲状腺激素受体抗体（TRAh）阳性和TSH小于0.01 mU/L是亚临床甲亢发展为临床甲亢的危险因素；碘摄入量对亚临床甲亢的发展和转归无影响。下丘脑－垂体性甲状腺功能亢进症包括垂体促甲状腺激素（TSH）瘤和垂体选择性甲状腺激素抵抗综合征（PRTH）两类，以血清甲状腺激素升高伴TSH正常或升高为基本特征，患者均有典型的甲亢表现，TSH瘤的发病机制尚不明了，主要与pu-1基因异常有关，患者血中TSH-ct亚单位明显增高。PRTH主要源于甲状腺激素受体P基因突变，多数患者TSH对TRH刺激有反应。

（五）甲状腺功能减退症（甲减）

有甲状腺功能亢进既往史、I型糖尿病、甲状腺疾病家族史或曾因头颈部恶性肿瘤进行外放疗等因素，可能使亚临床甲状腺功能减退症发生的概率增加。大约20%服用抗甲状腺药物的患者发生亚临床甲亢减退症。在亚临床甲状腺功能减退症患者中，大约75%仅有轻度TSH升高（5～10 mU/L）；50%～80%抗甲状腺过氧化酶抗体（TPO-A）阳性，与年龄、性别和血清TSH水平有关；亚临床甲状腺功能减退症患者中每年有2%～5%发展为临床型甲状腺功能减退症。甲状腺功能减退症可以发生在各个年龄，从刚出生的新生儿至老年人都可发生甲状腺功能减退症，以老年为多见，随年龄增加其患病率增高。甲状腺功能减退症在男女都可发病，但女性多见，男：女为1：5～1：4。

英国一个关于甲状腺功能减退症的大规模长期流行病调查发现，自发性甲状腺功能减退症每年的发病率女性为3.5：1000，男性为0.8：1000。甲状腺抗体阳性和TSH升高的女性，甲状腺功能减退症发生率明显增加到43：1000。妊娠合并甲状腺功能减退症最常见的原因是自身免疫性甲状腺病——慢性淋巴细胞性甲状腺炎（桥本病）。先天性甲状腺功能减退症呈散发性分布，进行新生儿筛查是发现此症的唯一有效手段，使患儿得到早期诊治。

（六）甲状腺炎

有研究显示，自身免疫性甲状腺炎的发病可能与饮食中碘的含量过高有关。近年来，亚急

性甲状腺炎 (亚甲炎) 的诊出率较前有所增高，亚急性甲状腺炎有一定的流行病学特征。有研究发现，在亚急性甲状腺炎患者的体液中存在高浓度的腮腺炎病毒抗体，有时本病与腮腺炎、睾丸炎并存。慢性淋巴细胞性甲状腺炎与 Graves 病密切相关，共同构成自身免疫性甲状腺病 (AITD)。这一组疾病共同分担着许多相似的基因及环境等发病因素，并经常发生在同一家族中。从一种疾病形式进展到另一种的某些个体在临床上并非少见。自身免疫性甲状腺病涉及有关遗传、环境及内源性因素之间的复杂相互关系。硬化性甲状腺炎罕见，多见于女性，男女之比约为 1 : 2，以 30 ~ 60 岁为多。无痛性甲状腺炎 (PT) 的发生与地理、环境和季节等因素有关，属于破坏型甲状腺炎，被认为是慢性淋巴细胞性甲状腺炎的一种特殊类型，属于自身免疫性疾病。部分患者 TGAb 和 TPOAb 滴度升高 (约占 50%)，甲状腺刺激性抗体 (TSAb) 阳性 (约占 10%)，在女性中可并发于风湿性关节炎和淀粉样变。对产后甲状腺炎患者随访 2 年，持续性甲状腺功能减退症的发生率约为 20%；产后甲状腺炎患者是否发生持续性甲状腺功能减退症与产后甲状腺炎的病程特点和 TSH 水平有关；应当对产后甲状腺炎进行筛查，时机可选择在产后 6 个月。

（七）甲状腺癌

在地方性结节性甲状腺肿流行区，甲状腺癌特别是低分化甲状腺癌的发病率也很高。据国际癌症学会资料统计，各国甲状腺癌的发病率逐年增加。甲状腺癌以女性发病较多，男女之比 1 : 2.58。以年龄计，从儿童到老年人均可发生，甲状腺癌较多发生于青壮年，其平均发病年龄为 40 岁左右。环境污染、电离辐射、精神压力、碘摄入量改变、桥本甲状腺炎发病率的升高，都可能是造成甲状腺癌发病率升高的原因，但仍需要有进一步前瞻性大样本多中心的研究。各种类型的甲状腺癌年龄分布亦不同。在甲状腺恶性肿瘤中，腺癌占绝大多数，而源自甲状腺间质的恶性肿瘤仅占 1%；乳头状腺癌分布最广，可发生于 10 岁以下儿童至百岁老人，滤泡状癌多见于 20 ~ 100 岁，髓样癌多见于 40 ~ 80 岁，未分化癌多见于 40 ~ 90 岁。

第二节 单纯性甲状腺肿

单纯性甲状腺肿也称为非毒性甲状腺肿，是指由多种原因引起的非炎症性或非肿瘤性甲状腺肿大，一般不伴有甲状腺功能异常。本病可呈地方性分布，也可散发。散发的单纯性甲状腺肿患者约占人群的 5%，女性发病率是男性的 3 ~ 5 倍。如果某地区儿童中单纯性甲状腺肿的患病率超过 10%，称之为地方性甲状腺肿。

一、病因和发病机制

(1) 碘缺乏：可以肯定碘缺乏是引起本病的主要因素，外环境缺碘时，肌体通过增加激素合成，改变激素成分，提高肿大甲状腺组织对正常浓度促甲状腺素 (TSH) 的敏感性来维持甲状腺正常功能，这是肌体代偿性机制，实际上是甲状腺功能不足现象。但是，这种代偿肌能是有一定限度的，当肌体长期处于严重缺碘而不能获得纠正时，就会因代偿失调发生甲状腺功能低下，青春期、妊娠期、哺乳期、绝经期女性，全身代谢旺盛，对激素需要量相对增加，引起长期 TSH 过多分泌，促使甲状腺肿大，这种情况是暂时性的。

(2) 化学物质致生物合成障碍：非流行地区是由于甲状腺激素生物合成、分泌过程中某一环节的障碍，过氯酸盐、硫氰酸盐等可妨碍甲状腺摄取无机碘化物，磺胺类药、硫脲类药、含有硫脲的萝卜、白菜等能阻止甲状腺激素的生物合成，引起甲状腺激素减少，也会增加 TSH 分泌增多促使甲状腺肿大。

(3) 遗传性先天性缺陷：遗传性先天性缺陷，缺少过氧化酶、蛋白水解酶，也会造成甲状腺激素生物合成、分泌障碍，导致甲状腺肿大。

(4) 结节性甲状腺肿继发甲亢：结节性甲状腺肿继发甲亢其原因尚不清楚。目前认为是由于甲状腺内自主功能组织增多，在外源性碘摄入条件下发生自主性分泌功能亢进。所以，甲状腺内自主功能组织增强是继发甲亢的基础。文献报道，绝大多数继发甲亢患者在发病前甲状腺内有结节存在，结节一旦形成即永久存在，对碘剂、抗甲状腺药物治疗无效。因此，绝大多数甲状腺结节有变为自主分泌倾向。据 N.D. 查尔克斯报道，结节性甲状腺肿 (结甲)66% 在功能组织内有自主区域，给予大剂量碘可能发展为 Plummer 病 (结甲继发甲亢)。Plummer 病特有征象为功能组织是自主的，既不被 T_3、T_4 抑制，也不被 TSH 刺激，一旦供碘充足，就无节制的产生过多甲状腺激素。总之，摄取碘过多是继发甲亢发生的外因，甲状腺本身存在的结节，自主性功能组织增强，是继发甲亢发生的内因，外因通过内因而起作用，此时继发甲亢明显而持久。

(5) 甲状腺疾病与心血管疾病的关系：甲状腺疾病与心血管疾病的关系早已被人们注意。多数人推荐，对所有后半生心脏不好的患者，血清 T_3、T_4 测定作为常规筛选过程。继发甲亢时儿茶酚胺产生增加，引起心肌肥厚、扩张、心律不齐、心肌变性，导致充血性心力衰竭，是患者死亡的原因。继发甲亢治愈后，心脏病的征象随之消失。有人认为，继发甲亢仅是原发心脏病的加剧因素。

(6) 结甲合并高血压：结甲合并高血压发病率较高，继发甲亢治愈后血压多数能恢复正常。伴有高血压结甲患者，血液中有某种物质可能是 T_3，高血压是 T_3 毒血症的表现。T_3 毒血症是结甲继发甲亢的早期类型。T_3 引起高血压可能是通过抑制单胺氧化酶、N- 甲基转移酶以减少儿茶酚胺的分解速度，使中枢、周围神经末梢儿茶酚胺蓄积，甲状腺激素可能增强心血管组织对儿茶酚胺的敏感性，T_3 可通过加压胺的作用使血压增高。T_4 增多，可能为病史较久的结甲自主性功能组织增加，摄碘量不足时优先分泌 T_3 之故。说明结甲合并高血压是隐性继发甲亢的表现形式。

(7) 患者长期处于缺碘环境中，患病时间长，在此期间缺碘环境改变或给予某些治疗可使病理改变复杂化。由于肌体长期严重缺碘，合成甲状腺激素不足，促使垂体前叶 TSH 反馈性增高，甲状腺滤泡上皮增生，胶质增多，胶质中存在不合格甲状腺球蛋白。缺碘暂时缓解时甲状腺滤泡上皮细胞可重新复原，但增多的胶质并不能完全消失。若是缺碘反复出现，则滤泡呈持续均匀性增大，形成胶质性弥漫性甲状腺肿。弥漫性增生、复原反复进行时，在甲状腺内有弥漫性小结节形成，这些胶质性结节胶质不断增多而形成潴留性结节。在肿大甲状腺内某些区域对 TSH 敏感性增高呈明显过度增生，这种局灶性增生发展成为可见的甲状腺结节，结节中央常因出血、变性、坏死发生中央性纤维化，并向包膜延伸形成纤维隔，将结节分隔成大小不等若干小结节，以右侧为多。在多数结节之间的甲状腺组织仍然有足够维持肌体需要的甲状腺功能，在不缺碘的情况下一般不引起甲状腺功能减退，但处于临界点的低水平。结甲到晚期结节包膜增厚，血管病变，结节间甲状腺组织被结节压迫，发生血液供应障碍而变性、坏死、萎缩，失去功能，出现甲状腺功能减退症症状。

(8) 甲状腺激素过多、不足均可引起心血管病变，年老、久病的巨大结节性甲状腺肿患者，由于心脏负担过重，亦可致心脏增大、扩张、心力衰竭。

(9) 结甲钙化发生率为85%～97.8%，也可发生骨化。主要是由于过度增生、过度复原反复进行，结节间血管变性、纤维化、钙化。甲状腺组织内出血、供血不良、纤维增生是构成钙化的重要因素。

(10) 结甲囊性变发生率为22%，是种退行性变。按囊内容物分为胶性、血性、浆液性、坏死性、混合性。

(11) 结甲继发血管瘤样变是晚期结甲的退行性改变，手术发现率为14.4%。结节周围或整个腺体被扩张交错的致密血管网所代替，与海绵状血管瘤相似，有弹性感，加压体积略缩小，犹如海绵，无血管杂音，为无功能冷结节。

(12) 结甲继发甲状腺炎。化脓性甲状腺炎见于结节坏死、囊肿合并感染，溃破后形成瘘管。慢性淋巴性甲状腺炎为免疫性甲状腺炎病理改变，病变分布极不均匀，主要存在于结节周围甲状腺组织中。

(13) 结节巨大包块长期直接压迫，引起气管软骨环破坏、消失，由纤维膜代替，或软骨环变细、变薄，弹性减弱，导致气管软化。发生率为2.7%。

二、病理

甲状腺呈弥漫性或结节性肿大，重量60～1000 g不等，切面可见结节、纤维化、出血和钙化。病变初期，整个腺体滤泡增生，血管丰富；随着病变进展，滤泡的面积发生变化，一部分滤泡退化，另外一部分滤泡增大并且富含胶质，这些滤泡之间被纤维组织间隔。

三、临床表现

地方性甲状腺肿患者早期除腺体肿大外，一般无自觉症状，随着腺体肿大，逐渐压迫周围器官组织，到了后期可引起一些局部症状。

1. 呼吸困难

比较多见，尤其是结节型甲状腺肿患者，如压迫气管，有行动性气促的症状。肿物过大时，可使气管移位、弯曲或狭窄，从而引起严重的呼吸困难。

2. 吞咽困难

食管受压可引起吞咽困难。一般较少见，仅见于腺肿伸入食管与气管之间，或有恶性变时。此时常出现持续性咽下困难的症状。

3. 面颈部瘀血

腺肿常使大血管受压，颈静脉受压多见，此时面颈部瘀血。如腺体肿大伸至胸骨后往往压迫大静脉干，若压迫上腔静脉时，则头颈部静脉血回流受阻，可引起颜面水肿、颈静脉曲张、胸部皮肤和上臂亦有水肿及明显的静脉曲张。

4. 音调改变

喉返神经受压时，起初多出现刺激症状，如声音嘶哑及痉挛性咳嗽，当喉返神经麻痹后常出现严重的嘶哑与失音。

5. 眼部的改变

颈部交感神经受压时，出现同侧瞳孔扩大。如严重受压迫而麻痹时则眼球下陷、睑下垂。瞳孔缩小。

四、诊断和鉴别诊断

血清 TT_4、TT_3 正常，TT_4/TT_3 的比值常增高。血清甲状腺球蛋白 (Tg) 水平增高，增高的程度与甲状腺肿的体积呈正相关。血清 TSH 水平一般正常。早期的自身免疫甲状腺炎主要表现为甲状腺肿，长时期可以没有甲状腺功能的改变或表现为亚临床甲状腺功能减低和 (或) 血清甲状腺自身抗体阳性。

甲状腺肿可以分为 3 度：外观没有肿大，但是触诊能及者为Ⅰ度；既能看到，又能触及，但是肿大没有超过胸锁乳突肌外缘者为Ⅱ度；肿大超过胸锁乳突肌外缘者为Ⅲ度。B 超是确定甲状腺肿的主要检查方法。

需与下列疾病鉴别。

1. 分娩后甲状腺肿大

患产后甲状腺炎患者大多数表现为甲状腺肿出现或在原有基础上增大。产后甲状腺炎 (PPT) 是产后一年所发生的甲状腺功能异常综合征，可以为暂时性的也可以是永久性的。其病理基础是甲状腺自身免疫性炎症，是最常见而又最具有特征的产后自身免疫性甲状腺炎。妊娠 5 ~ 20 周流产后也可发生该病。产后甲状腺炎与产后甲状腺综合征是两种不同的概念。后者指原有或正在发生甲状腺疾病而在产后出现的甲状腺功能紊乱。

2. 甲状腺肿大

单纯性甲状腺肿俗称"粗脖子""大脖子"或"瘿脖子"。是以缺碘为主的代偿性甲状腺肿大，青年女性多见，一般不伴有甲状腺功能异常，散发性甲状腺肿可有多种病因导致相似结果，即肌体对甲状腺激素需求增加，或甲状腺激素生成障碍，人体处于相对或绝对的甲状腺激素不足状态，血清促甲状腺激素 (TSH) 分泌增加，只有甲状腺组织增生肥大。

3. 腺体结节

结节性甲状腺肿又称腺瘤样甲状腺肿，实际上是指地方性甲状腺肿和散发性甲状腺肿晚期所形成的多发结节。发病率很高，有报道可达人群的 4%。

结节性甲状腺肿是由于患者长期处于缺碘或相对缺碘以及致甲状腺肿物质的环境中，引起甲状腺弥漫性肿大，病程较长后，滤泡上皮由普遍性增生转变为局灶性增生，部分区域则出现退行性变，最后由于长期的增生性病变和退行性病变反复交替，腺体内出现不同发展阶段的结节。实际上是单纯性甲状腺肿自然演变的一种晚期表现。结节性甲状腺肿患者，部分结节可出现功能自主性，称为毒性结节性甲状腺肿或称 Plummer 病。有些结节性甲状腺肿，由于上皮细胞的过度增生，可以形成胚胎性腺瘤或乳头状腺瘤，也可形成甲状腺癌。

4. 妊娠期间甲状腺功能亢进

甲状腺功能亢进 (甲亢) 是一种常见的内分泌疾病，系甲状腺激素分泌过多所致。甲亢女性常表现为月经紊乱、减少或闭经，生育力低。但在治疗后或未经治疗的甲亢女性中，怀孕者亦不少，其发生率为 1 : 1000 ~ 2500 次妊娠。妊娠期甲亢大多数是 Graves 病，这是一种主要由自身免疫和精神刺激引起，特征有弥漫性甲状腺肿和突眼。

五、治疗

1. 碘治疗

因长期严重缺碘的继发性病变，破坏甲状腺组织，导致肌体代偿功能失调而发生甲状腺功能减退症。由于肌体碘摄入不足，产生甲状腺激素量不足，应当给予足量碘治疗，可获得治愈。必要时辅以甲状腺激素治疗，心脏病患者初治剂量宜小，甲状腺片 20 ~ 40 mg/d 或优甲乐 50 ~ 100 μg /d，根据治疗效果增加至甲状腺片 80 ~ 240 mg/d 或优甲乐 100 ~ 300 μg/d。治疗 2 ~ 3 周症状消失后，再适当减少剂量以维持。结节性甲状腺肿合并高血压，手术前给利舍平、甲巯咪唑 3 ~ 5 天，手术后未用降压药者有效率 97.5%。手术后无效患者，高血压可能非结甲所致。结甲继发钙化用碘盐治疗，不能使甲状腺缩小而使钙化加重，不行手术切除很难治愈。结甲继发囊性变碘剂治疗无效，还有可能发生多种并发症，并有发生癌变可能性，感染发生率 3.18%，恶变率 2% ~ 3%。结甲继发血管瘤样变不能被碘剂、其他药物治愈，放疗也难以奏效。

2. 手术治疗

(1) 由于结甲多数为大小不等结节、囊肿坏死、化脓成瘘等致甲状腺组织损害，使甲状腺功能不足，可以手术将压迫甲状腺组织的无功能结节切除，清除炎性病变，剩余甲状腺组织可以复原。手术后辅以甲状腺片或优甲乐治疗，以弥补甲状腺功能不足，对残留的小结节也有抑制作用以预防复发。将压迫甲状腺的结节，损害甲状腺组织的脓肿、瘘管尽量切除干净，但必须最大限度保留甲状腺结节、脓肿周围的甲状腺组织。有些患者手术后可出现永久性甲状腺功能减退症。近年来，采用带血管同种异体甲状腺移植、胎儿甲状腺组织移植，有一定效果。但是，技术复杂，难以达到长远疗效，还是应用药物替代治疗为宜。

(2) 结甲继发钙化，不行手术切除难以治愈。若整个腺叶钙化或钙化位于气管壁处时，应行包括钙化全部甲状腺肿的大部分切除，不可将钙化灶挖出，钙化灶、腺肿部分切除，难免造成较大的、坚硬的、无法结扎缝合的渗血创面。结甲的血管变化以动脉变性、钙化最常见，常为甲状腺动脉颗粒状钙盐沉积、内弹力膜断裂、毛细血管广泛玻璃样变。由于血管钙化、变脆、易断裂，手术中处理血管，尤其动脉不可过分用力钳夹，以防动脉被夹断。结扎动脉用线、用力要合适，以防割断钙化血管。

(3) 结甲继发囊性变，囊肿直径不超过 1 cm 可以观察，直径超过 3 cm 以上穿刺抽液治疗易复发可行手术切除，较大囊性结节 5% ~ 23% 为恶性，故应尽早手术切除。手术方式的选择视具体情况而定，手术中要注意保留甲状腺后包膜，以避免切除甲状旁腺，损伤喉返神经。

(4) 结甲继发血管瘤样变手术切除是唯一的治疗方法，手术中应防止大出血，手术中应先谨慎结扎甲状腺主要动脉、静脉，然后做包膜内甲状腺次全切除，可避免切除肿瘤时出血较多的危险。

第三节 甲状腺功能亢进症

甲状腺功能亢进症 (甲亢), 是由多种原因引起的甲状腺功能亢进和 (或) 血循环中甲状腺激素水平增高所致的一组常见的内分泌病, 临床上以高代谢征群、甲状腺肿大、突眼症、神经及心血管系统功能紊乱为特征, 病理上甲状腺可呈弥漫性、结节性或混合性肿大等表现。

关于甲亢的定义, 各个版本、各个作者不尽一致。《外科学》(第 7 版) 教材将甲亢定义为: 甲亢是由各种原因引起循环中甲状腺素异常增多而出现以全身代谢亢进为主要特征的疾病的总称。《中国甲状腺疾病诊治指南》(简称《指南》)2005 年版) 中提出的概念是: 甲状腺毒症是指血循环中甲状腺激素过多, 引起以神经、循环、消化等系统兴奋性增高和代谢亢进为主要表现的一组临床综合征。其中由于甲状腺体本身功能亢进, 合成和分泌甲状腺激素增加所导致的甲状腺毒症称"甲状腺功能亢进症"; 由于甲状腺滤泡被炎症 (例如亚急性甲状腺炎、安静型甲状腺炎、产后甲状腺炎等) 破坏, 滤泡内储存的甲状腺激素过量进入循环引起的甲状腺毒症称"破坏性甲状腺毒症", 该症的甲状腺功能并不亢进。

甲亢所具有的共同特征如下。

(1) 甲状腺解剖形态学上的改变 (甲状腺肿大或有结节)。

(2) 循环中甲状腺激素增高。

(3) 临床上表现有代谢增高及神经兴奋性增高。

一、分类

确切的甲亢分类困难, 故目前尚无明确的甲亢分类。临床上最常见、最为习惯的是将甲亢分为 3 类, 即原发性甲亢、继发性甲亢和高功能腺瘤。

1. 原发性甲亢

原发性甲亢是最常见的一种。其特征是甲状腺肿大的同时伴有甲状腺功能亢进的一系列临床表现。患者年龄多在 20 ~ 40 岁。甲状腺腺体肿大为弥漫性, 双叶基本对称, 常伴有突眼。突眼是原发性甲亢的特点。因其常伴有突眼, 故又称突眼性甲状腺肿。在英美文献中, 称原发性甲亢为 Graves disease , 即常见于文献中的 Graves 病、Flajani 病。也有不少学者称毒性弥漫性甲状腺肿,《指南》称甲状腺毒症。

2. 继发性甲亢

其特征是先出现甲状腺肿大, 经过一段时间 (数月或数年) 后才出现甲状腺功能亢进的相关症状。其发病率比原发性甲亢低, 临床上常见的是结节性甲状腺肿基础上继发甲亢。结节性甲状腺肿并甲亢又称结节性毒性甲状腺肿、Plummer 病。患者年龄多在 40 岁以上。肿大的甲状腺呈结节状, 两叶多不对称, 多无眼球突出, 但易并发心肌损害。常并发有心肌损害是继发性甲亢的特点。

3. 高功能腺瘤

又称毒性腺瘤, 较少见。高功能腺瘤腺体内存在单个或多个自主性高功能结节 (AFTN), 结节周围的甲状腺组织萎缩。这种自主性高功能结节是具有自主和分泌功能的结节, 既不受腺垂体 TSH 的调控，又有抑制其周围正常腺体的功能。患者一般无突眼，容易与一般的甲状腺肿的患者或结节性甲状腺肿相混淆。SPECT 图像为"热结节"，可为单发，也可为多发。单发结可为腺瘤，多发结节多继发于结节性甲状腺肿，常见于地方性甲状腺肿流行区。

二、病因

近年来研究发现，Graves 病的发病主要与自身免疫有关，其他病变引起的甲亢在发病上各有特点或仍有不清之处。现分述如下。

1. 免疫因素

1956 年，Adams 等发现长效甲状腺刺激素 (LATS) 作用与 TSH 作用相近，它是一种由 B 淋巴细胞产生的免疫球蛋白 (IgG)，是一种针对甲状腺的自身抗体，可与甲状腺亚细胞成分结合，兴奋甲状腺滤泡上皮分泌甲状腺激素而引起甲亢。甲亢患者中 60% ～ 90%LATS 增多。此后又发现 LATS-P 物质，也是一种 IgG，只兴奋人的甲状腺组织，又称为人甲状腺刺激免疫球蛋白 (HTSI)，甲亢患者 90% 以上为阳性。

甲亢发病免疫机制的直接证据如下。

(1) 在体液免疫方面已知有多种抗甲状腺细胞成分的抗体，如针对 TSH 受体的甲状腺刺激性抗体 (TISI)，或 TSH 受体抗体 (TRAb)，它能与 TSH 受体或其相关组织结合，进一步激活 cAMP，加强甲状腺功能，这种抗体可通过胎盘组织，引起新生儿甲亢，或甲亢治疗后不彻底，抗体持续阳性，导致甲亢复发。

(2) 细胞免疫方面，证实这些抗体系由于 B 淋巴细胞产生。甲亢患者血中有针对甲状腺抗原的致敏 T 淋巴细胞存在，甲亢时淋巴细胞在植物血凝素 (PHA) 的激活作用下可产生 LATS，PHA 兴奋 T 淋巴细胞后再刺激 B 淋巴细胞，从而产生能兴奋甲状腺作用的免疫球蛋白，如 TSI 等，而引发甲亢。器官特异性自身免疫疾病都是由于抑制性 T 淋巴细胞 (Ts) 功能缺陷引起免疫调节障碍所致，因此，免疫反应是涉及 T 与 B 淋巴细胞及吞噬细胞相互作用的复杂结果。现认为主要与基因缺陷有关的抑制性 T 淋巴细胞功能降低有关，Ts 功能缺陷可导致 T 细胞致敏，使 B 细胞产生 TRAb 而引起甲亢。

间接证据如下。

(1) 甲状腺及眼球后有大量淋巴细胞及浆细胞浸润。

(2) 外周血循环中淋巴细胞数增多，可伴发淋巴结、肝与脾的网状内皮组织增生。

(3) 患者与其亲属同时或先后可发生其他一些自身免疫性疾病。

(4) 患者及其亲属中的血液抗甲状腺抗体，TRAb 及抗胃壁细胞抗体与抗心肌抗体等阳性。

(5) 甲状腺内与血液中有 IgG、IgA 及 IgM 升高。

Graves 病的诱发始动原因目前认为系由于患者 Ts 细胞的免疫监护和调节功能有遗传性缺陷，当有外来精神创伤等因素时，或有感染因素时，体内免疫遭破坏，细胞失控，产生 TSI 的 B 淋巴细胞增生，功能变异，在 Ts 细胞的作用下分泌大量的 TSI 自身抗体而致病。有精神创伤与家族史者发病较多，为诱发因素。近年来发现，白种人甲亢 HLA-B8 比正常人高出 2 倍，亚洲日本人 HLA-BW35 增高，国外华人 HIA-BW46 阳性易感性增高，B13、B40 更明显，这些都引起了关注。

2.遗传因素

临床上发现家族性 Graves 病不少见，同卵双胎先后患 Graves 病的可达 30% ~ 60%，异卵仅为 3% ~ 9%。家族史调查除患甲亢外，还可患其他种甲状腺疾病如甲状腺功能减低等，或家族亲属中 TSI 阳性，这说明 Graves 病有家族遗传倾向。这种遗传方式可能为常染色体隐性遗传，或常染色体显性遗传，或为多基因遗传。

3.其他发病原因

(1) 功能亢进性结节性甲状腺肿或腺瘤。过去认为本病多不属于自身免疫性疾病，因血中未检出 IgG、TSI、IATS 等免疫佐证。1988 年国内曾报道单结节检出血清甲状腺球蛋白抗体和微粒体抗体，阳性率为 16.9%(62/383)，多结节阳性率为 54.7%(104/190)。这些结节中增生的甲状腺组织不受 TSI 调节，成为自主功能亢进性或功能亢进性甲状腺结节或腺瘤。目前甲状腺腺瘤与癌瘤发病还认为系由于肿瘤基因所致。

(2) 垂体瘤分泌 TSH 增加，引起垂体性甲亢，如 TSH 分泌瘤或肢端肥大症所伴发的甲亢。

(3) 亚急性甲状腺炎、慢性淋巴细胞性甲状腺炎、无痛性甲状腺炎等都可伴发甲亢。

(4) 外源性碘增多引起甲亢，称为碘甲亢。如甲状腺肿患者服碘过多，服用甲状腺片或左甲状腺素钠 (L-T$_4$) 过多均可引起甲亢，少数患者服用胺碘酮药物也可致甲亢。

(5) 异位内分泌肿瘤可致甲亢，如卵巢肿瘤、绒癌、消化系统肿瘤、呼吸系统肿瘤及乳腺癌等。

(6)Albright 综合征在临床上表现为多发性骨纤维结构不良，皮肤色素沉着，血中 AKP 升高，可伴发甲亢。

(7) 家族性高球蛋白血症 (TBG) 可致甲亢，本病可因家族性有遗传基因缺陷或与用药有关。

三、病理

甲亢患者的病理变化除甲状腺组织自身的病理改变外，还涉及全身其他各器官系统的改变。甲状腺自身变化主要是甲状腺实质的增生与肥大；其他器官的变化主要是眼睛，其次为骨骼及横纹肌。

甲亢患者甲状腺腺体的血管增多，腺细胞上皮由立方上皮变成柱状上皮。由于过度生长，切片时呈现乳头状皱襞，腺细胞活动度增强，可见高尔基器肥大，线粒体数日增多，胶质中空泡增多，基质内可见淋巴细胞、浆细胞浸润。更典型者有单核细胞聚积和类淋巴组织生发中心，病理上称"局限性甲状腺炎"。甲亢经过治疗后，甲状腺的病理切片上可见到退行性变，粒状上皮的形状、大小不等，均匀的胶质减少，基膜界限清楚，滤泡间布满毛细血管、淋巴细胞和纤维细胞。腺细胞顶端突入毛细血管腔内、杯状绒毛伸向滤泡腔内，绒毛内可见到小泡与游离的核糖体，这些绒毛大小、形态不一，有些绒毛将胶质包围，腺细胞核靠近细胞基底部，线粒体数目增多，形态较大而长，甚至有分支。内质网及高尔基器附近常能发现多泡体、致密体、胶质滴及胶质小球。溶酶体常见。

原发性甲亢是全身性的疾病，除甲状腺外，主要病变在眼睛，其次为骨骼及横纹肌，其他脏器也可能有一定的病理变化。如神经垂体，变化虽不显著，但有时可见易染细胞呈退行性。用放射性碘治疗后两性细胞增多，如肌细胞退行性萎缩、脂肪浸润、横纹消失、空泡形成、细胞核增生或退行性变。不同患者受损害肌肉不同，不同的骨骼肌有间质性肌炎，眼外肌最重，骨骼肌次之，心肌较轻。横纹肌肌纤维膜下有黏多糖呈弦月状沉积。心肌呈退行性变，包括灶性细胞坏死、单核细胞浸润及黏多糖沉积，骨骼有骨质疏松改变，尤为青年女性患者为重。骨皮质与骨质疏松均受影响，有时在椎体可见纤维骨膜炎改变。较早报道指出，原发性甲亢患者肝脏有局灶性甚至弥漫性肝细胞坏死、萎缩、硬化，包括门静脉周围的纤维化改变，曾有人称"甲状腺功能亢进性肝硬化"。近年的报道发现，甲亢患者的肝脏与正常肝脏差别不大，但肝糖含量少，脂肪含量增多，有某些圆细胞浸润，其他如脾脏、胸腺、淋巴结均可呈增生性改变。

眼睛的变化主要有两个方面，即交感神经过度兴奋引起的功能异常 (非浸润性) 和眼眶内容物的浸润性病变。交感神经过度兴奋引起的眼功能异常时，检查患者的眼睛常可发现睑裂增宽，眼球不能向上注视，向下注视时上睑又不能随之向下，因此巩膜露出部分较多，常呈怒目凝视状态，但眼球本身并无突出。一般认为，这是由于上睑肌肉 (Muller 肌) 因交感神经刺激过度而痉挛收缩的结果，在甲亢治愈后多能恢复正常，这种病变对视力无影响。另一种眼睛的变化为眼眶内容物的浸润性病变，这是原发性甲亢的特征，和上述功能异常的情况同时存在，但属不同性质。浸润性眼病的基本病变是球外肌肉肥厚和球后脂肪的水肿。其主要表现如下。

1. 眼眶内容物明显水肿，以致眼睑和眼眶周围组织有水肿现象，眼睑充血，结膜水肿，经常流泪畏光。

2. 球后脂肪组织大量增生，并有水肿以致眼球突出，角膜前缘一般可突出眼眶边缘外 2～3 mm 甚至更多，因而眼睑不能闭合，往往引起角膜溃疡。有时伴有泪腺肿大。

3. 球外的动眼肌肥大水肿，常伴退行性变，致使眼球运动迟钝，可有复视现象。最初出现是眼球不能向上注视，以后因内收肌麻痹而向外斜视，甚至眼球完全不能活动。这种动眼肌的麻痹不与突眼和水肿现象同时出现，可能与重症肌无力症不易鉴别。肌无力症在静脉注射氯化乙基 (3- 羟苯基) 二甲铵系非洲箭毒对抗剂)2 ～ 10 mg 后 1 分钟内症状就有好转，疗效可持续若干分钟，而对原发性甲亢无作用。

4. 视神经和视网膜的损害。视网膜可因静脉充血或出血而受损害，有时有视盘水肿。视神经受累，视盘苍白，而视力大为减退。

如上所述，原发性甲亢的突眼可分为非浸润性和浸润性突眼两大类。非浸润性突眼主要是由于血中甲状腺激素过多，交感神经活动亢进，使患者上眼睑退缩，故睑裂增宽有凝视。

引起浸润性突眼的原因及机制如下。

1. 垂体致突眼因素

有人提出垂体分泌"致突眼物质"(EPS) 为浸润性突眼致病因素。也有人认为突眼的发生与促甲状腺激素不能分开，它含有"促进眼病因素"(OF)。

2. 突眼抗体

突眼患者血清中 7 球蛋白可与眼眶组织"抗原"起反应。这些患者在"促眼病因素"存在下可和眼眶组织膜结合。因为既有内分泌因素，又有抗原—抗体反应参加，所以将突眼称"双重因素"疾病。

3. 细胞免疫

最近发现突眼患者的白细胞对球后抗原所致的移动抑制因素 (MIF) 有反应。对同时有突眼和甲状腺疾病的患者用球后肌肉抗原、甲状腺抗原做移动抑制因素试验，都证明有细胞中介的免疫机制因素存在。反之，只有突眼而无任何甲状腺疾病者，只有对球后肌肉抗原而无对甲状腺抗原的移动抑制因素。以上提示突眼与甲亢可能是两种不同的疾病，但在病因上有密切关系。由于球后组织水肿，脂肪和黏多糖类聚积，细胞浸润，使球后组织体积增加，但因为眼眶四周骨质增生的限制，眶内压上升使眼球向前突出，淋巴液、静脉回流受阻，肌肉显著肿胀可使眼球活动受限，甚至造成眼肌麻痹。

四、临床表现

甲亢可发生于任何年龄，大多数年龄在 20～40 岁，一般女性比男性发病率高，约为 4∶1。但是地方性甲状腺肿病流行区，则女性稍多于男性，约为 4∶3。青年女性常可出现青春期甲亢，症状较轻，有的人未经治疗，而在青春期过后也可自愈。

老年患者较年轻者更易见"隐匿性"或"淡漠型"甲亢，其神经过敏和情绪症状较轻，突眼发生率也较少。甲亢时多系统受累，临床表现多变，20～40 岁中青年发病较常见，但近年来老年甲亢不断增多。起病较慢，多有精神创伤史和家族史。发病后病程迁延，数年不愈，复发率高，并可发生多种并发症。

1. 能量代谢与糖、蛋白质及脂肪代谢异常

甲亢时基础代谢率 (BMR) 增高，可烦热、潮汗、体重减轻、工作效率低、肌肉消瘦、乏力、易疲劳。蛋白质代谢负平衡，胆固醇下降或正常，皮下脂肪消失，脂肪代谢加速。肝糖原与肌糖原分解增加，糖原异生增快，血糖可升高或出现餐后高血糖，糖代谢异常重者可发生糖尿病。

2. 水盐代谢与维生素代谢紊乱

甲状腺激素可促进利尿、排钾与排镁，故甲亢时易发生低钾性周期麻痹与低镁血症。钙与磷运转加速，常有高尿钙、高尿磷和高尿镁；久之，可发生骨质脱钙与骨质疏松，当有低血钙发生后患者又摄钙不足，少数患者可发生继发性甲状旁腺功能亢进症。同时由于甲亢时吸收差，代谢快，消耗多，可发生维生素 B_1、C、D 等多种维生素缺乏症及微量元素缺少症。

3. 皮肤肌肉代谢异常症状

蛋白质呈负代谢平衡，肌酸负平衡，负氮平衡，ATP 减少，磷酸肌酸减少，易发生甲亢性肌病，眼肌无力，重症肌无力，或经常性软瘫。皮肤发生黏液性水肿，多见于眼睑与胫骨前。指甲变软或发生变形与感染。

4. 心血管系统症状

甲状腺激素兴奋心肌交感神经，增强儿茶酚胺作用，出现心动过速、心律失常、心音增强、脉压加大、甚至心脏扩大、心尖部收缩期杂音。老年人易发生心房纤颤、心绞痛甚至甲亢性心脏病与冠心病同时发生，以致心力衰竭。

5. 精神与神经系统症状

甲状腺激素可兴奋神经肌肉，易产生精神紧张、急躁、激动、失眠、头晕、多虑、易怒、多言、手抖、反射亢进，严重时可发生甲亢性精神病与自主神经功能紊乱。

6. 消化系统症状

甲状腺激素可增加肠蠕动，发生易饥饿、食欲亢进、大便次数增多、消化不良性腹泻，营养与吸收不良，严重时可出现低蛋白血症及腹水，呈恶病质状态而卧床不起，老年人多见。

7. 内分泌与生殖系统症状

甲亢时内分泌系统功能可有紊乱，最常见的是性腺功能受累，女性闭经和月经不调，男性阳痿，但女性妊娠不受影响，分娩时应注意防止发生甲亢危象和心力衰竭。

8.甲状腺肿大

一般呈对称性，少部分呈非对称性肿大，分Ⅰ°、Ⅱ°、Ⅲ°增大，多数呈弥漫性肿大，常有血管杂音及震颤。甲状腺也可不增大，或甲状腺有囊性、结节性肿大，但甲亢症状不减。

9.突眼

眼球突出超出16 mm为突眼。一般有良性突眼与恶性突眼(浸润性突眼)之分，前者多见。过去有人认为突眼系由于垂体分泌致突眼物质所致。

目前则认为突眼是自身免疫因素所致。

(1)甲状腺球蛋白与抗甲状腺球蛋白复合物沉积在眼肌细胞膜而引起水肿和淋巴细胞浸润，眼外肌肥大，致突眼和球外肌麻痹。

(2)球后脂肪及结缔组织细胞发生免疫反应。严重时上下睑不能闭合，眼球调节作用差，辐辏反射失调。交感神经活动亢进使上睑退缩，眼裂增宽与凝视。恶性突眼时眼压升高，可发生角膜溃疡、穿孔、结膜充血、水肿甚至失明。

10.局限性黏液性水肿

多在胫骨前发生对称性的浸润性皮肤病变，还可发生在手指、掌背及踝关节等部位。皮肤增厚，变韧，出现大小不等的棕红色斑块状皮肤结节，凹凸不平，面积逐渐扩大融合，此种患者LATS、LATS-P、TGA、TMA多呈阳性。

五、分型分级

甲亢临床表现多种多样，但某一患者往往表现为以某一系统或某一器官方面的症状最为突出，故临床上常将甲亢分为若干型(表5-1)。值得注意的是，临床分型并非一成不变，随年龄增长，病情的发展，可以有转化状况发生。

表5-1 甲亢的临床分型

	临床特点
混合型(典型)	最常见。临床表现有心悸、劳动后气短，多汗，急躁，情绪不稳定，手颤抖，全身无力，食欲亢进，大便次数增多，消瘦，体重减轻。体格检查：眼球突出，甲状腺肿大，或有杂音，心率快，手心温暖潮湿，双手平伸时有细颤、动作急速。BMR和摄^{131}I取率增高
神经－精神型	起病大多缓慢，部分患者表现为神经兴奋性增高，情绪高涨，欣快，多动；部分患者表现为头晕，头痛失眠，多梦，平时注意力不够集中，记忆力减退，敏感易疲劳，急躁易激动，悲观易流泪。有些患者孤僻，萎靡不振与兴奋周期性交替出现。还有长期严重甲亢出现记忆障碍及其他智力低下者，如出现谵妄，常提示已有甲状腺危象发生。体格检查：心率增速，甲状腺功能改变以^{131}I摄取率增高多见
心血管型	主要表现为心跳，心慌，常自诉有"心脏病"。体格检查：颈动脉搏动明显，心率多在100次/分以上，各瓣膜区可闻及程度不等的收缩期吹风样杂音或出现心房颤动，后期可有心脏增大、右心衰竭的系列体征，易误为各种心脏病

(待续)

续表

	临床特点
胃肠型	多以慢性腹泻为突出表现，大便多为软便，少数为稀水便，镜检无特殊成分。极少有腹痛与里急后重，胃肠 X 线钡餐检查常见钡剂通过加速，常因 ALT 升高、体重减轻较显著而诊断为"肝炎"
肌肉型	突出表现为肌肉显著萎缩或无力，常诊断为重症肌无力，以周期性瘫痪来诊时，多诉突发软瘫，神志清，从无发热，腱反射减弱或消失。ECG 及血钾测定常示低血钾，发作轻重与甲亢程度成正比，甲亢经治疗后周期性瘫痪发作可终止。多可询问出甲亢病史及查出甲亢体征
低热型	以长期低热主诉就诊，温度一般不超过 38℃。匹拉米酮试验阴性，一般抗生素、磺胺类药与解热药不能退热，而使用抗甲状腺药 2 周左右体温可降至正常。体格检查：温度与心率不同比例的心动过速，应注意与其他常见低热疾病相鉴别
恶病质型	中、老年较青年多见。无精打采，反应迟钝，嗜睡，皮肤干冷起皱，色素沉着，突眼少见。甲状腺轻度肿大，有时可扪及结节，严重肌肉消耗，大多有近端性肌病，累及肩、髋关节，心率很少超过 120 次 / 分，多有心房颤动
妇科型	以极度耗竭类似晚期癌症患者的恶病质为特征。体重可轻至 30 kg，皮下脂肪乃至肌肉重度萎缩，典型的"皮包骨"。极易误诊为重症肺结核或晚期癌症，此型可以一开始便如此特征，亦可从他型转变而来。部分女性患者以月经稀少，闭经或诉月经过多，去妇科就诊，而误诊为妇科疾病
肥胖型	过多的甲状腺激素虽然增加物质氧化速度，但伴随贪食，使摄入的总热量超过旺盛消耗所需，呈正热量平衡，可超过标准体重的 30% 以上。诊断上必须肯定是发病后经任何治疗而体重增强，注意与胰岛功能亢进、性腺功能紊乱、丘脑 – 垂体或 Friihlich 综合征进行鉴别
脂肪萎缩型	极为少见，多发生在女性患者，从面部开始消瘦，渐延至上半身，而下半身可见较多的皮下脂肪聚积
骨关节型	部分患者可发现高钙血症，骨质疏松并伴有病理性骨折。亦有以肩关节周围炎、腱鞘炎、滑囊炎为突出表现者。对于常规使用的各种疗法反应都很差，甲状腺功能不恢复正常，这些骨关节症状很难得到改善

从疾病的病理生理过程出发，将甲亢分为 4 期。

第一期（神经期）：神经症状显著，甲状腺轻度肿大。

第二期（神经体液期）：甲状腺显著增大，甲亢症状明显。

第三期（内脏病理期）：内脏器官发生病理性损害。

第四期（恶病质期）：全身各系统和器官发生不可复转的萎缩性改变。

按病情程度分为 3 级。

其分级的依据是根据其基础代谢率、心率、体重减轻程度和劳动力丧失情况等。分为轻、中、重 3 级，临床上也常适用。

六、诊断

(一) 问诊要点

1. 注意询问患者有无怕热、多汗、心悸胸闷、手抖、多食消瘦、兴奋、易怒或焦虑，是否大便频数、不成形等。

2. 有无颈部粗大、突眼，有无畏光、流泪、复视等。

3. 如为女性，应询问有无月经稀少、闭经、不孕等；如为男性，则询问有无乳房发育、阳痿。

4. 有无发作性低血钾、肌肉柔软无力等。

5. 以往有无甲亢病史，如有，应询问患者以往的诊治经过、所用药物及效果如何。

6. 有无长期服用含碘的药物 (如胺碘酮)、含碘造影剂、含有海带或紫菜的保健品，如有，应询问具体名称、剂量及时间。

(二) 查体要点

1. 注意观察皮肤温度和湿度。

2. 注意观察眼部体征。眼多为中度或重度进行性单侧或双侧突眼，突眼多在 19～20 mm。眼睑水肿，眼球转动受限。因眼球突出、眼睑收缩、眼睑闭合不良或不能闭合、角膜暴露，出现角膜干燥、炎症、溃疡甚至角膜穿孔而失明。如果有眼病的证据且甲状腺激素升高，则可确定 Graves 病的诊断。

3. 观察甲状腺大小、质地、有无结节、压痛、听诊有无血管杂音或震颤等。如果患者甲状腺有压痛，提示为亚急性甲状腺炎。

4. 观察是否有心动过速、心律失常 (心房颤动)、心力衰竭以及水冲脉、股动脉枪击音、毛细血管搏动征等。

5. 做手震颤试验，部分患者有甲亢性肌病、肌无力、肌萎缩、周期性瘫痪、杵状指、胫前黏液性水肿等表现。

(三) 进一步检查

1. 血清甲状腺激素和促甲状腺素测定

血清总 $T_3(TT_3)$、总 $T_4(TT_4)$、游离 $T_3(FT_3)$、游离 $T_4(FT_4)$、反 $T_3(rT_3)$ 水平均升高。TT_3、TT_4 指标稳定，可重复性好，在排除受甲状腺结合球蛋白 (TBG) 的影响外，能最佳反映甲状腺功能状态，通常情况下，两者的变化相平行，但 TT_3 对轻型甲亢、甲亢治疗后复发的诊断更加敏感。FT_3 和 FT_4 不受血中 TBG 浓度的影响，较 TT_3 和 TT_4 能更准确地反映甲状腺的功能状态。血清促甲状腺激素 (TSH) 水平降低，应用免疫化学发光法测定的高灵敏 TSH(sPSH) 已成为国际上公认的诊断甲亢的首选指标，甲亢患者 sTSH < 0.1 mU/L，因 sTSH 是诊断甲亢最敏感的指标，因此，也将其作为单一指标进行人群中甲亢的筛选。

2. 甲状腺自身抗体

95% 以上的患者甲状腺过氧化物酶抗体 (TPO-Ab) 阳性；50% 的患者抗甲状腺球蛋白抗体 (TgAb) 阳性；甲状腺刺激性抗体 (TSAb) 阳性支持甲亢的病因诊断是 Graves 病；促甲状腺素受体抗体 (TRAH) 阳性与 TSAb 阳性意义相同，初发 Graves 病 60%～90% 患 TRAb 阳性。

3. 甲状腺 B 超

可测定甲状腺大小、形态、有无结节、血流情况等。甲亢时 B 超检查显示甲状腺体积增大，血流丰富，甚至呈"火焰状"。B 超对发现手诊未能触及的甲状腺结节极有价值。眼球后 B 超检查可早期发现眼外肌肥大，协助诊断 Graves 眼病，并可帮助判断病变的程度和观察其变化。

4. 心电图检查

甲亢性周期性瘫痪者心电图可见 ST 段压低，T 波低平及出现高大 U 波等低钾改变。

5. 肌电图检查

甲亢合并重症肌无力患者可出现动作电位衰减现象，开始检测时电位正常，以后波幅与频率渐减低，提示神经 – 肌肉接头处病变；甲亢性肌病患者一般可出现平均动作电位时限明显缩短、动作电位电压及多相电位增多等肌病型改变。

6. 肌肉活检

慢性甲亢性肌病患者的肌肉超微结构改变主要是线粒体失去正常形态，可见到巨大线粒体，内含不平行排列的嵴，横管扩张，肌纤维内微管积聚等。

7. 新斯的明试验

甲亢合并重症肌无力的患者可见肌无力症状明显缓解，而甲亢伴周期性瘫痪患者对此试验无反应。

(四) 诊断

1. 诊断的程序

(1) 确定有无甲状腺毒症，测定血清 TSH 和甲状腺激素的水平。

(2) 确定甲状腺毒症来源于甲状腺功能的亢进。

(3) 确定引起甲状腺功能亢进的原因，如 Graves 病、结节性毒性甲状腺肿、甲状腺自主高功能腺瘤等。

2. 诊断要点

(1) 甲亢的诊断

①高代谢症状和体征；②甲状腺肿大；③血清 TT_4、FT_4 增高，TSH 减低。具备以上 3 项诊断即可成立。应注意的是，淡漠型甲亢的高代谢症状不明显，仅表现为明显消瘦或心房颤动，尤其是老年患者；少数患者无甲状腺肿大；T_3 型甲亢仅有血清 T_3 增高。

(2)GD 的诊断

①甲亢诊断成立；②甲状腺弥漫性肿大 (触诊和 B 超证实)，少数病例可以无甲状腺肿大；③眼球突出和其他浸润性眼征；④胫前黏液性水肿；⑤ TRAb、TSAb、TPOAb 阳性。以上标准中，①②项为诊断必备条件，③④⑤项为诊断辅助条件。TPOAb 虽然不是本病致病性抗体，但是可以交叉存在，提示本病的自身免疫病因。

七、鉴别诊断

①单纯性甲状腺肿，除甲状腺肿大外，并无上述症状和体征，虽然有时 [131]I 摄取率增高，T_3 抑制试验大多显示可抑制性，血清 T_3、rT_3 均正常；②神经官能症；③自主性高功能性甲状腺结节，扫描时放射性集中于结节处：经 TSH 刺激后重复扫描，可见结节放射性增高；④其他，结核病和风湿病常有低热，多汗心动过速等，以腹泻为主要表现者常易被误诊为慢性结肠炎，老年甲亢的表现多不典型，常有淡漠、厌食、明显消瘦，容易被误诊为癌症，单侧浸润性突眼

症需与眶内和颅底肿瘤鉴别，甲亢伴有肌病者，需与家族性周期麻痹和重症肌无力鉴别。

典型的甲亢有高代谢症状，甲状腺肿大，眼球突出等症状，诊断并不困难，但有约20%的甲亢患者临床表现不典型，多见于老年、年龄较大的患者，有慢性疾病的患者或是甲亢早期和轻症甲亢患者，往往无眼球突出，甲状腺肿大不明显，特别是有一些患者甲亢症状隐匿，而以某种症状较为突出，容易误诊为另一系统疾病，常见的不典型表现有以下几点。

1. 心血管型

以心血管症状为突出症状，心动过速，心律失常，心绞痛或心力衰竭。多见于女性或年龄较大的患者及毒性结节性甲亢患者，临床上往往诊断为冠心、高血压性心脏病、心律失常等病。此型甲亢患者，心血管症状用抗甲状腺药物治疗才能缓解，单纯用心血管药物治疗效果不佳。

2. 神经型

以神经、精神症状为突出表现，患者神经过敏，注意力不集中，情绪急躁，坐立不安，失眠，幻觉，多见于女性，易误诊为神经官能症或更年期综合征。

3. 胃肠型常以腹泻为突出症状

大便1天数次甚至数十次水样腹泻，无脓血便，常误诊为肠炎、慢性结肠炎，有部分患者以腹痛为主要症状，呈弥漫性或局限性腹痛，可类似胆绞痛、肾绞痛、溃疡病、胰腺炎、阑尾炎，往往诊断为急腹症而收入外科治疗，偶尔少数患者以剧烈呕吐为主要症状，甚至呈顽固性呕吐而误诊为胃肠炎，本型多见于中、青年人。

4. 肌肉型

以肌无力、体力减退和周期麻痹为突出表现，往往无突眼、无甲状腺肿等甲亢体征和症状，或症状出现较晚，多见于中年男性，多在患者饱餐后及摄入大量糖类食品时出现。

5. 恶病质型

以消瘦为突出症状，体重迅速下降，肌肉萎缩，皮下脂肪减少或消失，甚至出现恶病质，往往误诊为恶性肿瘤，多见于老年患者。

6. 低热型

约50%甲亢患者有低热，体温一般＜38℃，部分患者长期以低热为主要症状，伴有消瘦，心悸等症状，易误诊为风湿热、伤寒、结核病、恶急性细菌性心内膜炎等，主要见于青年人，本型低热的特点，体温升高与心率加快不呈正比，心率快更显著，应用解热药抗生素治疗无效，而抗甲状腺药治疗效果明显。

7. 肝病型

以黄疸、上腹胀痛、肝大、转氨酶升高、白细胞减少为主要症状，往往误诊为肝病。

除上述不典型症状外，还有一些不典型体征，如甲亢性肢端病、男性乳房发育症、白癜风、指甲与甲床分离症（Plummer甲）、局部常色素沉着、高糖血症、多饮多尿、肝掌、高钙血症等，这些都需要有进一步认识，以免误诊。

一般甲亢还需要与单纯性甲状腺肿（地方性甲状腺肿）、急性甲状腺炎、恶急性甲状腺炎、桥本病、甲状腺瘤、甲状腺癌、自主神经功能紊乱等症鉴别。

八、治疗

（一）一般性治疗

不论采用何种方法对甲亢进行针对性治疗，都应该十分重视综合性的一般性治疗，亦能取得应有的治疗效果。

1. 做好患者的思想工作

甲亢患者往往有明显的精神创伤或刺激史，加之许多症状令人烦恼，患者常常有沉重的思想包袱。要耐心向患者说明，本病是可以治疗好的，疗效好坏取决于患者的配合。对甲亢患者，切忌使用刺激性的语言。

2. 指导饮食调整

禁止饮酒、浓茶、咖啡等刺激性饮料，宜进食高蛋白、高维生素、高热量食物，以补充过多的能量消耗。含碘高的食物不宜。可多饮富含钾的果汁和多吃水果。特别注意要补充维生素 B_1、维生素 B_2、维生素 B_6、维生素 B_{12} 及叶酸等。特别是维生素 B_6，对甲状腺激素的周围作用有拮抗作用，对眼症状的改善也有好处，应特别注意补充。甲亢患者血中经常有壁细胞抗体，易发生慢性萎缩性胃炎，而致胃酸缺乏，故可适当补充胃蛋白酶合剂。

3. 充分休息

要解除患者过度精神紧张，让患者在精神和体力两方面都得到休息，门诊医师给患者开出休假证明。病情在中度以上患者，在决定治疗阶段，应收入内科病房进行治疗，保证充足的睡眠。

4. 适当使用镇静药

无论门诊或住院的甲亢患者，失眠、烦躁、精神不安等症状显著时，应适当给予镇静药。如地西泮 2.5 ～ 5.0 mg，3 次 / 日；氯氮平 (氯氮)2.5 ～ 5.0 mg，3 次 / 日；甲丙氨酯 (眠尔通)0.2 g，3 次 / 日；苯巴比妥 0.015 ～ 0.03 g，3 次 / 日；心悸明显者可给予 β 受体阻滞药，如普萘洛尔 (心得安)10 ～ 20 mg，3 次 / 日，或美托洛尔 25 ～ 30 mg，2 次 / 日。

5. 其他

在整个治疗期间，女患者避免妊娠，正在哺乳者应断奶，以保证充分休息和避免药物对乳儿的不良影响。

(二) 针对性治疗

目前针对甲亢的治疗，有 3 种方式。

(1) 药物治疗：使用抗甲状腺药 (ATD)。

(2) ^{131} I 治疗。

(3) 手术治疗。

药物治疗是使用抗甲状腺药，使用的药物可以阻断甲状腺激素的合成；^{131} I 治疗是使用放射性核素破坏甲状腺组织以达到减少合成与分泌甲状腺激素的目的；手术治疗则是切除大部分甲状腺腺体，以达到减少甲状腺激素的合成与分泌。

上述 3 种治疗方式，各有优缺点。^{131} I 治疗和手术治疗是属毁损性的治疗，疗程短、治愈率高，复发率低；但易造成甲状腺的不可逆损害，甲状腺功能减退症的发生率显著增高；而抗甲状腺药治疗是属非毁损性的，可以保留甲状腺产生激素的功能，一般不会造成不可逆的甲状腺损害，但是疗程长，治愈率低，复发率高。

1. ^{131} I 治疗

^{131} I 治疗甲亢已有 60 多年的历史。^{131} I 治疗甲亢系 Hertz、Halmilton、Lawrenee、Soley 等于 1942 年首先报道，现已是美国等国家治疗成人甲亢的首选方法。1958 年后我国亦已广泛采用。

至今用 ^{131}I 治疗病例数已达数十万，在用 ^{131}I 治疗难治性重度甲亢方面积累了较为丰富的经验，欧美国家使用频度明显高于我国和亚洲国家。

(1) ^{131}I 治疗现状：对 ^{131}I 治疗，现已明确的或学者已达成共识的观点如下。

1) 此法安全简便，费用低廉，效益高，总有效率可达 95%，临床治愈率 > 85%，复发率 < 1%。第 1 次 ^{131}I 治疗后 3～6 个月，部分患者如病情需要可做第 2 次 ^{131}I 治疗。

2) 没有增加患者甲状腺癌和白血病等癌的发病率。

3) 没有影响患者的生育能力和遗传缺陷的发生率。

4) ^{131}I 在体内主要蓄积在甲状腺内，对甲状腺以外的脏器，如心脏、肝脏、血液系统等不造成急性辐射损伤，可以比较安全地用于治疗患者这些脏器合并的重度甲亢患者。

5) 我国专家对年龄的适应证比较慎重。在美国等国家对 20 岁以下的甲亢患者用 ^{131}I 治疗已屡有报道。英国对 10 岁以上儿童，特别是具有甲状腺肿大和 (或) 对 AID 治疗依从性差者，也用 ^{131}I 治疗。

(2) ^{131}I 治疗机制：甲状腺在合成甲状腺素的过程中，碘元素是其必备的原料。放射性 ^{131}I 和稳定性碘有同样的生理生化特性，所以甲状腺同样对 ^{131}I 有高度的吸收和浓集能力。通常甲状腺内碘浓度可达血浆碘浓度的 25 倍，在供碘不足的情况下，其浓度可高达血浆碘浓度的 500 倍，所以甲状腺就成为 ^{131}I 的靶器官 (或称临界器官)。甲亢由于其合成甲状腺素的速度和量的增加，呈现相对的缺碘状态，甲状腺对 ^{131}I 的浓集能力将更高，大量浓集的 ^{131}I 将使甲状腺受到集中辐射，致使部分腺体功能受到抑制，甚至部分腺体坏死机化而使其甲状腺缩小，所以 ^{131}I 治疗被称为不动刀的甲状腺部分切除术，是属于毁损性治疗方法。

(3) 适应证、相对适应证、禁忌证：2004 年，中华医学会核医学会制定了我国 ^{131}I 治疗甲亢的适应证、相对适应证和禁忌证。《指南》(2005 年版) 则进行了补充和细化。

1) ^{131}I 治疗甲亢的适应证：①成人甲亢伴甲状腺肿大Ⅱ度以上；② ATD 治疗失败或对 ATD 过敏者；③甲亢手术后复发；④甲亢性心脏病或甲亢伴有其他病因的心脏病；⑤甲亢合并白细胞和 (或) 血小板减少或全血细胞减少；⑥老年甲亢；⑦甲亢合并糖尿病；⑧毒性多结节性甲状腺肿；⑨自主功能性甲状腺结节合并甲亢。

2) ^{131}I 治疗甲亢的相对适应证：①青少年和儿童甲亢，用 ATD 治疗失败，拒绝手术或有手术禁忌证；②甲亢合并肝、肾等脏器功能损害；③浸润性突眼：对轻度和稳定期的中、重度浸润性突眼，可单用 ^{131}I 治疗甲亢，对进展期患者，可在 ^{131}I 治疗前后加用泼尼松。

3) ^{131}I 治疗甲亢的禁忌证：①妊娠期、哺乳期的女性患者。^{131}I 治疗虽对患者自身无害，但可能导致胎儿或乳儿的甲状腺损害，造成胎儿或乳儿的甲状腺功能低下。有人提出 3 个月内的妊娠胎儿甲状腺并未分化，故严格地说，3 个月以上的孕妇和不能中断哺乳的女性，方属禁忌。②急性感染未予控制或有甲状腺危象先兆者。③近期内有心肌梗死者。④有活动性肺结核或严重肝病者。

(4) ^{131}I 治疗甲亢的并发症

1) 甲状腺功能减退症 (又称甲减)：甲状腺功能减退症是 ^{131}I 治疗甲亢后的最主要和最常见的并发症。国外报道甲状腺功能减退症的发生率每年增加 5%，5 年达 30%，10 年达 40%～70%。国内报道早期甲状腺功能减退症发生率约 10%，晚期达 59.8%，核医学和内分泌专家一致认为，甲状腺功能减退症是 ^{131}I 治疗甲亢难以避免的结果，选择 ^{131}I 治疗主要是要权衡甲亢与甲状腺功能减退症后果的利弊关系。发生甲状腺功能减退症后，可以用 L-T$_4$ 替代治疗，可使患者的甲状腺功能维持正常，患者可以正常生活、工作和学习。育龄期女性可以妊娠和分娩。由于甲状腺功能减退症并发症的发生率高，故在 ^{131}I 治疗前需要有患者知情一并签字同意。在行 ^{131}I 治疗时，医务人员需要同时告之患者 ^{131}I 治疗后有关辐射防护的注意事项。

因为 ^{131}I 治疗属毁损性疗法，^{131}I 的集中辐射使部分甲状腺腺体坏死、毁损。如治疗不当，可造成甲状腺功能减退症。一般分为早发和晚发两类。早发者系 ^{131}I 治疗 2～6 个月内发生。一般症状较轻，为时短暂，一般报道发生率为 10%；大部分于发生后 6 个月至 1 年恢复，可能系残余甲状腺组织的代偿而自行纠正功能低下情况，不能代偿而迁延成为永久性甲状腺功能减退症。1 年以后发生者，称"晚发"。其症状缓慢出现，逐年加重，呈进行性变化，一旦发生难于自复，成为永久性甲状腺功能减退症，可能和自体免疫有关。一般 ^{131}I 治疗导致甲状腺功能减退症是剂量的原因，主要是超剂量所致，个体敏感性差异，也是其中因素之一。所以一定要重视影响剂量的一切有关因素，对敏感性较高者 (如术后复发，病程短而从未用过抗甲状腺药者，或系青少年患者) 用量更要慎重。其次，要掌握 ^{131}I 治疗的规律，勿操之过急，^{131}I 治疗效果出现缓慢，1～3 个月症状逐渐减轻，6 个月至 2 年可能彻底治愈，一定要避免不必要的重复治疗。

2) 进行性突眼：理论上有人认为，因垂体－甲状腺轴的关系，随着甲亢的纠正，甲状腺激素分泌量减少，其反馈抑制能力降低，促甲状腺激素分泌量相对增加，必然将导致突眼加重。国外有人报道高达 1/3 左右，国内报道较低，一般在 1% 以下。

3) 手足搐搦：^{131}I 治疗其放出的 β 射线有效射程仅为 2 mm，因此射线对甲状腺周围组织将不会损害，一般也不引起甲状旁腺的固定损害。但在临床实践中，偶可见发生。有人认为可能是因甲状旁腺包于甲状腺内，使其受了过量的辐射所致。也可能是个别患者的甲状旁腺功能处于临界状态，小量辐射即引致搐搦发作。此多系一过性反应，不留永久性损害。此外，^{131}I 治疗 15～20 年内诱发甲状腺癌的可能性不能完全排除。故 ^{131}I 治疗不可滥用，应严格掌握指征。

(5) 特殊情况下选择 ^{131}I 治疗甲亢的探讨

1) 白细胞减少，血小板过低，不能使用抗甲状腺药患者：根据各地的治疗经验，目前认为甲亢合并白细胞、血小板减少，甚至三系细胞减少，非但不属禁忌，而且由于抗甲状腺药的不宜使用，^{131}I 治疗已成为此类患者可取的治疗手段。但周围血白细胞计数 < 3.0×10^9L 者宜慎重。

2) 明显突眼者：由于国外有人报道，随着甲亢的治愈，突眼加重的比例较大，所以甲亢合并严重突眼的患者，^{131}I 治疗属禁忌。但目前的趋势是，一般甲亢伴发的明显突眼并非禁忌，仅在垂体功能亢进所致的恶性突眼方属禁忌。

3) 甲亢合并肝病者：既往多列入禁忌。目前的研究表明，甲亢患者常伴有肝功能的损害，但并不具肝炎特征。^{131}I 治疗后，随甲亢的治愈，肝功能大部分恢复正常。目前多数学者认为，甲亢合并肝功能损害，不论是甲状腺本身所致，还是合并其他肝病，由于不考虑手术，又恐抗甲状腺药加重肝功能损害，所以 ^{131}I 治疗较为适宜。

4)18 岁以下的青少年：一般认为原则上不考虑 ^{131}I 治疗。但儿童期甲亢，常不能坚持长期定量服药，多有反复，久治不愈，使甲状腺逐年增大，病情一次比一次重，导致许多严重并发症，如甲亢性心脏病、甲亢所致肝病、Ⅱ度以上的心力衰竭或严重的心律失常，进而导致发育有所停滞而成为"甲亢性侏儒"；且易受感染或精神刺激导致甲状腺危象；再则手术难度大，并发症多，一般外科医师多不愿为其手术，有报道儿童甲亢手术并发症高达20%以上。故 ^{131}I 治疗并非绝对不可选用。但大多数学者认为，医疗条件好的地区，能够坚持正规抗甲状腺药治疗的青少年甲亢，^{131}I 治疗应当慎用。

5) 严重肾功能不全者：未被甲状腺摄取的 ^{131}I 经肾排出。严重肾功能不全者，一则因排泄延缓，导致全身辐射剂量的增加；二则还可能导致肾残存功能的进一步损害，故不宜 ^{131}I 治疗。但所谓严重肾功能不全乃指双肾，即指总肾功能而言。只要单侧可能代偿，另一侧哪怕完全功能丧失，也不属禁忌。实际上，^{131}I 以无机盐的形式引入，排泄极易，只要未出现尿毒症，一般 ^{131}I 排泄并无困难。主要考虑的是对残肾肾小球和肾小管的进一步损害。

6) 甲亢合并动脉硬化或有动脉硬化倾向者：有人认为，^{131}I 治疗后，随甲亢的治愈，减轻了心脏的负担，降低了氧耗量，对动脉硬化乃至动脉硬化性心脏病有好处。目前，对此类患者仍持慎重态度，如确需 ^{131}I 治疗，应以小量控制症状即可。

7) 结节性甲状腺肿并发甲亢者：^{131}I 治疗疗效差，不宜选用。尤其对单发结节者，癌的发生率高，更不宜选用 ^{131}I 治疗。但遇有高龄体衰、一般情况差的患者，往往耐受不了手术或服大量抗甲状腺药仍不能控制症状者，可用 ^{131}I 治疗作为术前准备，^{131}I 治疗后并非有严重粘连，手术操作难度亦不会增加。

8) 甲状腺过大者：一般不宜选用 ^{131}I 治疗，主要是考虑巨大甲状腺内可能有潜在的甲状腺结节而 ^{131}I 治疗无效。

(6)^{131}I 的治疗反应：多数患者无特殊不适感觉。个别患者可有全身或局部的反应。全身反应始见于数小时后，表现为乏力、嗜睡、食欲减退、食量减少、偶有恶心、呕吐、皮疹或全身瘙痒。一般无须特殊处理，几天后可自行消失。有恶心、呕吐者，应全面观察，对症处理。皮肤瘙痒和出现皮疹者，往往持续时间较长，有的甚至几个月不消失，可按过敏性皮炎处理。极罕见的情况下，由于心慌、烦躁、高热、多汗、呕吐、腹泻等甲亢症状全面加剧，严重者可导致甲状腺危象发生。这主要是感染或精神所致，个别患者与过度劳累有关。故在施行 ^{131}I 治疗前，应做好患者的思想工作，消除精神紧张情绪，注意休息，防止感冒及胃肠道感染。发生危象征象即应立即按甲状腺危象予以积极救治，以收入内科住院治疗为妥。个别患者在甲亢症状加剧的同时，偶可见周期性瘫痪的发作。此类患者往往精神特别紧张，安定情绪最为主要。^{131}I 治疗的局部反应更为少见。个别病例在服 ^{131}I 1～2天后，甲状腺局部有蚁行感或紧迫感，并有轻微压痛。此与甲状腺局部放射性甲状腺炎、充血、水肿有关。一般不伴全身严重反应，无须特殊处理，几天后可自行恢复。

2. 药物治疗

(1)ATD 治疗：ATD 最早是由 Plummer(1923) 开始用碘剂改善甲亢症状而开创了药物治疗甲亢的途径。目前已被有效的硫脲类抗甲状腺的药物所代替。其主要机制是利用抗甲状腺药物来阻断甲状腺激素的合成达到治疗的目的。ATD 治疗 Graves 病的缓解率为30%～70%，平均可达50%。

1) 适应证：①病情较轻、发病时间短、甲状腺轻中度肿大的甲亢患者；②年龄在 20 岁以下的甲亢患者；③妊娠期甲亢患者；④年老、体弱或合并严重心、肝、肾疾病不能耐受手术的甲亢患者；⑤新生儿甲亢患者；⑥甲状腺次全切除术后复发未完全缓解而又不适于 ^{131}I 治疗者；⑦合并甲状腺炎的甲亢患者；⑧突眼显著或恶性突眼患者，可先 ATD 试治；⑨拟行手术治疗或 ^{131}I 治疗者，先行 ATD 治疗为之做准备。

2) 非适应证：长期药物治疗，不适用于下列情况之一者。①对 ATD 有严重反应包括过敏反应或毒性反应者；②结节性甲状腺肿；③毒性症状严重而甲状腺肿大明显者；④经 ATD 治疗两个疗程又复发者；⑤在服药过程中甲状腺增大明显者；⑥必须哺乳的甲亢患者。

3) 常用药物：包括以下两种。

丙硫氧嘧啶 (PTU)：50 mg/ 片、100 mg/ 片。本品能抑制过氧化酶系统，使被摄入到甲状腺细胞内的碘化物不能氧化成活性碘，从而酪氨酸不能碘化；同时，碘化酪氨酸和二碘化酪氨酸的缩合过程受阻，以致不能生成甲状腺激素且本品在甲状腺外能抑制 T_4 转化成 T_3。因其不能直接对抗甲状腺激素，待已生成的甲状腺激素耗竭后才能产生疗效，故作用较慢。成人剂量为 0.05 ～ 0.1 g/ 次，3 次 / 日；极量 0.2 g/ 次，0.6 g/d。成人首次剂量为 0.3 ～ 0.6 g/d，分 3 ～ 4 次口服，维持量 0.05 ～ 0.1 g/d，3 ～ 4 次口服。儿童首次剂量为：5 ～ 10 岁，0.1 ～ 0.3 g/d，分 2 ～ 3 次口服；10 ～ 15 岁，0.2 ～ 0.3 g/d，分 2 ～ 4 次口服。维持量 0.05 ～ 0.1 g/d，分 1 ～ 2 次口服。

甲巯咪唑 (Thiamazole, Methimazde, MMI, 他巴唑, Tapazole)：3 mg 片、5 mg/ 片、10 mg/ 片。能抑制甲状腺激素的合成，作用较丙硫氧嘧啶强，显效快，代谢慢，维持时间长，不具抑制外周组织 T_4-T_3 转变作用。开始 10 ～ 20 mg/ 次，3 次 / 日，以后 5 ～ 10 mg/d 维持。

4) 投药方法和注意事项：具体投药步骤可分为 3 个阶段。

决定治疗阶段：根据病情轻重，PTU 开始剂量为 200 ～ 600 mg/d，对甲状腺较大，既往有服碘史、结节性甲状腺等情况的患者，剂量应较大。必须每隔 6 ～ 8 小时服药 1 次，以保持有效血浓度。治疗期间内，不要随意变更剂量。如服药 3 ～ 4 周后，病情未见减轻时，可加大剂量，一般不宜超过 600 mg/d。决定治疗阶段的长短，因人而异，一般为 1 ～ 3 个月，症状可获明显控制。此阶段内基础代谢率下降，是时间的指数函数，每天比前一天下降 2% ～ 5%(平均 3%)。

减药阶段：经过前一阶段治疗，甲亢症状明显获得控制是指体重增加，达到或接近标准体重 (千克数 – 身高厘米数 -105)，心率减缓至 80 次 / 分左右，BMR 或血清蛋白结合碘，T_3、T_4、FT_3、FT_4 达到正常。甲亢的有些症状如产热过多、多汗、心动过速等恢复至正常较快，而手颤、突眼、甲状腺肿大、高血钙、肌肉力弱等恢复至正常则较慢。一般先维持原剂量 2 ～ 4 周即可开始减量。递减剂量与间隔时间，根据治疗反应而定，个体差异较大。一般每次递减 50 mg(PTU) 左右，2 周复查 1 次。如情况稳定，可继续减量，总计需 1 ～ 2 个月。

维持阶段：PTU 为 50 mg/d 或 25 mg/d，或隔日服 50 mg。应细心摸索每个患者最适宜的维持量，以药量最小而症状最为稳定为度。全部疗程，为时 1.5 年或更长，最短不能少于 1 年。此点在开始治疗时，就应向患者说明，使患者能配合坚持。如患者愿意且又适于手术治疗或 ^{131}I 治疗者，则在药物治疗维持阶段进行。值得注意的是，甲亢患者在妊娠期和哺乳期一定要接受治疗，因为甲亢会成为畸胎的起因。可用甲状腺素合成抑制药物治疗。这类药虽然不会有致畸作用，但可透过胎盘，从而影响胎儿的甲状腺，故孕妇的用量要小。甲巯咪唑的最大允许剂量是 15 mg/d。小心监控母婴，很有必要。哺乳期的甲巯咪唑最大允许剂量是 10 mg/d。一般在孕期头 3 个月甲巯咪唑的最大用量为 20 mg/d，从第 2、3 个月起最大用量为 15 mg/d，但绝不能停药。为了避免孕期缺碘，还要给予碘片 (100 ～ 200 mg/d) 加以预防。

一般情况下的治疗方法也可以为：MMI 30 ～ 45 mg/d 或 PTU 300 ～ 450 mg/d，分 3 次口服，MMI 半衰期长，可以每天单次服用，当症状消失、血甲状腺激素水平接近正常后逐渐减量。由于 T_4 的血浆半衰期为 7 天，加之甲状腺内储存甲状腺激素释放约需要 2 周时间，所以 Aa–D 开始发挥作用多在 4 周以后，减量时每 2 ～ 4 周减药 1 次，每次 MMI 减量 5 ～ 10 mg/d(PTU 50 ～ 100 mg/d)，减量到最低有效剂量时维持治疗，MMI 为 5 ～ 10 mg/d，PTU 为 50 ～ 100 mg/d，总疗程一般为 1.0 ～ 1.5 年。

起始剂量、减量速度、维持剂量和总疗程均有个体差异，需要根据临床实际掌握，实行个体化治疗。近年来提倡 MMI 小剂量服用法，即 MMI 15 ～ 30 mg/d，治疗效果与 40 mg/d 相同，治疗中应监测甲状腺激素水平，但不能用 TSH 作为治疗目标，因为 TSH 的变化滞后于甲状腺激素水平 4 ～ 6 周，阻断一替代服药法是指启动治疗时即采用足量 ATD 和左甲状腺素 (L–T_4) 并用。其优点是 L–T_4 维持血液循环甲状腺激素的足够浓度，同时使得足量 ATD 发挥其免疫抑制作用。该疗法是否可以提高 ATD 治疗的缓解率还有争议，故该服药法未被推荐使用。

5) 药物的毒性反应及其防治：较常见的毒性反应分述如下。

白细胞减少 (< $4.0×10^9$/L)：在服药前应常规检查 1 次白细胞计数及分类。在服药 1 ～ 3 个月内，每 1 ～ 2 周复查白细胞 1 次，以后间隔可以长些。如白细胞计数 < $4.0×10^9$/L。应作分类，并密切观察，仍可继续服药；如白细胞计数下降至 $3.0×10^9$/L。以下，中性分叶核下降至 $1.5×10^9$/L 以下，应立即停药，或在严密观察下改用另一种抗甲状腺药。一般 PTU 引起白细胞减少比 MMI 轻。为减轻抗甲状腺药对白细胞减少的影响。可在服用抗甲状腺药的同时，同服升白细胞的药物。如维生素 B_4 每片 10 mg，30 ～ 60 mg/d，分 3 次口服；利血生 (leucogen，利可君)，每片 10 mg 或 20 mg。20 ～ 60 mg/d，3 次 / 日。

粒细胞缺乏症 (外周血中粒细胞绝对计数 < $0.5×10^9$/L。)：发生率仅为 0.1% ～ 0.5%，但病情凶险，通常发生在 ATD 最初治疗的 2 ～ 3 个月或两次用药的 1 ～ 2 个月内。是 ATD 的严重并发症。也可在服药的任何时间内发生。服用 MMI 和 PTU 的发生概率相等，在 0.3% 左右。老年患者发生本症的危险性增加。临床表现为发热、咽痛、关节肌肉酸痛、全身不适、腹痛、疖肿及显著虚弱。严重者出现败血症。一经诊断为本病时，必须立即停药并积极处理。措施包括给予抗生素，少量多次输新鲜血 (最好输白细胞)，使用肾上腺皮质激素，服用促进造血功能的药物 (如利血生、鲨肝醇、维生素 B、维生素 B_6、维生素 B_{12}、维生素 C 等)，保持病室空气清洁，避免交叉感染。粒细胞集落刺激因子 (G–CSF) 可以促进骨髓恢复，对骨髓造血功能损伤严重的病例效果不佳。在一些情况下，糖皮质激素在粒细胞缺血症时也可以使用。粒细胞缺乏症可能是一种过敏反应，前述的常规白细胞检查，不能预见其发生，关键是告之患者提高警惕，出现上述症状应及时告知医师。建议在治疗中定期检查白细胞，如中性粒细胞 < $1.5×10^9$/L 应立即停药。因 PTU 和 MMI 均可引起本症，两者有交叉反应，故其中一种引起本症，不要换另一种。

中毒性肝病：中毒性肝病的发生率为 0.1% ～ 0.2%。多在用药 3 周内发生，表现为变态反应性肝炎，转氨酶显著上升，肝穿刺可见片状肝多细胞坏死，病死率高达 25% ～ 30%。PTU 引起的中毒性肝病与其引起的转氨酶升高很难鉴别。PTU 可引起 20% ～ 30% 的显著转氨酶升高，升高幅度为正常值的 1.1 ～ 1.6 倍。另外甲亢本身也有转氨酶增高，在用药前应检查肝功能，以区别是否为药物的不良反应，还有一种罕见的 MMI 导致的胆汁淤积性肝病，肝活体检查肝细胞结构存在，小胆管内可见胆汁淤积、外周有轻度炎症，停药后本症可以完全恢复。

血管炎：血管炎的不良反应罕见。由 PTU 引起的多于 MMI 引起者。血清学检查符合药物性狼疮。抗中性粒细胞细胞质抗体 (ANCA) 阳性的血管炎主要发生在亚洲患者，与服用 PTU 有关。这些患者的大多数存在抗髓过氧化物酶 -ANCA。这种抗体与髓过氧化物酶结合，形成反应性中间体，促进了自身免疫炎症。ANCA 阳性的血管炎多见于中年女性，临床表现为急性肾功能异常、关节炎、皮肤溃疡、血管炎性皮疹、鼻窦炎、咯血等。停药后多数病例可以恢复；少数严重病例需要大剂量糖皮质激素、环磷酰胺或血液透析治疗。近年来的临床观察发现：PTU 可诱发 33%Graves 患者产生 ANCA；正常人群和未治疗的 Graves 病患者 4% ～ 5% ANCA 阳性；多数患者无血管炎的临床表现。故有条件者在使用 PTU 治疗前应检查 NCA，对长期使用 PTU 治疗者应定期监测尿常规和 ANCA。

药疹：多较轻，其皮肤损害有荨麻疹、斑丘疹、粟粒样疹、系统性硬化病、麻疹样皮疹、紫斑等。发生药疹后，一般先可用抗组胺药 (马来酸氯苯那敏、苯海拉明等) 或肾上腺皮质激素。如无效，可改用另一种抗甲状腺药。若有剥脱性皮炎趋势，应立即停药，并采用相应抢救措施。

头晕：有些患者在服药后 1 个月内，自诉头晕。一般对治疗无妨碍，可对症处理，有报道发生率为 1.95%。

药物热：多在治疗后 10 ～ 18 天发生。

甲状腺功能减退症：当患者出现面部或手部皮肤发胀，或诉眼睑发胀则为药物过量的最早征兆。甲状腺显著增大也是药物过量的征兆。此时应减少抗甲状腺药的剂量，或停药 3 ～ 5 天，亦可加服甲状腺素片 20 ～ 40 mg/d。如症状较重，应停药 1 ～ 2 周，同服甲状腺素片。

6) 对药物治疗疗效的预期评估：一般而言，停药时甲状腺明显缩小及 TSAb 阴性者，停药后复发率低；停药时甲状腺仍肿大或 TSAb 阳性者停药后复发率高。复发多发生在停药后 3 ～ 6 个月内，在治疗过程中出现甲状腺功能低下或甲状腺明显增大可酌情加用 L-T$_4$ 或甲状腺片。

下列情况可以对药物治疗预期疗效进行评估。

a. 甲状腺的大小和治疗中的变化：甲状腺较小治疗后复发率低，疗效好。开始治疗后甲状腺略增大然后缩小，血管杂音消失者，停药后复发率低。而甲状腺增大无变化，血管杂音不消失者，复发率高。

b. 突眼：突眼者，复发率高；无突眼者，复发率低。

c. 病程：初次发病，病程短于 1 年者，复发率低。

d. 需要的药物维持剂量：已经治疗 1.5 年以上，PTU 25 ～ 50 mg 即可维持者，停药后复发率低。维持量需 150 ～ 200 mg/d 方能维持心率、症状正常者，复发率高。

e.T$_3$ 抑制试验：如被抑制，停药后复发率低；如不被抑制，停药后复发率高。

f. 玫瑰花结形成试验：有报道，甲亢药物治疗过程中，T 淋巴细胞玫瑰花结形成试验形成情况与疾病活动程度密切相关。正常人 T 淋巴细胞占淋巴细胞的 63.8%；未治的甲亢患者平均为 93.1%；治疗后病情已控制但尚未缓解者平均为 82.4%，已缓解者（含临床症状及 T_3 抑制试验）平均为 66.5%。

(2) 其他药物治疗：除了抗甲状腺药外，尚有些其他药物在治疗甲亢中起一定作用。

1) 碘剂：碘剂的主要作用是抑制甲状腺激素从甲状腺释放。

适应证：①甲状腺切除手术的术前准备；②甲状腺危象；③严重的甲状腺毒症心脏病；④甲亢患者需接受急诊外科手术。

用法：碘剂是常在 ATD 用时给予，控制甲状腺毒症的碘剂量大约为 6 mg/d。相当于饱和碘化钾溶液 (SSKI) 的 1/8 滴，卢戈碘液的 0.8 滴的剂量。临床上实际给予卢戈碘液 5 ～ 10 滴，3 次 / 日。这个剂量显著超过了抑制甲状腺毒症的需要量，容易引起碘化物黏液水肿。《Williams 内分泌学》（第 10 版）推荐的最大剂量是 SSKI 3 滴，3 次 / 日。

2) 锂制剂：碳酸锂可以抑制甲状腺激素分泌。与碘剂不同的是，它不干扰甲状腺对放射碘的摄取。主要用于对 ATD 和碘剂都过敏的患者，临时控制其甲状腺毒症。碳酸锂的这种抑制作用随时间延长而逐渐消失。剂量 300 ～ 500 mg/ 次，每小时 1 次。因为碳酸锂的毒性不良反应较大，故仅适于短期治疗。

3) 地塞米松：2 mg，约 6 小时 1 次，可以抑制甲状腺激素分泌和外周组织 T_4 转换为 T_3。PTU、SSKI 和地塞米松三者同时给予治疗严重的甲状腺毒症患者，可使其血清 T_4 的水平在 24 ～ 48 小时内恢复正常，此药主要用于甲状腺危象的抢救。

4) β受体阻滞药：甲状腺激素可以增加肾上腺素能受体的敏感性。

β受体阻滞药的作用：从受体部位阻断儿茶酚胺的作用，以减轻甲状腺毒症的症状；在 ATD 作用完全为提前控制甲状腺毒症症状；它还有抑制外周组织 T_4 转化为 T_3 的作用；还可以通过独立的机制（非肾上腺素能受体途径）阻断甲状腺激素对心肌的直接作用。目前使用最广泛的 β受体阻滞药有普萘洛尔（心得安），20 ～ 80 mg/d，每 6 ～ 8 小时 1 次。哮喘和慢性阻塞性肺病禁用；甲亢妊娠女性患者慎用；心脏传导阻滞和充血性心力衰竭患者禁用，但严重心动过速导致的心力衰竭患者可以使用。

3. 手术治疗

其是治疗甲亢的一种传统、有效的方法，手术治疗的治愈率达 95% 左右；复发率为 0.6% ～ 9.8%，手术死亡率普遍降至 1% 以下。

(1) 适应证

1) 中、重度甲亢长期药物治疗无效或效果不佳。

2) 停药后复发，甲状腺较大。

3) 结节性甲状腺肿伴甲亢（包括自主性功能结节高功能腺瘤合并甲亢）。

4) 对周围脏器有压迫或胸骨后甲状腺肿。

5) 疑似与甲状腺癌并存者。

6) 儿童甲亢用抗甲状腺药治疗效果差者。

7) 妊娠期甲亢药物控制不佳者，可在妊娠中期（第 13 ～ 24 周）进行手术治疗。

(2) 禁忌证

1) 年龄小，病情轻，甲状腺肿大不明显者。

2) 年龄较大，伴有心脏并发症者。

3) 严重 (恶性) 突眼患者，术后可能加重突眼程度。

4) 妊娠 6 个月以上的甲亢患者，待分娩后，再行甲状腺大部分切除术。但在妊娠早期，因甲亢对妊娠有不良影响 (流产、早产)，妊娠又可加重甲亢，而又不适宜药物及 ^{131}I 治疗，故仍应考虑手术治疗。

5) 已做双叶甲状腺次全切除术，术后症状复发者，再次手术比较困难。

6) 合并有严重心、肺、肝、肾等其他脏器疾病，不能耐受手术者。

(3) 术前准备：甲状腺的存在虽非生命所必需，即使将甲状腺全部切除，只要使用甲状腺制剂作替代治疗仍能维持健康。但甲状腺手术近期和远期并发症不少，故对甲状腺采用手术治疗应持慎重态度。就甲亢而言，手术治疗虽是治疗甲亢的主导性治疗方法，但应严格掌握手术指征，选择适应证要恰当。通过各方面综合分析，当决定做出对甲亢患者选用手术治疗这一决策时，应对患者进行术前准备性治疗。

甲亢患者在基础代谢率高亢的情况下，手术危险性极大。充分而完善的术前准备是保证手术顺利进行和预防术后并发症的关键。多年来的临床实践证明，对决定施行手术治疗的甲亢患者，先服用抗甲状腺药。通过抗甲状腺药的使用，使患者甲亢症状基本消失，甲状腺功能测定正常后再进行围术期的术前准备。

可以开始进行围术期的术前准备的基本条件如下。

1) 甲亢症状得到基本控制，包括患者情绪稳定、睡眠好转、体重增加、食量稳定等。

2) 脉率稳定在 90 次 / 分以下，最快脉率与最慢脉率相差 < 10 次 / 分。

3) BMR 在 +5% ~ -5% 之间，T_3、T_4、FT_3、FT_4、TSH 测定正常。

4) 抗甲状腺药已是维持量阶段。

具体围术期术前准备的方法是：服用卢戈碘液，从 3 ~ 5 滴开始，每天 3 次，每天每次增加 1 滴，至 15 滴或 16 滴维持，直至术前晚。在开始服碘 1 周内，维持量的抗甲状腺药照服，即服碘剂和抗甲状腺药时间重叠 1 周，开始服碘 1 周后，抗甲状腺药即应停服。服碘总的时间以 14 ~ 21 天为佳。最长不宜超过 4 周，术前的 BMR 测定在 -10% 为手术最相宜的状态。卢戈碘液每滴含碘化物约 8.3 mg(每 10 mL 内含碘 0.5 g、碘化钾 1.0 g)，服碘的疗效在服碘第 1 周后开始显示，第 2 周左右达高峰。碘的作用是抑制甲状腺激素的释放，即抑制蛋白水解酶，从而减少甲状腺球蛋白的分解，也就是逐渐地抑制了状腺激素的释放，术后就不使循环系统受到突然的变化；同时碘剂能减少甲状腺血流量，使腺体内充血减少，腺体随之缩小变硬，利于术中操作，减少出血量，但是由于碘只能抑制甲状腺激素的释放，而不能抑制其合成。因此，一旦停服碘剂，储存在甲状腺滤泡内的甲状腺球蛋白大量分解，而使甲亢症状重新出现，甚至可比原来更为严重，称"反跳现象"。因此，凡是不准备施行手术治疗的患者，决不可服用碘剂，在门诊做围术期准备的甲亢患者，在服用碘剂 1 周左右，便应将患者收入院，在病房继续服碘完成术前准备。甲亢患者在服用抗甲状腺药到了维持量的阶段，是否适于手本治疗，一定要做出谨慎的选择。只有确定需手术治疗而患者又愿意手术治疗者，方可服碘做围术期的术前准备。服碘从小剂量开始，一则是让患者逐步适应，二则是及时发现过敏者。个别患者在服碘后可以出现药疹，表现为皮肤瘙痒。一般轻微，可以坚持继续服用。但也有个别患者表现为严重的毛囊炎、脓疱病，乃被迫放弃服碘而改用其他非手术治疗。

上述围术期的准备治疗方法，比较安全可靠稳妥，也是目前各级医院通用的准备方法。也还有一些其他的准备方法，如抗甲状腺药和卢戈碘液同时服用，至病情达到较为理想后两者同时停服，随即进行手术。此法收效可能更快，但由于服碘的时间有一定限制，一般不宜超过3～4周，否则有引起症状复发、甚至反而加剧的危险，在严重病例到了预期的手术时间，有可能仍然有全身情况和(或)局部条件不够满意的现象，以致继续服碘实属不宜，贸然手术亦属不利，使临床医师处于进退两难的地位，故一般少采用此法。还有一种办法是先服抗甲状腺药至 BMR 达 +20% 左右时，再加服卢戈碘液 5～10 天，然后停服抗甲状腺药而单独服碘 5～10天即行手术。此法对重症患者收效较快，可以根据患者的具体情况适当采用。

总之，上述 3 种围术期的准备方法中，以第一种方法最为稳妥可靠，唯其缺点是准备时间较长，有时对重症病例似有"等不及"的情况。其方法的选择决定于医师个人的经验和习惯，也决定于患者的具体情况。为安全、稳妥、可靠起见，以选择第一种方法进行准备者为常见。

除用碘剂做围术期的术前准备治疗外，近年来有用普萘洛尔做准备治疗。普萘洛尔属 β 受体阻滞药，此类药物能选择性地阻断 β 肾上腺能受体，阻断儿茶酚胺对心脏的作用，使心率减慢、心悸消失，同时情绪激动、手足震颤也有明显好转，药物作用快，持续作用的时间短。使用普萘洛尔作为甲亢术前准备治疗的经验，在某些医院较为成熟，但大部分医院仍采用上述传统的方法者居多。从已见报道的文献和笔者的经验，对有明显交感神经兴奋症状和(或)心律失常的甲亢心脏病患者，有其优点。可以单用普萘洛尔，也可以与碘合用。剂量为每 6 小时口服药物 1 次，20～60 mg/ 次，一般在 4～7 天后脉率即降至正常水平便施行手术。应注意的是，最末一次口服普萘洛尔应在术前 1～2 小时，术前不用阿托品而用海俄辛(氢溴酸东莨菪碱)。以免发生心动过速，且术后应继续口服普萘洛尔 4～7 天。麻醉过程中偶可发生房性或室性期前收缩，应预先做好应急准备。对一些重症患者，为避免术后甲状腺危象的发生，用普萘洛尔准备的患者，可在术前、术中或术后当天及术后第 1 天静脉滴注氢化可的松，100～200 mg/d，分 2～4 次滴入。用普萘洛尔做术前准备治疗，甲状腺摄 [131]I 并不降低，甲状腺激素的过度分泌仍然存在，血清蛋白结合碘和甲状腺激素的血浆浓度均不下降，但代谢亢进所致的症状可被控制。在此条件下进行甲状腺次全切除术后，腺体内储存的甲状腺球蛋白被除去，全身组织中的甲状腺激素在几天内逐渐被分解，于是病症得以痊愈。

普萘洛尔作术前准备治疗适用于如下情况。

1) 患者对抗甲状腺药有不良反应(如白细胞减少、皮疹等)，以致不能继续服药者。

2) 经常规的抗甲状腺药加碘剂准备后疗效不佳，仍有心率较快，迟迟不能施行手术者。

3) 需要缩短术前准备时间，尽快进行手术治疗者。

4.甲亢治疗方法的选择思考

甲亢可以进行药物治疗、[131]I 治疗和手术治疗。这些方法各有其优缺点。目前，还不能说哪一种疗法可以完全取代其他疗法，常常需要取长补短，互相配合来提高疗效。对于患者来说，最大的要求是通过就诊，由医师为其选择最佳的治疗方案。因此，应对甲亢治疗的各种方案都有比较清楚的了解，根据各个患者的具体情况，选择较为适合的方案并付诸实现。

决定一个患者究竟采用何种方案治疗，除了根据上述 3 种治疗方案的优缺点，结合患者的具体各方面的情况和条件，做全面的衡量，加以综合分析再做出治疗决策。还要考虑患者的条件方面，尤其要侧重考虑的有年龄、性别、发病的情况和甲状腺本身的情况、突眼情况、甲亢的轻重程度、患者的精神状态和并发症、伴发病情况等。

(1) 年龄：是选择治疗方案的重要因素。 30 岁以下的甲亢患者，一般首选药物治疗或手术治疗，而不选 ^{131} I 治疗；30 岁以上者，则可首选 ^{131} I 治疗。因考虑到放射性核素有造成永久性甲状腺功能减退症的危险性，对生长发育、生殖功能有不良影响，且 ^{131} I 治疗可能使患者以后对辐射的耐受性下降而成为一种不安全因素。

(2) 性别：对女性甲亢患者，应侧重考虑对生育功能的影响。在合并妊娠或正在哺乳期，不仅要注意对母体的影响，同时还要顾及胎儿、乳儿的安全，故不宜选用 ^{131} I 治疗。即使采用药物治疗，在剂量、方法上也要有所注意，结合年龄，还要注意患者对生育的要求。如婚后一直未曾生育的女性，即使年龄略大也不宜选用 ^{131} I 治疗。

(3) 发病情况：首次发病、病程又较短者，抗甲状腺药治疗效果好。对拖延日久、反复发作者，宜选用 ^{131} I 治疗或手术治疗。

(4) 甲状腺情况：甲状腺肿大明显者，甚至有压迫症状者，宜首选手术治疗。有结节者，不论单发或多发结节，应首选手术治疗，而不宜选用 ^{131} I 治疗。甲状腺较小者，则宜首选药物治疗。

(5) 突眼情况：恶性突眼，术后常使 TSH 大量分泌，使突眼加重而处理困难，故不宜手术，以长期药物治疗为宜；轻度或中度突眼者，在选择治疗方案时应考虑手术治疗。

(6) 甲亢轻重程度：轻度甲亢，药物治疗效果好；中度、重度甲亢应先选用药物治疗后再根据具体情况选用 ^{131} I 治疗或手术治疗作为决策性治疗方案。

(7) 患者精神状态：精神症状严重者宜首选 ^{131} I 治疗，因手术治疗往往配合不好，还可使原来的精神状态不稳定更加失去平衡，而长期药物治疗一般又难以坚持。^{131} I 治疗需要配合的时间短，故列为首选。

(8) 并发症、伴发病情况：如患者有糖尿病、各种心脏病，甚至伴有心律失常、心力衰竭、肺功能不全、肝脏疾病、血小板减少性紫癜、肾功能不全等情况时，宜首选 ^{131} I 治疗。手术实属不宜。

除上述情况外，还要注意患者的职业、经济、生活条件及随访条件等。在选用手术治疗时，在医院和医师方面也要考虑到医院的设备 (如气管切开) 和医师的甲状腺手术经验。当然，如医院没有 ^{131} I 治疗的条件和经验时，也就无法选用 ^{131} I 治疗。

5. 甲亢相关问题的治疗措施

(1) 甲状腺毒症性心脏病：甲状腺毒症对心脏有以下 3 个作用。

1) 增强心脏 β 受体对儿茶酚胺的敏感性。

2) 直接作用于心肌收缩蛋白，增强心肌的正性肌力作用。

3) 继发于甲状腺激素的周围血管扩张，阻力下降，心脏排血量代偿性增加。

上述作用导致心动过速、心排血量增加、心房颤动和心力衰竭。心力衰竭分为两种类型：

一类是心动过速和心排血量增加导致的心力衰竭，主要发生在年轻的甲亢患者，此类心力衰竭非心脏泵衰竭所致，而是由于心脏高排出量后失代偿引起，称"高心脏排出量型心力衰竭"；常随甲亢控制，心力衰竭恢复；另一类是诱发和加重已有的或潜在的缺血性心脏病发生的心力衰竭，多发生在老年患者，此类心力衰竭是心脏泵衰竭。心房颤动也是影响心脏功能的因素之一，甲亢患者中 10%～15% 发生心房颤动。甲亢患者发生心力衰竭时，30%～50% 与心房颤动并存。其治疗方案如下。

1) ATD 治疗：立即给予大剂量的 ATD，控制甲状腺功能至正常。

2) ^{131}I 治疗：经 ATD 控制甲状腺毒症症状后，尽早给予大剂量的 ^{131}I 破坏甲状腺组织；为防止放射性损伤后引起的一过性高甲状腺激素血症加重心脏病变，给予 ^{131}I 治疗的同时，需要给予 β 受体阻滞药保护心脏；^{131}I 治疗后 2 周恢复 ATD(MMI) 治疗，等待 ^{131}I 发挥其完全破坏作用；^{131}I 治疗后 12 个月内，调整 ATD 的剂量，严格控制甲状腺功能在正常范围；如果发生 ^{131}I 治疗后甲状腺功能减退症，应用尽量小剂量的 L-T$_4$ 控制血清 TSH 在正常范围，避免过量 L-T$_4$ 对心脏的不良反应。

3)β 受体阻滞药：普萘洛尔可以控制心动过速，也可以用于心动过速导致的心力衰竭；为了克服普萘洛尔引起的抑制心肌收缩的不良反应，需要同时使用洋地黄制剂。

4) 处理甲亢合并的充血性心力衰竭的措施与未合并甲亢者相同；但是要纠正的难度加大，洋地黄的用量也要增加。

5) 心房颤动可以被普萘洛尔和 (或) 洋地黄控制，控制甲亢后心房颤动仍持续存在，可以施行电转律。

(2)Graves 眼病 (GO)：GO 的治疗首先要区分病情程度。根据 GO 欧洲研究组报道：轻度 GO 占 40%，中度 GO 占 33%，重度 GO 占 27%，轻度 GO 病症一般呈自限性，不需要强化治疗，以局部治疗和控制甲亢为主，如戴有色眼镜减轻畏光症状；使用人工泪液，夜间遮盖角膜以消除角膜异物感，保护角膜；抬高床头减轻眶周水肿；戴棱镜矫正轻度斜视。控制甲亢是基础性治疗，因为甲亢或甲状腺功能减退症可以促进 GO 发展；应戒烟。轻度 GO 是稳定的，一般不发展为中度和重度 GO。

中度和重度 GO 除上述治疗外，尚应进行强化治疗，其疗效取决于疾病的活动程度，处于活动期者，可以有效，如疾病的急性期或新近发生的炎症，眼外肌障碍等；对于病史较长，慢性突眼，稳定的复视治疗效果则不佳。往往需要做眼科康复手术纠正，视神经受累是本病最严重的表现，可导致失明，需要静脉滴注糖皮质激素和眼眶减压手术的急诊治疗。

1) 糖皮质激素：泼尼松 40～80 mg/d，分次口服，持续 2～4 周。然后每 2～4 周减量 2.5～10 mg，如果减量而症状加重，则减慢减量速度。糖皮质激素治疗需要持续 3～12 个月。静脉途径给药的治疗效果优于口服给药 (前者有效率 80%～90%；后者有效率 60%～65%) 但是局部给药不优于全身给药。静脉给药的方法有多种。常用的方法是甲泼尼龙 500～1000 mg 加入生理盐水中静脉滴注冲击治疗，隔天 1 次，连用 3 次。但需注意甲泼尼龙可引起严重中毒性肝损害和死亡的报道，发生率为 0.8%，可能与药物的累积剂量有关，所以其总剂量不超过 4.5～6.0 g。早期治疗效果明显，提示疾病预后良好。

2) 眼眶放射治疗：适应证与糖皮质激素治疗相同，有效率 60%，对近期的软组织炎症和近期发生的眼肌功能障碍效果较好。糖尿病和高血压视网膜肝病变者是眼眶照射的禁忌证。本疗法可以单独应用或与糖皮质激素联合应用，联合应用可增加疗效。

3) 眼眶减压术：目的是切除眼眶壁和 (或) 球后纤维脂肪组织，增加眶容积。适应证包括视神经病变可能引起视力丧失；复发性眼球半脱位导致牵拉视神经可能引起视力丧失；严重眼球突出引起角膜损伤；并发症是手术可能引起复视或者加重复视，尤其在手术切除范围扩大者。

4) 控制甲亢：对甲亢进行根治性治疗 (^{131}I 或手术切除)，还是应用 ATD 治疗控制目前尚无定论，近期有 3 项临床研究证实甲亢根治性治疗为可以改善 GO 的治疗效果，另外，目前也允许在糖皮质激素保护下对甲状腺实施 ^{131}I 治疗。但是，甲状腺功能减退症可以加重 GO，以前有过报道，所以无论使用何种方法，控制甲亢，使甲状腺功能维持正常对 GO 是有益的。

5) 戒烟：吸烟可加重 GO，故患者应戒烟。

第四节 甲状腺功能减退症

甲状腺功能减退 (甲减)，是由于甲状腺激素合成及分泌减少，或其生理效应不足所致肌体代谢降低的一种疾病。按其病因分为原发性甲状腺功能减退症、继发性甲状腺功能减退症及周围性甲状腺功能减退症三类。

一、幼年型甲状腺功能减退症

随着甲状腺疾病的发病率不断增长，大家应对甲状腺疾病引起足够的重视，尤其是要正确认识甲状腺疾病的发病因素。甲状腺瘤是甲状腺疾病之一，清楚认识到引起甲状腺瘤的关键因素不仅仅能够帮助患者更好地进行治疗，同时也对甲状腺瘤的预防有很大的帮助。

(一) 病因

1. 环境因素

如果长时间生活于山区或者高原地带，因为水质调节不好，这样就会导致身体的气机不能正常的运行，水湿内停，痰瘀互结，最终就会出现瘿瘤，这就是甲状腺瘤的发病原因之一。

2. 辐射

辐射也是引起甲状腺瘤的关键因素之一。现在我们的生活中随处都充满了辐射，无论在外面或家里，这些辐射会对我们的甲状腺产生变化，是一些器官出现病变，从而对身体造成伤害。

3. 碘的摄取量不当

这也是导致甲状腺疾病的一个重要因素，身体中的碘含量过多或过少都会对身体造成影响。低碘和高碘，都可能导致甲状腺瘤的发病率增加。所以希望大家，要合理的使用碘，碘是人体必需的元素，也不提倡无碘饮食。

4. 情志不良

甲状腺瘤是一种内分泌系统疾病，它的出现和情绪有很大的关系。当一个人长时间处于忧愁、抑郁、愤怒的情绪之中，再加上生活和工作的压力，身体就可能会崩溃，患上甲状腺疾病。因此这里建议大家要学会调节生活节奏，尽量保持积极乐观的心态。

（二）临床表现

本病的临床表现与起病的年龄和发育情况有密切的关系，幼儿发病者除体格发育迟缓和面容改变不如克汀病显著外，其余均和克汀病类似，有较明显的神经系统发育障碍。其主要临床表现为：智力低下，生长发育迟缓，身材矮小，牙齿萌出及更换较晚，面容幼稚，表情呆滞，多毛，反应迟钝，少语、声细，少动，少食，怕凉，体重迅速增加，皮肤粗糙，脱屑，性腺发育迟缓等。

2～3岁后中枢神经系统基本发育成熟，此后到青春发育期发病，大多数似成年型甲状腺功能减退症，但智力偏低，发病年龄低越早越明显，伴有不同程度的生长阻滞和青春期延迟，偶见性早熟和乳汁分泌，可能和TRH促进催乳素分泌有关。垂体性甲状腺功能减退症，一般病情较轻，部分有性腺发育不良或不发育。幼年型甲状腺功能减退症的试验检查方法和结果与克汀病及成年型甲状腺功能减退症相同。

（三）治疗

幼年型甲状腺功能减退症也应强调早期诊断和早期治疗，以免影响儿童的发育，治疗原则如克汀病和黏液水肿相同，一般患者智力发育影响较小，长期服药体格和性腺均可得到正常发育，预后较佳。

其具体治疗方法主要是补充甲状腺激素，用法同克汀病。一般用药半个月后症状便可得到改善，但神经系统症状恢复较慢，坚持长期服药，可恢复正常的体格发育，性腺发育也可以恢复。但要注意用药不可过量。

二、成年型甲状腺功能减退症

甲状腺功能减退症（甲减），即甲状腺功能减退症，是由于甲状腺激素缺乏，肌体代谢活动下降所引起的临床综合征，成人后发病的称为"成人甲状腺功能减退症"，重者表现为黏液性水肿，故又称为"黏液性水肿"，昏迷者称为"黏液水肿性昏迷"，胚胎期或婴儿期发病者，严重影响大脑和身体生长发育，成为痴呆侏儒，称"呆小病"或者"克汀病"。

（一）病因

本病的基本病因是由于甲状腺功能不足。导致甲状腺功能不足的原因是多方面的，现归类如下。

1.甲状腺组织的毁损

(1) 甲状腺组织萎缩：自发性或原发性。

(2) 甲状腺组织毁损

1) 手术切除过多。

2) ^{131}I治疗过度。

3) 急性化脓性甲状腺炎。

4) 甲状腺肿瘤、结核。

(3) 甲状腺病变

1) 慢性甲状腺炎。

2) 产后甲状腺炎。

3) 甲状腺肿晚期。

2. 甲状腺功能减退

(1) 甲状腺素合成障碍

1) 使用抗甲状腺药过量。

2) 缺碘过度。

(2) 垂体功能衰退

1) 自发性甲状腺萎缩：多为自身免疫反应的结果，如亚急性甲状腺炎、淋巴细胞性甲状腺炎、产后甲状腺炎等未经治疗，任其发展，其终末状态则为甲状腺萎缩。甚至毒性甲状腺肿发展到晚期亦可出现甲状腺萎缩，最终形成黏液性水肿。应该指出的是，甲状腺萎缩仅指其形态和结构方面的相对状态而言，实际上不少萎缩的甲状腺仍可以扪及，甚至可以稍显肿大，切片可见若干滤泡仍属正常，但其功能则处于衰退或衰竭状态。

2) 继发性甲状腺功能不足：常继发于甲状腺手术后、^{131}I 治疗后，由于甲状腺切除过多或 ^{131}I 治疗剂量过大所致。其病程进展较自发性萎缩为快，且多伴有肌肉疼痛和皮肤感觉异常。也可以由于甲状腺癌、甲状腺结核、甲状腺梅毒、甲状腺真菌病等，病变毁损甲状腺组织而导致甲状腺功能不足。结节性甲状腺肿的晚期常并发甲状腺功能减退症。

3) 药物性甲状腺功能不足：抗甲状腺药服用过量、或时间过长，可以形成甲状腺功能不足。长期服用大剂量碘剂能导致甲状腺肿及功能不足，因为高浓度碘反而能抑制甲状腺对碘的摄、储功能。长期缺碘也能引起甲状腺功能不足，甚至发生黏液性水肿。

4) 垂体性甲状腺功能不足：不论何种原因引起的垂体毁损或萎缩，都会导致各个靶区内分泌腺的功能衰退，主要是甲状腺、肾上腺和性腺。其中甲状腺功能不足的表现往往最为突出，称"继发性（垂体性）黏液水肿"。这种患者除甲状腺功能不足症状外，在一定程度上尚有其他内分泌激素缺乏现象，可以推断其基本病变在垂体。偶尔垂体的病变也可能单纯导致 TSH 分泌不足，因而形成纯粹的甲状腺功能不足。

(二) 病理

本病的基础是黏液性水肿。可能是由于甲状腺激素减少，血液循环中甲状腺激素量降低，促甲状腺激素分泌量增多，因而导致黏多糖在组织中的沉积，有时也可引起轻度的眼球突出和眼睑水肿。成年型甲状腺功能减退症如情况不严重者，可不形成黏液水肿，但各种组织仍有类似而较轻的病变。各种组织的典型病变如下。

1. 甲状腺

滤泡小而细胞呈扁平状，滤泡间有致密的纤维组织，并有局灶性的淋巴细胞和浆细胞浸润，有时可见多核巨细胞。散在或成团的甲状腺细胞也有所见，其中有些为嗜伊红性，形成 Huthle 细胞，也有的呈上皮样组织转化。

2. 垂体

黏液性水肿患者的垂体切片中，常可见许多可用醛复红染色法辨认的特殊细胞，称"Y 细胞""小颗粒嗜碱性细胞"或"双染细胞"。这种细胞可能源自嗜碱性细胞或拒染细胞，有活跃的促甲状腺激素分泌功能，而能分泌生长激素的嗜酸性细胞则同时减少。

3. 其他内分泌腺

肾上腺大致正常，或者偶尔有皮质萎缩现象，而肾上腺髓质则正常。甲状腺功能减退症如同时伴有肾上腺皮质萎缩，称"Schmidt综合征"。卵巢一般无明显变化，但可能有排卵障碍，因此绝经前的女性其子宫内膜可能有增生或萎缩现象。男性患者，未成年者其输精管壁可有玻璃样变，管壁细胞退化，管周围纤维组织增生；而成年以后发病者其输精管变化多不显著，仅偶尔可见上述病变。甲状旁腺一般正常，偶尔可有增生现象。皮肤变化显著，汗腺和毛囊常因表皮过度角化而被阻塞，真皮水肿，胶原纤维显得肿胀、分离和破碎。细胞外的间质和黏多糖大量增加。皮下血管及其周围可能有少量的单核细胞浸润。

4.骨骼和肌肉

骨骼较致密，骨骼肌肿胀、苍白。镜下可无明显变化，有时肌横纹消失，肌细胞退化灶、肌纤维彼此分离明显，其间有嗜碱性物质浸润。

5.脑、心、肝、肠

脑细胞可能萎缩，神经胶质亦然，有退化灶可见。心脏可能肥厚而扩大，间质水肿，有时有纤维组织增多现象，心肌细胞的变化似骨骼肌。肝脏可能正常或者略有水肿。肠壁组织中常有主细胞增多现象，间质中有黏液积存，肠壁的平滑肌细胞也有骨骼肌相似的变化。

6.浆膜腔

含较多体液，其蛋白质含量正常或增加。

(三)临床表现

1.甲状腺功能减退症的一般表现

黏液性水肿多为颈项短粗而腹部膨隆的矮胖体型者，很少瘦长型的人。体重因体液增多而增加。头面部病变最为显著：面目水肿，形如满月，但不似肾炎患者明显。整个面部皮肤因水肿而显得厚实，又不像肢端肥大症那样肥厚。皮色苍白，略显微黄，呈老象牙色，面颊中部可呈粉红色。眼睑狭小，眼皮水肿，上睑下垂，下睑水肿似含有一包水样。眉毛外侧部分常稀疏。眼球可稍突出，但眼球运动一般无障碍。鼻子较阔，口唇较厚，耳垂较大，前额和鼻翼旁的皱纹较深。舌头明显肥大，常致运转不灵而言语不清，舌面光滑，舌色红润，与苍白的面色恰成对照。如患者贫血严重，舌色也可变白。

患者在静居时常面无表情，反应迟钝，动作缓慢，非常软弱，性格温婉，与人交谈常面露微笑，似小孩天真状。声音嘶哑、低沉，言语谨慎、缓慢，咬字不准、发音模糊，似醉汉，这多系舌头较大，口唇较厚，腭垂、鼻腔和咽喉的黏膜水肿所致。发音和语言方面的特殊表现，可视为本病特征。有经验的临床专家在听到患者讲话后，便能做出对本病的诊断。

2.甲状腺功能减退症的特殊面容

颜面苍白而蜡黄，面部水肿，目光呆滞，眼睑松肿，表情淡漠，少言寡语，言则声嘶，吐词含混。

3.甲状腺功能减退症的心血管系统

心率缓慢，心音低弱，心脏呈普遍性扩大，常伴有心包积液，也有久病后心肌纤维肿胀，黏液性糖蛋白(PAS染色阳性)沉积以及间质纤维化，称甲状腺功能减退症性心肌病变。患者可出现明显脂代谢紊乱，呈现高胆固醇血症，高甘油三酯血症以及高β-脂蛋白血症，常伴有动脉粥样硬化症，冠心病发病率高于一般人群，但因周围组织的低代谢率，心排血量减低，心肌氧耗减少，故很少发生心绞痛与心力衰竭。有时血压偏高，但多见于舒张压。心电图呈低电压，T 波倒置，QRS 波增宽，P–R 间期延长。

4.甲状腺功能减退症的肌肉与关节系统

肌肉收缩与松弛均缓慢延迟，常感肌肉疼痛、僵硬。骨质代谢缓慢，骨形成与吸收均减少。关节疼痛，活动不灵，有强直感，受冷后加重，有如慢性关节炎。偶见关节腔积液。

5.甲状腺功能减退症的泌尿生殖系统

因通常饮水不多，故尿少。肾功能可出现某些异常，肾血流量和肾小球滤过功能减退。性功能减退，男性勃起功能障碍，女性月经失调。不论男女，因性欲减退常致不育。尚能怀孕分娩者，所生婴儿大都近于正常，有时骨骼发育仍较迟缓。成年以前，男性睾丸发育不全；成年以后，则睾丸的生精小管退化。女性患者绝经前月经过多，有时甚严重而屡屡需做刮宫手术。少数病可出现闭经，但在适当替代疗法后可恢复正常。

6.甲状腺功能减退症的消化系统

严重黏液性水肿患者，消化道可有显著变化。牙齿和牙龈受影响，舌头干燥、肥厚，口、舌、咽的黏膜经常异常干燥。胃肠道黏膜萎缩，肠壁苍白肥厚，缺乏弹性，形如柔软的皮革。肠道常胀气，特别是结肠有时明显胀大，甚至有误诊为巨结肠症而行盲肠造瘘术者。消化功能常处于抑制状态。患者食欲缺乏，胆囊活动受抑制，可胀大。

7.皮肤及其附件

皮肤寒冷而干燥，尤以四肢为明显。皮肤很少汗腺和皮脂腺的分泌，所以皮肤经常粗糙而有脱屑，并有细小皱纹。皮下组织很厚，皮肤移动度小，似有水肿而无压陷性，但下肢有时也可有压陷性水肿。皮下脂肪常有增加，甚至形成团块，尤以锁骨上部位为多。皮肤受伤后，愈合能力差。手足因黏液性水肿而显得特别宽阔，但骨骼并无增大而可与肢端肥大症相区别。指甲厚而脆，生长缓慢。毛发燥而少，易折断，男性胡须很少。

8.精神和神经

患者常面呈微笑，表情似很得意。回答问题缓慢，但理解力正常，答语正常。记忆力减退，注意力和思考能力下降，情绪和应激性降低，反应时间明显延长。少数患者有神经过度和忧虑不安现象，在晚期病例可发生精神病态。患者嗜睡，经常在火炉旁或暖室中瞌睡；易倦，往往常在不该睡的场合假寐。这表明黏液性水肿已达严重程度，或为黏液性昏迷的前兆，但真正昏迷者少见。

在神经方面，除软弱外，一般无典型的运动障碍，有时可出现共济失调、意向性震颤、眼球震颤以及更替性运动困难。也有小脑萎缩而致眩晕者。感觉障碍少见。但麻木、刺感、异常的痛感较为普遍，特别在外科手术或 [131]I 治疗后的甲状腺功能减退症患者较为常见，发病率可达 80%。由于皮下黏液水肿，可压迫周围神经发生麻痹现象，特别是腕部的正中神经压迫症状较为多见。可以发生耳聋或眩晕，但在应用甲状腺制剂治疗后可显著恢复。

（四）诊断

1.病史

详细地询问病史有助于本病的诊断。如甲状腺手术、甲亢 [131]I 治疗；Graves 病、桥本甲状腺炎病史和家族史等。

2. 临床表现

本病发病隐匿，病程较长，不少患者缺乏特异症状和体征。症状主要表现以代谢率减低和交感神经兴奋性下降为主，病情轻的早期患者可以没有特异症状。典型患者畏寒、乏力、手足肿胀感、嗜睡、记忆力迟钝、声音嘶哑、听力障碍、面色苍白、颜面和(或)眼睑水肿、唇厚舌大、常有齿痕，皮肤干燥、粗糙、脱皮屑、皮肤温度低、水肿、手脚掌皮肤可呈姜黄色，毛发稀疏干燥，跟腱反射时间延长，脉率缓慢。少数病例出现胫前黏液性水肿。

本病累及心脏可以出现心包积液和心力衰竭。重症患者可以发生黏液性水肿昏迷。

3. 实验室诊断

血清 TSH 和总 $T_4(TT_4)$、游离 (FT_4) 是诊断甲状腺功能减退症的第一线指标。原发性甲状腺功能减退症血清 TSH 增高，TT_4 和 FT_4 均降低。TSH 增高，TT_4 和 FT_4 降低的水平与病情程度相关。血清总 $T_3(TT_3)$ 早期正常，晚期减低。因为 T_3 主要来源于外周组织 T_4 的转换，所以不作为诊断原发性甲状腺功能减退症的必备指标。亚临床甲状腺功能减退症仅有 TSH 增高，TT_4 和 FT_4 正常。甲状腺过氧化物酶抗体 (TPOAb)、甲状腺球蛋白抗体 (TgAb) 是确定原发性甲状腺功能减退症病因的重要指标和诊断自身免疫甲状腺炎 (包括慢性淋巴细胞性甲状腺炎、萎缩性甲状腺炎) 的主要指标。一般认为 TPOAb 的意义较为肯定。日本学者经甲状腺细针穿刺细胞学检查证实，TPOAb 阳性者的甲状腺均有淋巴细胞浸润。如果 TPOAb 阳性伴血清 TSH 水平增高，说明甲状腺细胞已经发生损伤。我国学者经过对甲状腺抗体阳性、甲状腺功能正常的个体随访 5 年发现，当初访时 TPOAb > 50 IU/mL 和 TgAb > 40 IU/mL 者，临床甲状腺功能减退症和亚临床甲状腺功能减退症的发生率显著增加。

4. 其他检查

轻、中度贫血，血清总胆固醇、心肌酶谱可以升高，部分病例血清催乳素升高、蝶鞍增大，需要与垂体催乳素瘤鉴别。

(五) 鉴别诊断

最难区别的是并非甲状腺功能减退症而系神经质的患者。神经质者，一般都呈体态略胖的中年女子，经常有头晕、易倦、嗜睡、便秘、抑郁或神经质等表现，而在体格检查时不能发现任何甲状腺功能减退症的典型症状。患者 BMR 可能偏低，但 PBI 浓度、摄 ^{131}I 率、T_3 及 T_4 浓度仍属正常。其他如慢性肾炎、恶性贫血病者也应与甲状腺功能减退症进行鉴别。肾性水肿是全身性的，其皮肤紧张而具压陷性，虽血清胆固醇浓度也较高，BMR 和 PBI 也可能较低，但摄 ^{131}I 率正常甚至偏高。恶性贫血患者常有舌头痛、胃无酸现象。

继发性甲减与原发性甲减的鉴别诊断可以从以下几个方面考虑。

1. 病史

女性的月经史非常重要。原发性甲状腺功能减退症患者常月经过多。如青年女性在分娩后不能泌乳，并随即有绝经现象 (即所谓席汉综合征) 是垂体损害的表现；如不伴一般的绝经期症状 (面颊潮红、性情暴躁) 者则更有可能；有难产产后大出血史，以后不能哺乳或伴有永久性停经、性欲减退现象者，也有垂体损害可能。不论男女，在头部受伤后有头痛、视力丧失者，表示蝶鞍有损伤可能，伤后有性欲减退亦是。黏液性水肿患者在施行甲状腺制剂替代治疗效果不显著或有不良反应者，也应疑为垂体性黏液性水肿。

2. 体格检查

垂体性黏液性水肿患者体重常有减轻。皮肤冷，但不干燥。颜面皱纹多，显得苍老。腋窝、阴部、颜面部毛发、眼睫毛掉光，但剩余毛发并不粗糙反而显纤软。舌头不大，声音不浊，心影常缩小。女性的乳房、阴道黏膜、子宫以及男性的睾丸常有萎缩。血压一般偏低。

3. 实验室检查

垂体性黏液性水肿的各种甲状腺功能检查与原发性甲状腺功能减退症同样是明显降低，BMR、PBI、摄 ^{131}I 率也均降低，故鉴别意义不大。但原发性甲状腺功能减退症 TSH 值常明显升高，而垂体性黏液性水肿患者的 TSH 较正常值为低。血清胆固醇，原发性者常增高，而垂体性者常降低。血糖测定，原发性者罕见降低，而继发性者明显降低。肾上腺皮质激素测定和生殖腺功能测定对两者的鉴别也常有帮助。如为垂体性黏液性水肿"水盐"内分泌测定及血清钠、氯浓度均较低，做 Kepler 利尿试验和 Cutler-Power-Wilder 禁盐试验不正常，常有肾上腺皮质功能衰退的典型表现，尿中 17- 促可的松含量测定几乎为 0。胰岛素耐受试验时，垂体性黏液性水肿患者常有胰岛素过敏和低血糖现象，小剂量的胰岛素注射也能导致血糖迅速而持续地下降，甚至有发生胰岛素休克和昏迷的危险。此外，卵巢促卵泡激素的尿排出量有时对诊断也有帮助。

对少数患者根据病史、体格检查及上述实验室检查仍不能鉴别时，TSH 刺激试验可能提供帮助。垂体性黏液性水肿患者，一般在连续 3 天肌内注射 10 U TSH 以后，应能使 ^{131}I 的吸收率恢复正常。而原发性甲状腺功能减退症患者对此试验无反应。但值得注意的是，如垂体性甲状腺功能减退症患者病期已久，其甲状腺已纤维化，TSH 试验可能无反应，而原发性甲状腺功能减退症者有时也可能对 TSH 有反应，因其残余甲状腺组织可能尚有一定功能。

对垂体性黏液水肿患者与原发性黏液性水肿同时伴有肾上腺皮质功能不全者可通过做 ACTH 试验做鉴别。单纯性垂体性黏液性水肿患者，在 ACTH 注射后各种试验可发现其肾上腺皮质功能已有所改善，而同时伴有肾上腺皮质功能不全的原发性黏液性水肿患者则无任何反应。

(六) 治疗

1. 治疗目标

临床甲状腺功能减退症症状和体征消失，TSH、TT$_4$、FT$_4$ 值维持在正常范围。左甲状腺素 (L-T$_4$) 是本病的主要替代治疗药物。一般需要终身替代；也有慢性淋巴细胞性甲状腺炎所致甲状腺功能减退症自发缓解的报道。近年来一些学者提出应当将血清 TSH 的上限控制在 < 3.0 mIU/L。继发于下丘脑和垂体的甲状腺功能减退症，不能把 TSH 作为治疗指标，而是把血清 TT$_4$、FT$_4$ 达到正常范围作为治疗的目标。

2. 治疗剂量

治疗的剂量取决于患者的病情、年龄、体重和个体差异。成年患者 L-T$_4$ 替代剂量 $50 \sim 200\,\mu g/d$，平均 $125\,\mu g/d$。按照体重计算的剂量是 $1.6 \sim 1.8\,\mu g/(kg \cdot d)$；儿童需要较高的剂量，大约 $2.0\,\mu g/(kg \cdot d)$；老年患者则需要较低的剂量，大约 $1.0\,\mu g/(kg \cdot d)$；妊娠时的替代剂量需要增加 $30\% \sim 50\%$；甲状腺癌术后的患者需要剂量约 $2.2\,\mu g/(kg \cdot d)$，以抑制 TSH 在防止肿瘤复发需要的水平。T$_4$ 的半衰期是 7 天，所以可以每天早晨服药 1 次。甲状腺片是动物甲状腺的干制剂，因其甲状腺激素含量不稳定和 T$_3$ 含量过高已很少使用。

3. 服药方法

起始的剂量和达到完全替代剂量所需时间要根据年龄、体重和心脏状态确定。< 50 岁、既往无心脏病史患者可以尽快达到完全替代剂量；> 50 岁患者服用 $L-T_4$ 前要常规检查心脏状态，一般从 25 ～ 50 μg/d 开始，每天 1 次口服，每 1 ～ 2 周增加 25 μg，直至达到治疗目标。患缺血性心脏病患者起始剂量宜小，调整剂量宜慢，防止诱发和加重心脏病。理想的 $L-T_4$，服药方法是在饭前服用，与其他药物的服用间隔应当在 4 小时以上，因为有些药物和食物会影响 T_4 的吸收和代谢，如肠道吸收不良及氢氧化铝、碳酸钙、硫糖铝、硫酸亚铁、食物纤维添加剂等均可影响小肠对 $L-T_4$ 的吸收；苯巴比妥、苯妥英钠、卡马西平、利福平、异烟肼、洛伐他汀、胺碘酮、舍曲林、氯喹等药物可以加速 $L-T_4$ 的清除。甲状腺功能减退症患者同时服用这些药物时，需要增加 $L-T_4$ 用量。

4. 监测指标

补充甲状腺激素，重新建立下丘脑 - 垂体 - 甲状腺轴的平衡一般需要 4 ～ 6 周的时间，所以治疗初期，每间隔 4 ～ 6 周测定相关激素指标。然后根据检查结果调整 $L-T_4$ 剂量，直到达到治疗目标。治疗达标后，需要每 6 ～ 12 个月复查 1 次有关激素指标。

（七）预防

碘摄入量与甲状腺功能减退症的发生和发展显著相关。我国学者发现碘超足量 [尿碘中位数 (MUI)200 ～ 299 μg/L] 和碘过量 (MUI ≥ 300 μg/L) 可以导致自身免疫性甲状腺炎和亚临床甲状腺功能减退症患病率和发病率的显著增加，促进甲状腺自身抗体阳性人群发生甲状腺功能减退症；碘缺乏地区补碘至碘超足量可以促进亚临床甲状腺功能减退症发展为临床甲状腺功能减退症。所以，维持碘摄入量在尿碘 100 ～ 199 μg/L 安全范围是防治甲状腺功能减退症的基础措施。特别是对于具有遗传背景、甲状腺自身抗体阳性和亚临床甲状腺功能减退症等易感人群尤其重要。

掌握甲状腺手术中甲状腺的切除量是预防成人甲状腺功能减退症的关键问题之一。一般而言，腺体增大越明显，保留的甲状腺组织应适当多一些；相反，甲状腺组织增大不明显而功能亢进症状又较严重者，保留的腺体要适当少一些。但切除量应个体化，这需要手术医师积累丰富的经验。甲状腺癌、结节性甲状腺手术时，要按甲状腺癌的术式原则进行，结节性甲状腺肿切除量亦比较多，故术后常规服用甲状腺片不仅可以预防复发，尚可预防术后甲状腺功能减退症的主要措施，甲状腺癌术后需终身服用，除了预防甲状腺癌复发外，尚可预防术后甲状腺功能减退症。结节性甲状腺肿的本质是甲状腺功能不足，故术后常规服用甲状腺片不仅可以预防复发，且可避免术后甲状腺功能减退症。在施行 ^{131}I 治疗时，应按 ^{131}I 治疗操作常规，剂量要掌握准确。对使用药物治疗甲亢者，其药物剂量要进行个体化定量，特别是维持量的确定要准确，服药治疗的时间也要十分注意，适时而止，既可避免复发或治疗不彻底，又可防止后续的甲状腺功能减退症出现。当甲状腺手术后、^{131}I 及药物治疗后患者有轻微的甲状腺功能减退症表现，即应做 T_3、T_4 等有关检查，以便及时发现和治疗后续甲状腺功能减退症，万不可等到患者发展到黏液性水肿方始治疗。

三、克汀病

克汀病发生于甲状腺肿流行的地区，胚胎期缺乏碘引起的呆小症，称地方性呆小症。碘是甲状腺合成甲状腺素所必需的原料。在缺乏食用碘的地区，很多成人患有缺碘症，引起甲状腺肿大。小儿胚胎4个月后，甲状腺已能合成甲状腺素。但是母亲缺碘，供给胎儿的碘不足，势必使胎儿期甲状腺素合成不足，严重影响胎儿中枢神经系统，尤其是大脑的发育。若不及时补充碘，将造成神经系统不可逆的损害。

症状表现基本上与散发性呆小症相同。但是，由于胚胎期就受到神经系统的严重损害，因此智力发育低下更为明显，并且有不同程度的听力和言语障碍。

在甲状腺肿流行地区，应普遍推广应用加碘的食盐来作为预防。孕妇在妊娠期的最后3～4个月，需每日加服碘化钾20～30 mg，并多吃含碘丰富的食物，如紫菜、海带、海蜇等。胎儿出生后需进行检查，对可疑患儿再作进一步检查确诊，并加以治疗。出生后的治疗效果，不如在胎内时的预防好，因此根治方法必须从预防着手。

(一) 分类

克汀病是一种呆小症，其发病原因是小儿甲状腺功能不足所致。克汀病可分两种。

1. 地方性克汀病

这是由于某一地区自然环境中缺乏微量元素——碘，影响甲状腺素的合成，引起"大粗脖"，这种病多见于山区。母亲由于缺碘患这种病后，供应胎儿的碘不足，致胎儿期甲状腺激素合成不足，可影响胎儿和新生儿的发育，尤其是脑组织，所以生下来可能智力低下。

2. 散发性克汀病

其原因主要是由于某种因素 (如母亲患有甲状腺疾病，血中有抗甲状腺的自身抗体，破坏胎儿甲状腺组织，或者妊娠期间服用了抗甲状腺药物，使胎儿甲状腺先天性发育不全。) 所致的先天性甲状腺功能不足。甲状腺素是人体生长发育所必需的内分泌激素，如果小儿缺乏这种激素，可直接影响小儿脑组织和骨骼的发育。若在出生后到1岁以内不能早期发现、早期治疗，则会造成终生智力低下及矮小，如能早期诊断及时给甲状腺素口服，则生长发育可完全正常。

(二) 临床表现

本病的典型表现是呆、小、聋、哑、瘫。克汀病患儿有一种特有的傻相：头大额低矮，脸宽而苍白；眉间宽、眼裂狭窄，眼睛小；鼻梁下陷，鼻翼肥厚，鼻孔向前；唇厚，张口伸舌，舌体肥大，经常流涎；皮肤干燥，头发稀枯等。患儿智力发育障碍。轻者智力低下，仅能写简单数字，理解力差，动作迟钝，不能入学学习；再重者为痴呆，饮食、大小便能自理，但无语言表达及劳动能力；最重者为白痴，生活完全不能自理，饮食、大小便、穿衣等均需他人照顾。患儿发育迟缓；听力减退，半聋或全聋；声音嘶哑，言语不清，半哑或全哑；可有瘫痪，爬行、步态不稳，行走如鸭步。

(三) 检查

1. 基础代谢率测定

甲状腺功能减退症一般 -20% 以下，甚至更低，可达 -45%。

2. 甲状腺 [131]I 摄取率测定

甲状腺功能减退症患者24小时最高吸 [131]I 率可降至10%以下。

3. 血清蛋白结合碘 (PBI) 测定

低于正常，多在 3 μg/dL 以下。

4. 血清总 T_3、T_4 测定

T_4、T_3 值，在临床症状不明显的部分患者中均可正常，症状明显或黏液性水肿患者，T_4、T_3 均降低，T_4 常低于 3 μg/dL。

5. 血清促甲状腺激素 (TSH) 测定

甲状腺功能减退症时由于甲状腺激素减少，对促甲状腺激素反馈抑制作用减低，于是促甲状腺激素分泌增加，其增加程度可反映出血中甲状腺激素下降程度，为原发性甲状腺功能减退症中最敏感的指标，用放射免疫测定血清促甲状腺激素浓度时，本病可高达 150 μIU/mL 以上。

6. 促甲状腺激素释放激素 (TRH) 测定

当 TSH 浓度升高时，注射 TRH 后，原发性甲状腺功能减退症患者呈现 TSH 持久而过度的升高反应。而继发于垂体病变者，则 TSH 无明显升高反应。

7. 抗体测定

病因与自身免疫有关，有助于甲状腺炎所致甲状腺功能减退症的诊断。抗甲状腺球蛋白抗体 (TGA) 和抗微粒体抗体 (TMCA) 升高 (正常值分别为＜ 30% 和＜ 15%)。

8. 血糖及糖耐量

甲状腺功能减退症时血糖偏低，糖耐量低平。

9. 血脂测定

血胆固醇和甘油三酯含量常增高。

(四) 诊断

在婴幼儿时期，本病诊断颇难，因各种症状不明显，各项检查也较为困难，故易漏诊。当年龄较大，临床表现典型者，则诊断并不困难。其诊断标准如下。

1. 必备条件

(1) 出生、居住于低碘地方性甲状腺肿流行地区。

(2) 有精神发育不全，主要表现为不同程度的智力低下。

2. 辅助条件

(1) 神经系统症状

1) 不同程度的听力障碍。

2) 不同程度的语言障碍。

3) 不同程度的运动神经障碍。

(2) 甲状腺功能减退症状

1) 不同程度的身体发育障碍。

2) 不同程度的克汀病形象：如傻相、面宽、眼距宽、鼻梁塌、腹部膨隆等。

3) 不同程度的甲状腺功能减退症表现：如黏液性水肿，皮肤、毛发干燥，X 线骨龄落后和骨骺愈合延迟，PBI 降低，血清 T_4 降低，TSH 增高。

有上述的必备条件，再具有辅助条件中神经系统症状或甲状腺功能低下症状任何一项或一项以上，而又可排除分娩损伤、脑炎、脑膜炎及药物中毒等病史者，即可诊为地方性克汀病；如有上述必备条件，但又不能排除引起类似本病症状的其他疾病者，可诊断为可疑患者。

地方性克汀病治疗越早，疗效越好，因而早期诊断特别在婴幼儿时期的早期诊断十分重要。

若能密切细致地观察婴幼儿的行为，并结合必要的体格检查和实验室检查，常能发现克汀病患儿。下面提出早期的诊断要点。

1. 行为

患儿常表现为异常安静，吸乳无力，笑声微弱、嘶哑，动作反应迟钝，不活泼，无表情，对周围事物淡漠，常有便秘。

2. 体格检查

患儿的发育落后于实际年龄，如抬头、颈部运动、坐、站及走均晚；前囟门闭合迟，出牙迟；全身肌肉张力低，尤其是肩部肌肉松弛；腹部膨隆，有时有脐疝；皮肤粗糙，常呈灰白或黄色。有人提出跟腱反射的半松弛时间的延长，可作为甲状腺功能减退症的早期诊断指标。

3. 实验室检查

X 线骨龄检查，尤其是新生儿应该有股骨远端的骨骺出现，若无则对此病的早期诊断有很大的价值。最有诊断意义的检查是新生儿及婴幼儿血清 T_4 及 TSH 的测定。 T_4 低于正常值、TSH 高于正常值，甲状腺功能减退症诊断即可成立。

（五）鉴别诊断

1. 散发性克汀病

散发性克汀病又称先天性甲状腺功能减退，首先是发生在非地方性甲状腺肿流行区，但在地方性甲状腺肿流行区也可以发生，故应与地方性克汀病鉴别。散发性克汀病患者的甲状腺变小或缺乏，30% ～ 70% 为异位甲状腺。其原因可能是先天性或自身免疫抗体或某些毒性物质破坏甲状腺组织所致。这类患者有明显的甲状腺功能减退，甲状腺摄 [131]I 率很低，甲状腺扫描甲状腺图形变小或缺如或有异位甲状腺。散发性克汀病智力低下不如地方性克汀病明显，甲状腺功能减退症症状则明显，常有黏液性水肿，T_3、T_4、PBI 明显降低，TSH 增高；体格发育障碍，身体矮小，骨化中心生理迟缓，骨骺碎裂，骨骺延缓闭合等均明显；一般无聋哑，几乎没有地方性克汀病那些神经肌肉运动障碍。

2. 还需与 Pendred 综合征（先天性耳聋）、唐氏综合征、一般聋哑患者、垂体侏儒症、维生素 D 缺乏病（佝偻病）、苯丙酮尿症，Laurence-Moon-Biedl 综合征以及 Gar-goylism 病等相鉴别。

（六）治疗

对克汀病应早期治疗，治疗越早，效果越好。延误治疗会使神经系统受到损害，体格发育受到影响。

1. 补碘

其方法同地方性甲状腺肿。

2. 口服甲状腺片

3. 左甲状腺素 (L-T_4) 治疗

80% T_4 被吸收，在外周组织中根据需要转化有代谢活性的三碘甲腺原氨酸 (T_3)。T_4 的生物半衰期约 7 天。2 ～ 3 天才显示作用，作用持续 4 周。为了确保左甲状腺素（优甲乐）吸收理想，宜在早餐前约 30 分钟空腹服用。开始剂量 25 μg/d，以后增至 100 ～ 200 μg/d，作为长期治疗。如果单用左甲状腺素疗效不够，必要时可补充小剂量的 L-T_3。 80% ～ 100% 的 T_3 被吸收，收效较快，生物半衰期约 1 天，作用持续时间约 10 天。因为含 T_3 制剂导致血中非生理所需的 T_3 高浓度，所以现在只在例外情况下使用。通常替代疗法必须实施终身，原则上无禁忌证，预后极好。妊娠期肌体对激素的需求增大 40%，应对 T_4 剂量做相应调整。此外，妊娠期应补充碘 100 mg/d，以预防婴儿缺碘。

4. 其他治疗

对 16 岁以上的女性患者，应加服已烯雌酚，口服 1 ～ 2 mg/d，连服 22 天，停药 1 周，一般服用半年或 1 年，可使生殖腺发育成熟，月经来潮。对男性青年患者可用甲睾酮或丙酸睾酮，3 次 / 日，口服 5 ～ 10 mg/ 次。此外，要注意增加营养，补充维生素 A、维生素 B、维生素 C 和钙剂，多吃含蛋白质丰富的食物，对儿童的体格和智力发育是有益的。

（七）预防

(1) 对流行区的孕妇及哺乳期女性，可口服碘化钾，还可以补充一定量的甲状腺激素如口服甲状腺片。从小剂量开始，先给全量的 1/4，密切观察，若无不适症状，脉搏＜ 90 次 / 分。连日加量，于 2 周内达到 150 ～ 200 mg/d。从怀孕开始服用，直到哺乳结束。

(2) 在地方性甲状腺肿流行区，长期食用碘盐，或者给予其他供碘措施。积极防治地方性甲状腺肿，以防止新的典型克汀病的发生。

(3) 给孕妇肌内注射碘油。在流行区，给孕妇一次性肌内注射碘油 2 mL。碘供应的有效期为 3 ～ 5 年，这 2 mL。碘油已足够怀孕期及哺乳期母亲以及胎儿、婴儿所需要的全部碘量。此法简便易行，特别适用于地广人稀的偏僻山区，是预防地方性克汀病的良好方法。

四、亚临床甲状腺功能减退症

亚临床甲状腺功能减退症是由于甲状腺激素合成或释放有障碍，甲状腺激素减少必然对促甲状腺激素的反馈抑制，引起促甲状腺素升高，升高的促甲状腺素刺激甲状腺肿大、增生和代偿性甲状腺激素释放增加，使血甲状腺激素恢复正常，但这是在高促甲状腺素水平下的维持的甲状腺激素正常。

（一）病因

放射性同位素治疗是亚临床甲状腺功能减退症的第二类常见原因。甲状腺激素治疗临床甲状腺功能减退症剂量不足时，患者也会出现亚临床甲状腺功能减退症的特点。许多药物如锂剂、碘或含碘制剂及磺胺类等均可导致本病。另外，其他自身免疫性疾病如 1 型糖尿病和白癜风等常常伴发亚临床甲状腺功能减退症。

（二）亚临床甲状腺功能减退症临床表现

亚临床甲状腺功能减退症可以出现多种类似临床甲状腺功能减退症的症状，只是其程度较轻微而已。由于目前缺乏敏感的了解甲状腺状态的外周指标，各家报道的资料具有较大的差异。尽管如此，这些轻微的变化在多年的发展过程中也能够影响各种器官的功能状态，使患者产生一系列的临床并发症。

1. 高脂血症

众所周知，甲状腺功能状态与脂质代谢紧密关联。大部分甲状腺功能减退症患者血清总胆固醇 (TC)、低密度脂蛋白胆固醇 (LDL-C) 和三酰甘油 (TG) 明显高于正常。然而，亚临床甲状腺功能减退症对脂质代谢的影响目前并无一致性的结论。部分研究提示，患者可伴有 LDL-C

升高和 (或) 高密度脂蛋白胆固醇 (HDL-C) 降低。但这些变化远远不及临床甲状腺功能减退症那样明显。不过，即使 LDL-C 或 HDL-C 的轻微异常，也会大大增加冠心病的危险性。因此，对于存在血脂代谢异常的患者宜考虑甲状腺激素替代治疗。

2. 心功能改变

已证实，甲状腺激素增加心率和心肌收缩功能。尽管部分学者并未发现亚临床甲状腺功能减退症患者心脏收缩时间间隙有异于正常人群，但多数研究显示，患者经左甲状腺素 (L-T$_4$) 治疗以后，其心脏收缩时间间隙可以增加 50%，而且收缩时间间隙与 TSH 显著正相关，与游离甲状腺素 (FT$_4$) 负相关。患者左心室射血分数往往在正常范围，但是，应用 L-T$_4$ 治疗的患者，运动后左室射血分数明显增加。

3. 神经精神异常

亚临床甲状腺功能减退症患者常常伴有认知功能和情绪的改变，部分患者出现抑郁症状。而且，多数患者对精神病的治疗反应欠佳。而甲状腺激素制剂可以改善患者的认知功能和记忆力。

(三) 亚临床甲状腺功能减退症诊断和鉴别诊断

如果血中 TSH 浓度高于正常，游离 T$_3$(FT$_3$)、FT$_4$ 水平无异常，而患者又没有明显的临床表现，亚临床甲状腺功能减退症的诊断可以确立。

但是，非亚临床甲状腺功能减退症亦可引起 TSH 升高，其中包括：病态甲状腺功能正常综合征恢复期，垂体 TSH 瘤，甲状腺激素抵抗综合征，TSH 受体突变等。甲氧氯普胺等药物也可导致患者血中 TSH 含量的异常升高。原发性肾上腺皮质功能减退的患者，其血清 TSH 水平可高于 15 mU/L，糖皮质激素替代治疗后，TSH 多恢复正常。在诊断亚临床甲状腺功能减退症前，应首先排除这些原因导致的 TSH 异常。

(四) 亚临床甲状腺功能减退症治疗

亚临床甲状腺功能减退症是否需要甲状腺激素替代治疗仍有较大分歧。由于本病易于转化为临床甲状腺功能减退症，并且对患者的健康状态具有不利影响，而甲状腺激素又可以改善患者的脂质代谢、心脏功能及神经精神症状。因此，目前认为，早期采取积极的治疗措施是值得推荐的，尤其是 HT 引起的亚临床甲状腺功能减退症、甲状腺特异性抗体阳性及 TSH 大于 12 mU/L 者。不过，对于伴有严重心脏疾患的患者，激素替代治疗应十分谨慎。如果患者未接受甲状腺激素治疗，宜注意密切随访，定期复查甲状腺激素谱和血清 TSH。

甲状腺激素替代治疗的目的在于有效地恢复组织内甲状腺素 (T$_4$) 储存池。其用药原则是，以最小的剂量，获得最佳的治疗效果。一般的推荐剂量为左甲状腺素每日 1 ~ 1.7 μg/kg，或者甲状腺片 40 ~ 160 mg/d。起始剂量应根据患者年龄、有无并发症和病情严重程度决定。无明显临床表现和并发症的年轻患者，开始即可使用全部替代剂量。但是，为慎重起见，多主张从小剂量开始，对于老年和伴有心血管系统疾病的患者更应如此。在 L-T$_4$ 每日 25 μg 的基础上，每 4 ~ 8 周增加 25 ~ 50 μg。对于 Graves 病应用放射性碘治疗后的患者，甲状腺激素宜采用较小剂量，因为患者体内存在甲状腺刺激抗体，外源性甲状腺激素可能会诱导甲亢的复发。

甲状腺激素治疗亚临床甲状腺功能减退症的疗效判定主要依赖于血清 TSH。一般在治疗 4 ~ 8 周复查 TSH 及 FT$_4$，主张在 3 ~ 4 个月之内使患者 TSH 浓度达到正常水平。

尽管甲状腺激素替代治疗具有较多的优点，但激素过量可引起亚临床甲亢，此时，患者可出现心功能改变和骨密度异常，对老年患者及绝经后的女性亦然。因此，临床上应严格掌握替代治疗的适应证，并注意防止甲状腺激素使用过量。

五、妊娠与甲状腺功能减退症

妊娠期甲状腺功能减退包括临床甲状腺功能减退症（患者有甲状腺功能减退症症状）和亚临床甲状腺功能减退症（患者没有临床症状，只有甲状腺功能化验异常）。妊娠合并临床甲状腺功能减退症可以造成胎儿甲状腺激素减少。发生甲状腺功能减退症的常见原因有：碘缺乏、甲状腺炎、甲亢行手术或放射碘治疗等。

（一）妊娠期临床甲减

1. 对妊娠和胎儿的影响

妊娠期间充足的母体甲状腺激素对于保证母体及其后代的健康非常重要。母体临床甲状腺功能减退症、亚临床甲状腺功能减退症、孤立的低 T_4 血症和甲状腺自身抗体阳性均可以对母体、妊娠过程以及胎儿发育带来不良结果。

（1）对妊娠的影响：生育期女性妊娠期临床甲状腺功能减退症可导致生育能力降低、可发生妊娠高血压、胎盘剥离、自发性流产、胎儿窘迫、早产及低体重儿。研究证实母体临床甲状腺功能减退症比亚临床甲状腺功能减退症与妊娠期间母体、胎儿和新生儿不良后果的关系更为密切。

亚临床甲状腺功能减退症妊娠并发症的危险性是否升高结论不一。

（2）对胎儿的影响：胎儿需 T_4 来保证正常脑神经发育及其他器官系统的发育。妊娠中期胎儿甲状腺功能才能完全建立。此前，尤在妊娠早期胎儿的甲状腺激素完全依赖母体提供。已明确母体临床甲状腺功能减退症与后代的神经精神发育障碍有关。甲状腺激素减少，可造成胎儿发育期大脑皮质中主管语言、听觉和智力的部分不能得到完全分化和发育。

研究提示妊娠期母体亚临床甲状腺功能减退症或孤立的低 T_4 血症的后代智力和运动能力可能受到轻度的损害。

2. 临床表现与诊断

妊娠期临床甲状腺功能减退症和亚临床甲状腺功能减退症的诊断同一般人群。

（1）诊断：临床甲状腺功能减退症具有水肿、怕冷、体重增加、嗜睡、反应迟钝等临床表现，实验室检查血清 TSH 增高，FT_4 和 TT_4 减低。

亚临床甲状腺功能减退症没有明显的临床症状，实验室检查血清 TSH 增高，FT_4 和 TT_4 正常。

孤立的低 T_4 血症是指妊娠期间 TSH 正常，仅 T_4 或 FT_4 降低。

（2）甲状腺功能生化检测：目前的关键问题是缺乏孕期特异的母体血清 TSH 和甲状腺激素的正常参考范围。妊娠期间由于受多种因素的影响，TSH 参考范围与普通人群不同。一致的观点是在妊娠早期 TSH 参考范围应该低于非妊娠的人群，目前推荐 TSH 2.5 mIU/L 作为妊娠早期保守的上限，超过可以考虑诊断为妊娠亚甲状腺功能减退症。由于测定 TSH 在方法学上的差异很小，所以，不需要制定方法特异的 TSH 参考范围。

目前尚没有合适的妊娠期特异的以及方法特异的 FT_4 的参考范围。TT_4 不受检测方法的影响，在非妊娠人群 TT_4 的参考范围稳定，可以通过应用系数 1.5 来调整妊娠时 TT_4 的参考范围。

3. 治疗

胎儿发育尤其是脑发育主要依赖母体充足的 T_4 水平，而不是 T_3 水平。左甲状腺素 ($L-T_4$) 是妊娠女性或准备妊娠的女性甲状腺激素替代治疗首选的制剂，左甲状腺素对妊娠和哺乳均安全，无致畸或大量进入乳汁的证据。

(1) 妊娠期甲状腺功能减退症甲状腺激素治疗目标：一旦确诊，应及时、足量补充外源性左甲状腺素，保证妊娠早期母体对胎儿的甲状腺激素的供应，满足胎儿第一个脑快速发育期对甲状腺激素的需要。根据现有的资料，妊娠早期的 TSH 2.5 mIU/L 可以作为补充左甲状腺素纠正甲状腺功能减退症的目标值，但由于 HCG 的影响，妊娠早期 TSH 受抑制处于偏低水平，左甲状腺素剂量的调整需根据 FT_4 和 TSH 确定。血清 FT_4 保持在非妊娠成人正常范围的上限；血清 TT_4 维持在非妊娠成人正常值的 1.5 倍水平。

(2) 妊娠期甲状腺功能减退症治疗时机：启动的时间越早越好，最好在妊娠开始即达到血清 TSH < 2.5 mIU/L 的标准。

(3) 妊娠期甲状腺功能减退症 $L-T_4$ 治疗剂量：通常左甲状腺素剂量较非妊娠需要量增加 30% ～ 50%。剂量增加的平均时间是妊娠 8 周。增加多少取决于 TSH 增高的程度和母体甲状腺功能减退症的原因，甲状腺手术或放射性碘治疗后平均增加量多，自身免疫性甲状腺疾病 (AITD) 平均增加量较少。原因是妊娠状态下对甲状腺激素需求量增加和 TSH 控制上限目标值减低。左甲状腺素应当避免与铁补充剂、含铁离子多种维生素、钙剂和黄豆食品等同时摄入，间隔应该在 4 小时以上。

妊娠前确诊甲状腺功能减退症女性，如果在左甲状腺素治疗中，孕前应当调整左甲状腺素剂量，使 TSH 控制在 2.5 mIU/L 以下。伴 TIDM、其他自身免疫病或者有 AITD 家族史者都是亚甲状腺功能减退症和甲状腺功能减退症的易发个体，应当在孕前查 TSH，TSH 低于 2.5 mIU/L 后，再考虑怀孕。TSH 在 2.5 ～ 5.0 mIU/L 的女性，未见报道对她们的甲状腺功能进行评估。

4. 甲状腺功能的监测

美国甲状腺协会 (ATA) 的调查结果显示，大多数患有甲状腺功能减退症的女性在妊娠期部分或大部分时间处于治疗不足状态。妊娠期间，如果左甲状腺素剂量稳定，建议每 6 ～ 8 周测定一次 TSH。如果调整左甲状腺素剂量，每 4 ～ 6 周测定一次。妊娠早期还未充分治疗的母亲需要每 2 周测定一次。

(二) 妊娠期亚临床甲状腺功能减退症

包括三种情况：①亚临床甲状腺功能减退症：血清 TSH 增高，FT_4 正常；②低 T_4 血症：血清 TSH 正常，FT_4 减低；③ TPOAb 阳性。

三种情况，可以单独存在，也可以重叠存在。

1. 发病率

国外报道：妊娠亚甲减发病率 2% ～ 3%，育龄女性甲状腺自身抗体阳性率 5% ～ 15%。

2. 治疗及监测

未治疗的亚临床甲减对后代智力发育的影响已经证实。最近一项循证医学研究推荐对患有亚临床甲减的妊娠女性给予左甲状腺素治疗。左甲状腺素的应用剂量应当是尽快使 TSH 低于 2.5 mIU/L。治疗过程中每 4 ～ 6 周监测甲状腺功能以及时调整药物用量。

（三）妊娠期甲状腺功能减退症的筛查

不推荐对妊娠女性作甲状腺功能普查，主张对可能患甲状腺功能减退症的高危人群做妊娠前筛查。一旦诊为临床甲状腺功能减退症，即给予左甲状腺素治疗；如果甲状腺功能正常，建议定期随诊观察。

甲状腺功能减退症的高危人群包括：①具有甲亢、甲状腺功能减退症或甲状腺叶切除者；②具有甲状腺疾病家族史；③甲状腺肿；④甲状腺自身抗体阳性；⑤临床提示甲状腺功能高或低，包括贫血、低钠血症、高胆固醇血症；⑥ T1DM；⑦其他自身免疫病；⑧检查不孕症，同时测 TSH；⑨具有头颈部放射治疗史；⑩具有流产和早产病史者。

（四）新生儿预后

大量研究显示未治疗的甲状腺功能减退症与死产、早产、先天异常和智商 (IQ) 减低有关。经左甲状腺素替代治疗且达到目标者，新生儿死亡和 IQ 减低等与正常新生儿无差别。

六、新生儿甲状腺功能减退症

新生儿甲状腺功能减退症的发生率是 1/4000。原因有甲状腺发育不良 (75%)、甲状腺激素合成异常 (10%)、下丘脑 - 垂体性 TSH 缺乏 (5%)、一过性甲状腺功能减退症 (10%)。一过性甲状腺功能减退症的发病原因是药物性、高碘和母体甲状腺刺激阻断性抗体 (TSBAb) 通过胎盘，抑制胎儿的甲状腺功能。大多数病例是散发的。发达国家和我国均实行对新生儿甲状腺功能减退症的常规筛查制度。

目前认为，测定新生儿足跟血 TSH(试纸法) 是最可靠的筛查方法。可疑病的标准是 TSH 20 ～ 25 mIU/L。对可疑病例应进一步测定血清 TSH 和 T_4。本病的诊断标准是：新生儿 1 ～ 4 周期间，TSH > 7 mIU/L，TT_4 < 84 nmol/L(6.5 μg/dL)。采集标本时间应当在产后 3 ～ 5 天内。采血过早，受到新生儿 TSH 脉冲分泌的影响，出现假阳性；筛查过晚则要延误启动治疗的时间，影响治疗效果。

（一）临床表现

(1) 神经系统发育障碍，患儿嗜睡，反应差，呆滞，不会认人，疼痛觉减低，少哭多睡等，严重者还可伴耳聋和便秘。

(2) 生长发育缓慢，1 ～ 2 岁后身高停滞，骨年龄明显落后。

(3) 特殊面容，头大，颈短，面色苍白，虚肿，眼距宽，鼻梁短，唇厚舌大而伸出，头发稀少，黄而干，哭声嘶哑而低，表情淡漠呆板，腹大有脐疝，步态不稳。

(4) 代谢低减，吃奶差或拒奶，腹胀，体温低，心率缓慢。正常新生儿出生 30 分钟后血清 TSH 迅速上升，3 天后降到正常，所以筛选新生儿甲状腺功能减退症应在出生后 72 小时取新生儿足跟血测定 TSH，若 TSH 升高，应测定 T_4 帮助诊断。

幼儿甲减表现为生长发育迟缓、智力低下，少活动，出牙、学步和说话均比同龄儿童要晚，皮肤、手掌和足底发黄，但巩膜不黄。青少年甲状腺功能减退症常伴性发育迟缓，少数表现真性性早熟。

(二) 治疗

治疗原则是早期诊断，足量治疗。甲状腺激素治疗启动得越早越好，必须在产后 4～6 周后开始。随访研究发现，如果在 45 天内启动治疗，患儿 5～7 岁时的 IQ 与正常儿童相同，延迟治疗将会影响患儿的神经智力发育。治疗药物选择 $L-T_4$。$L-T_4$ 起始剂量 10～15 $\mu g/(kg \cdot d)$。治疗目标是使血清 TT_4 水平尽快达到正常范围，并且维持在新生儿正常值的上 1/3 范围，即 129～206 nmol/L(10～16 $\mu g/dL$)。为保证治疗的确切性，达到目标后要再测定 FT_4，使 FT_4 维持在正常值的上 1/3 范围。血清 TSH 值一般不作为治疗目标值。因为增高的 TSH 要持续很长时间，这是由于下丘脑－垂体－甲状腺轴的调整需要时间。一过性新生儿甲状腺功能减退症治疗一般要维持 2～3 年，根据甲状腺功能的情况停药。发育异常者则需要长期服药。

第五节　亚急性甲状腺炎

亚急性甲状腺炎又称病毒性甲状腺炎、DeQuervain 甲状腺炎、肉芽肿性甲状腺炎甲状腺解剖解构图或巨细胞性甲状腺炎等，系 1904 年由 DeQuervain 首先报道。本病近年来逐渐增多，临床变化复杂，可有误诊及漏诊，且易复发，导致健康水平下降，但多数患者可得到痊愈。本病可因季节或病毒流行而有人群发病的特点。

一、病因

病因尚未完全阐明，一般认为和病毒感染有关。证据有：发病前患者常有上呼吸道感染史，发病常随季节变动且具有一定的流行性。

患者血中有病毒抗体存在(抗体的效价高度和病期相一致)，最常见的是柯萨奇病毒抗体，其次是腺病毒抗体、流感病毒抗体、腮腺炎病毒抗体等。虽然已有报道，从亚急性甲状腺炎患者的甲状腺组织中分离出腮腺炎病毒，但亚急性甲状腺炎的原因是病毒的确实证据尚未找到。

另外，中国人、日本人的亚急性甲状腺炎与 HLA-Bw35 有关联，提示对病毒的易感染性具有遗传因素，但也有患者与上述 HLA-Bw35 无关。

二、临床表现

多见于中年女性。发病有季节性，如夏季是其发病的高峰。起病时患者常有上呼吸道感染。典型者整个病期可分为早期伴甲状腺功能亢进症，中期伴甲状腺功能减退症以及恢复期 3 期。

1.早期

起病多急骤，呈发热，伴以怕冷、寒战、疲乏无力和食欲缺乏。最为特征性的表现为甲状腺部位的疼痛和压痛，常向颌下、耳后或颈部等处放射，咀嚼和吞咽时疼痛加重，甲状腺病变范围不一，可先从一叶开始，以后扩大或转移到另一叶，或始终限于一叶。病变腺体肿大，坚硬，压痛显著。病变广泛时，泡内甲状腺激素以及非激素碘化蛋白质一过性大量释放入血，因而除感染的一般表现外，尚可伴有甲状腺功能亢进的常见表现。

2.中期

当甲状腺腺泡内甲状腺激素由于感染破坏而发生耗竭，甲状腺实质细胞尚未修复前，血清甲状腺激素浓度可降至甲状腺功能减退水平，临床上也可转变为甲状腺功能减退症表现。

3.恢复期

症状渐好转，甲状腺肿或及结节渐消失，也有不少病例遗留小结节以后缓慢吸收。如果治疗及时，患者大多可得完全恢复，变成永久性甲状腺功能减退症患者为极少数。

在轻症或不典型病例中，甲状腺仅略增大，疼痛和压痛轻微，不发热，全身症状轻微，临床上也未必有甲亢或甲状腺功能减退症表现。本病病程长短不一，可自数星期至半年以上，一般为 2 ～ 3 个月，故称亚急性甲状腺炎。病情缓解后，尚可能复发。

三、病理

由于病毒等感染，破坏了部分甲状腺滤泡，释出的胶体引起甲状腺组织内的异物样反应。病变的甲状腺明显肿大，可同时累及两叶，但多数为一叶或一叶的某一部分较为明显。病变组织明显水肿，颜色苍白或淡黄，质地坚实甚至发硬，与周围正常甲状腺组织分界不清，易误诊为甲状腺癌。术中见甲状腺与周围组织有粘连，硬结的甲状腺苍白色、边界不清，肉眼观察与甲状腺癌很难区别。切片上的特征是：此病的甲状腺有亚急性和慢性炎症表现，白细胞浸润，实质组织退化和纤维组织增生。组织切片上除白细胞和纤维组织外，可见到许多吞有胶体颗粒的巨细胞，在退化的甲状腺滤泡周围有肉芽肿样组织形成。

四、检查

亚急性甲状腺炎应抽血查血沉、血常规、血清总 T_3、总 T_4、游离 T_3、游离 T_4、TSH、甲状腺球蛋白抗体 (TRAb)、甲状腺过氧化物酶抗体 (TPO)，行甲状腺 B 超、甲状腺摄碘率检查和甲状腺核素扫描。白细胞计数及中性粒细胞正常或偏高，红细胞沉降率增速，血清蛋白结合碘或血清 T_3、T_4、FT_3 与 FT_4 浓度升高，甲状腺摄碘率降低，甲状腺扫描可见甲状腺肿大，但图像显影不均匀或残缺，亦有完全不显影的。蛋白电泳呈现为白蛋白减少，球蛋白增加，主要是 r 和 $α_1$ 球蛋白增高。

五、诊断

患者如有发热，短期内甲状腺肿大伴单个或多个结节，触之坚硬而显著压痛，临床上可初步拟诊为本病。实验室检查早期血沉增高，白细胞正常或稍高，血 T_3、T_4 增高，而血 TSH 降低，测摄碘率可降至 5% ～ 10% 以下。这一特征对诊断本病有重要意义。血甲状腺免疫球蛋白初期也升高，其恢复正常也比甲状腺激素为晚。超声波检查在诊断和判断其活动期时是一个较好的检查方法。超声波显像压痛部位常呈低密度病灶。细胞穿刺或组织活检可证明巨核细胞的存在。

六、鉴别诊断

需要与本病鉴别的有急性化脓性甲状腺炎、慢性淋巴细胞性甲状腺炎、结节性甲状腺肿、慢性纤维性甲状腺炎、甲状腺癌等。慢性淋巴细胞性甲状腺炎的 TPOAb 及 TgAb 检测常增高，而亚急性甲状腺炎则增高不明显。需要注意的是，亚急性甲状腺炎可与甲状腺癌并存。特别注意以下几个方面。

1.急性化脓性甲状腺炎

甲状腺局部或邻近组织红、肿、热、痛及全身显著炎症反应，有时可找到临近或远处感染灶；白细胞明显增高，核左移；甲状腺功能及 ^{131}I 摄取率多数正常。

2. 结节性甲状腺肿出血

突然出血可伴甲状腺疼痛，出血部位伴波动感；但无全身症状，ESR 不升高；甲状腺 B 超检查对诊断有帮助。

3. 慢性淋巴细胞性甲状腺炎

少数病例可有甲状腺疼痛、触痛，活动期 ESR 可轻度升高，并可出现短暂甲状腺毒症和 ^{131}I 摄取率降低，但无全身症状，血清 TgAb、TPOAb 滴度增高。

4. 无痛性甲状腺炎

本病是慢性淋巴细胞性甲状腺炎的变异型，是自身免疫甲状腺炎的一个类型。有甲状腺肿，临床表现经历甲状腺毒症、甲状腺功能减退症和甲状腺功能恢复 3 期，与亚急性甲状腺炎相似。

鉴别点：本病无全身症状，无甲状腺疼痛，ESR 不增快，必要时可行甲状腺 FNAC 检查鉴别，本病可见局灶性淋巴细胞浸润。

5. 甲亢

碘致甲亢或者甲亢时 ^{131}I 摄取率被外源性碘化物抑制，出现血清 T_4、T_3 升高，但是 ^{131}I 摄取率降低，需要与亚急性甲状腺炎鉴别。根据病程、全身症状、甲状腺疼痛，甲亢时 T_3/T_4 比值及 ESR 等方面可以鉴别。

七、治疗

亚急性甲状腺炎有多种治疗措施，包括硫脲类药、促甲状腺激素及抑制剂量的甲状腺激素。采用这些药物影响疾病过程的证据尚不能令人认同。

治疗包括两方面：减轻局部症状和针对甲状腺功能异常影响。一般来说，大多数患者仅对症处理即可。对轻型病例采用阿司匹林或其他止痛药。如用对乙酰胺基酚或用水杨酸盐可控制症状；病情严重病例，如疼痛、发热明显者可短期用其他非类固醇抗炎药，或应用糖皮质类固醇激素（如泼尼松），可迅速缓解临床表现，约有 5% 的患者需用皮质激素来减轻症状，持续用药 1～2 周甚或 4～8 周以后减少药量，共用 6～8 周。如患者在用泼尼松 24～48 小时无反应，亚急性甲状腺炎的诊断应再评定。在治疗中随查血沉改变，可指导用药如病情需要，再次开始用泼尼松仍然有效，然而皮质激素并不会影响本病的自然过程，如果皮质激素用后撤减药量过多、过快，反而会使病情加重。也有人提出，如果糖皮质激素连续使用，所用剂量以使患者不出现症状，直至其放射性碘摄取率恢复正常，可能避免病情复发，患者伴有甲状腺功能亢进时一般不采用抗甲状腺药治疗，通常采用非特异的药物，如口服阻滞剂普萘洛尔。因本病伴甲亢是暂时的，且甲状腺摄碘率低不是放射碘治疗的指征。这些药破坏甲状腺激素的合成，但亚急性甲状腺炎血中过多的甲状腺激素是来源于被破坏了的滤泡漏出的 T_4 和 T_3，而不是由于合成和分泌增多所致，无须使用硫脲类抗甲状腺药。本病的甲状腺功能减退症期也常是暂时的，通常甲状腺功能减退症症状不多，所以不需甲状腺激素替代治疗，此时 TSH 分泌增加对甲状腺功能的恢复是重要的。除非患者甲状腺功能减退症状明显，甲状腺激素治疗应当禁忌。伴甲状腺功能减退症病情轻者无须处理。但也有人主张有甲状腺功能低减时，可用甲状腺制剂如 L- 型甲状腺素钠，可防止由 TSH 升高引起的病情再度加重。病情较重者，可用甲状腺激素替代一段时间。约有 10% 的患者可发生永久性甲状腺功能低减，需要长期甲状腺替代治疗有称中药对本病急性期有较好的治疗效果。

第六节 自身免疫甲状腺炎

自身免疫甲状腺炎 (AIT) 和 GD 都属于自身免疫甲状腺病。它们的共同特征是血清存在针对甲状腺的自身抗体，甲状腺存在浸润的淋巴细胞。但是甲状腺炎症的程度和破坏的程度不同。GD 的甲状腺炎症较轻，以 TSAb 引起的甲亢表现为主；AIT 则是以甲状腺的炎症破坏为主，严重者发生甲状腺功能减退症。AIT 和 GD 具有共同的遗传背景，两者之间可以相互转化，桥本甲状腺毒症即是一种转化的形式，临床表现为 GD 的甲亢和桥本甲状腺炎的甲状腺功能减退症交替出现。

AIT 包括五种类型。

(1) 桥本甲状腺炎 (HT)：是 AIT 的经典类型，1912 年由日本学者 Hakaru Hashimoto 首次报道；甲状腺显著肿大，50% 伴临床甲状腺功能减退症。

(2) 萎缩性甲状腺炎 (AT)：过去也称为特发性甲状腺功能减退症、原发性黏液水肿。甲状腺萎缩，大多数伴临床甲状腺功能减退症。TSH 受体刺激阻断性抗体 (TSBAb) 与 AT 引起的甲状腺功能减退症有关。

(3) 甲状腺功能正常的甲状腺炎 (ET)：此型甲状腺炎仅表现为甲状腺淋巴细胞浸润，甲状腺自身抗体 TPOAb 或 (和)TgAb 阳性，但是甲状腺功能正常。国内调查显示 ET 的患病率在 10% 左右。

(4) 无痛性甲状腺炎：也称安静性甲状腺炎，这个名称是相对于亚急性甲状腺炎的疼痛特征命名的。此类甲状腺炎既有不同程度的淋巴细胞甲状腺浸润，也有甲状腺功能的改变，即甲亢和 (或) 甲状腺功能减退症，部分患者发展为永久性甲状腺功能减退症。产后甲状腺炎 (PPT) 是无痛性甲状腺炎的一个亚型，特点是发生在女性产后。近年来出现药物性甲状腺炎也属于无痛性甲状腺炎，胺碘酮、IFN-α 和 IL-2 等药物都屡有报道。

(5) 桥本甲亢：少数 Graves 病甲亢可以和桥本甲状腺炎并存，可称为桥本甲亢，有典型甲亢的临床表现和实验室检查结果，血清 TgAb 和 TPOAb 高滴度，甲状腺穿刺活检可见两种病变同时存在。

一、病因

HT 甲状腺滤泡破坏的直接原因是甲状腺细胞凋亡。浸润的淋巴细胞有 T 细胞和 B 细胞，表达 Fas-L。T 细胞在甲状腺自身抗原的刺激下释放细胞因子 (IFN-γ、IL-2、TNF-α 等)，后者刺激甲状腺细胞表面 Fas 的表达。Fas 与 Fas-L 结合导致甲状腺细胞凋亡。由于参与的细胞因子都来源于 Th1 细胞，所以 HT 被认为是 Th1 细胞导致的免疫损伤。TPOAb 和 TgAb 都具有固定补体和细胞毒作用，也参与甲状腺细胞的损伤。特别是 TSH 受体刺激阻断性抗体 (TSBAb) 占据 TSH 受体，促进了甲状腺的萎缩和功能低下。碘摄入量是影响本病发生发展的重要环境因素，随碘摄入量增加，本病的发病率显著增加，特别是碘摄入量增加可以促进隐性的患者发展为临床甲状腺功能减退症。流行病学前瞻研究和自发性自身免疫甲状腺炎的动物模型 (SAT 小鼠) 都证实了这个观点。

二、病理

HT 甲状腺坚硬，肿大。正常的滤泡结构广泛地被浸润的淋巴细胞、浆细胞及其淋巴生发中心代替。甲状腺滤泡孤立，呈小片状，滤泡变小、萎缩，其内胶质稀疏。残余的滤泡上皮细胞增大，胞质嗜酸性染色，称为 Askanazy 细胞。这些细胞代表损伤性上皮细胞的一种特征。纤维化程度不等，间质内可见淋巴细胞浸润。发生甲状腺功能减退症时，90% 的甲状腺滤泡被破坏。

三、临床表现

本病是最常见的自身免疫性甲状腺病。国外报道患病率为 1% ～ 2%。发病率男性 0.8/1000，女性 3.5/1000。女性发病率是男性的 3 ～ 4 倍，高发年龄在 30 ～ 50 岁。我国学者报道患病率为 1.6%，发病率为 6.9/1000。如果将隐性病例包括在内，女性人群的患病率高达 1/30 ～ 1/10。国内外报道女性人群的 TPOAb 阳性率为 10% 左右。本病早期仅表现为 TPOAb 阳性，没有临床症状。病程晚期出现甲状腺功能减退的表现。多数病例以甲状腺肿或甲状腺功能减退症症状首次就诊。HT 表现为甲状腺中度肿大，质地坚硬，而萎缩性甲状腺炎 (AT) 则表现为甲状腺萎缩。

四、实验室检查

甲状腺功能正常时，TPOAb 和 TgAb 滴度显著增高，是最有意义的诊断指标。发生甲状腺功能损伤时，可出现亚临床甲状腺功能减退症 (血清 TSH 增高，TT_4、FT_4 正常) 和临床甲状腺功能减退症 (血清 TSH 增高，血清 FT_4、TT_4 减低)。^{131}I 摄取率减低。甲状腺扫描核素分布不均，可见"冷结节"。甲状腺细针穿刺细胞学检查 (FNAC) 有助于诊断的确立。

五、诊断

凡是弥漫性甲状腺肿大，特别是伴峡部锥体叶肿大，不论甲状腺功能有否改变，都应怀疑 HT。如血清 TPOAb 和 TgAb 显著增高，诊断即可成立。AT 患者的甲状腺无肿大，但是抗体显著增高，并且伴甲状腺功能减退症的表现。部分病例甲状腺肿质地坚硬，需要与甲状腺癌鉴别。

六、其他类型 AIT

1. 无痛性甲状腺炎

甲状腺的淋巴细胞浸润较 HT 轻，仅有局灶性浸润，表现为短暂、可逆性的甲状腺滤泡破坏。任何年龄都可以发病，女性高于男性，50% 的患者存在甲状腺自身抗体。50% 患者甲状腺轻度肿大，弥漫性、质地较硬，无局部触痛。甲状腺功能变化类似亚急性甲状腺炎，表现为甲状腺毒症期、甲状腺功能减退症期和恢复期。本病的甲状腺毒症是由于甲状腺滤泡被炎症破坏，甲状腺激素漏入循环所致。各期均有相应的临床表现。血清甲状腺激素与甲状腺 ^{131}I 摄取率呈现一条相悖的变化曲线。甲状腺功能减退症的严重程度与 TPOAb 的滴度相关，20% 的患者遗留永久性甲状腺功能减退症，10% 的患者复发。

2. 产后甲状腺炎

发病机制是分娩后免疫抑制解除，潜在的 AIT 转变为临床显性。产后 1 年内发病。碘充足地区的患病率是 7%，我国学者报道为 7.2%。TPOAb 阳性女性发生 PPT 的危险性是 TPOAb 阴性女性的 20 倍。典型临床表现分为 3 期者占 43%，包括甲亢期、甲状腺功能减退症期和恢复期，仅有甲亢期者占 46%，仅有甲状腺功能减退症期者占 11%。本病的甲亢期需要与产后

GD 鉴别。甲状腺轻、中度肿大，质地中等，但无触痛。20% 的患者可以遗留永久性甲状腺功能减退症。

七、治疗

本病尚无针对病因的治疗措施。限制碘摄入量在安全范围 (尿碘 $100 \sim 200\,\mu g/L$) 可能有助于阻止甲状腺自身免疫破坏进展。仅有甲状腺肿、无甲状腺功能减退症者一般不需要治疗。左甲状腺素 $(L-T_4)$ 治疗可以减轻甲状腺肿，但是尚无证据表明其有阻止病情进展的作用。临床治疗主要针对甲状腺功能减退症和甲状腺肿的压迫症状。针对临床甲状腺功能减退症或亚临床甲状腺功能减退症主要给予 $L-T_4$ 替代治疗，具体方法参见甲状腺功能减退症章节。甲状腺迅速肿大、伴局部疼痛或压迫症状时，可给予糖皮质激素治疗 (泼尼松 30 mg/d，分 3 次口服，症状缓解后减量)。压迫症状明显、药物治疗后不缓解者，可考虑手术治疗，但是手术治疗发生术后甲状腺功能减退症的概率甚高。

第七节 甲状腺结节

甲状腺结节是一种常见病。临床上有多种甲状腺疾病，如甲状腺退行性变、炎症、自身免疫以及新生物等都可以表现为结节。甲状腺结节可以单发，也可以多发，多发结节比单发结节的发病率高，但单发结节甲状腺癌的发生率较高。甲状腺结节并发于各种甲状腺疾病，如单纯性甲状腺肿、甲状腺炎、甲状腺肿瘤等，其结节有单发或多发，临床上有良恶之分，必须详细鉴别，以区分良性和恶性。良性结节占绝大多数，恶性结节不足 1%。本症起病缓慢，常发生于已有多年结节性甲状腺肿的患者，年龄多在 $40 \sim 50$ 岁以上，以女性多见，可伴有甲亢症状及体征，但甲亢的症状一般较轻，常不典型且一般不发生浸润性突眼，患者要重视病情，否则可能恶化癌变。

一、病因

本病的病因主要是与情志内伤、饮食及水土失宜、先天因素有密切关系。由于长期郁闷恼怒或忧思郁虑，使气机瘀滞，肝气失于调达，津液不能归正化而凝聚成痰。气滞痰凝，用结颈前，则形成瘿病。谈气凝之日久，使血液的运行亦受阻碍而产生血型淤滞，则可致硬肿较硬或结节、瘿瘤。

家族中有本病史，则其后代发病率较无家族病史者高，说明本病与先天遗传有关。结节组织淤积日久形成甲状腺瘤，局部细胞组织增生久而久之形成甲状腺癌，危及患者生命。

二、诊断

甲状腺结节是外科医师经常碰到的一个问题，曾估计成人中约 4% 可发生甲状腺结节。恶性病变虽不常见，但术前难以鉴别，最重要的是如何避免漏诊癌肿。

诊断诊断甲状腺结节时，病史和理学检查是十分重要的环节。

(一) 病史

不少患者并无症状，而在理学检查时偶然发现。有些患者可有症状，如短期内突然发生的甲状腺结节增大，则可能是腺瘤囊性变出血所致；若过去存在甲状腺结节，近日突然快速、无痛地增大，应考虑癌肿的可能。

一般来讲，对于甲状腺结节，男性更应得到重视。有分化型甲状腺癌家族史者，发生癌肿的可能性较大。双侧甲状腺髓样癌较少见，但有此家族史者应十分重视，因该病为自主显性遗传型。

（二）理学检查

明显的孤立结节是最重要的体征。约 4/5 分化型甲状腺癌及 2/3 未分化癌表现为单一结节，有一部分甲状腺癌表现为多发结节。检查甲状腺务必要全面、仔细，以便明确是否是弥漫性肿大或还存在其他结节。癌肿患者常于颈部下 1/3 处可触及大而硬的淋巴结，特别是儿童及年轻乳头状癌患者。

（三）血清学检查

甲状腺球蛋白水平似乎与腺肿大小有关，但对鉴别甲状腺结节的良恶性并无价值，一般用于曾做手术或放射性核素治疗的分化型癌患者，检测是否存在早期复发。

（四）核素扫描

甲状腺扫描用于补充病理学检查所见，且能提供甲状腺功能活动情况。触诊检查甲状腺结节一般比较准确，除胸骨后甲状腺肿外，病理学检查不能触及的结节扫描也不能发现，扫描结果一般并不能用以决定甲状腺结节的治疗。应了解扫描的局限性，冷结节并不意味着一定是恶性病变，多数甲状腺冷结节系良性病变，所以有无功能一般不能作为鉴别良性或恶性的依据。

（五）B 超检查

可显示三种基本图像：囊肿、混合性结节及实质性结节，并提供甲状腺的解剖信息。若将实质性及混合性结节定为阳性结果，则敏感性是 90%，特异性仅为 18%。若将诊断标准定到只对实质性病变做手术，则特异性仅提高到 33%，敏感性减低到 85%，所以 B 超检查对甲状腺结节的诊断，实际上并无作用。

（六）针吸涂片细胞学检查

针吸活检包括细针穿刺及粗针穿刺活检两种。前者为细胞学检查，后者为组织学检查。目前细针抽吸细胞学检查应用广泛。细针活检采用 7 号针头，操作时患者仰卧，肩部垫枕，颈部过伸，但老年人颈部过伸应有限度，以免椎动脉血流受阻。宜用局部麻醉。强调多方向穿刺的重要性，至少应穿刺 6 次，以保证取得足够的标本。穿刺时以左示指、中指固定结节，以右手持针筒，回抽针栓以产生负压，同时缓慢向外将针头拔出 2 mm，再刺入，重复数次。见到针栓内有细胞碎屑后停止抽吸，去除负压吸引，拔出针头，脱开针筒，针筒内吸入数毫升空气，再接上针头，并将针头内标本排到玻片上，要求能有 1～2 滴橘红色液体，内有细胞碎屑。然后用另一玻片按 45°推出涂片，或以另一玻片平放稍加压后分开，可得到薄而均匀的涂片。

三、甲状腺结节的治疗

（一）甲状腺结节的手术指征

1. 细针抽吸细胞学检查阳性结果一般表示甲状腺恶性病变，而细胞学阴性结果则 90% 为良性。若针吸活检发现结节呈实质性，以及细胞学诊断为可疑或恶性病变，则需早期手术以取得病理诊断。

2.若细胞学检查为良性，仍有10%可能是恶性，需做甲状腺核素扫描及甲状腺功能试验。如是冷结节，以及甲状腺功能正常或减低，可给以左甲状腺素片，以阻断促甲状腺素(TSH)生成，并嘱患者在3个月后复查。3个月后如结节增大，则不管TSH受抑是否足够，均有手术指征。但若结节变小或无变化，可仍予以TSH抑制治疗，隔3个月后再次复查，如总计6个月结节不变小，则有手术指征。

3.甲状腺CT或MRI扫描见到结节形态不规则，密度不均，内有点状、沙粒状钙化，或伴有颈部淋巴结明显肿大时，甲状腺癌可能性较大，则应手术治疗。

4.儿童的甲状腺结节，青年男性单发的甲状腺结节，有甲状腺癌家族史者发生的甲状腺结节，要考虑手术治疗。

5.以前存在的甲状腺结节，近期无痛性、迅速增大、变硬，甲状腺癌可能性较大，则应手术治疗。

(二)甲状腺结节的手术方式

1.甲状腺叶部分切除术适用于单个或较小的甲状腺肿瘤或囊肿，切除后送快速病理学检查。

2.甲状腺一侧叶次全切除术适用于局限于甲状腺一侧叶内的腺瘤、结节性甲状腺肿或微小癌。

3.甲状腺双侧腺叶次全切除术适用于原发性或继发性甲亢、有明显压迫症状的甲状腺肿或微小癌。

4.甲状腺叶切除术适用于局限于甲状腺一侧叶内的多发性甲状腺腺瘤或多结节性甲状腺肿、甲状腺高功能腺瘤、局限于一侧叶的甲状腺乳头状癌且无淋巴结转移、甲状腺乳头状微小癌。

5.甲状腺全切或近全切适用于分化型甲状腺癌、双叶多发癌、髓样癌、早期肿瘤较小的未分化癌、局限于腺体内的甲状腺恶性淋巴瘤、滤泡状癌发生远处转移拟切除后行^{131}I放射治疗者。

对甲状腺可疑结节的手术，一般选择腺叶及峡部切除，并做快速病理检查。结节位于峡部时，应以活检证实两侧均为正常甲状腺组织。腺叶加峡部切除较部分切除后再做腺叶切除较为安全，再次手术易损伤甲状旁腺和喉返神经。另外，腺叶部分切除或次全切除会增加癌细胞残留的机会。

第八节 甲状腺腺瘤

甲状腺腺瘤是起源于甲状腺滤泡细胞的良性肿瘤目前认为本病多为单克隆性，是由与甲状腺癌相似的刺激所致。其好发于甲状腺功能的活动期。临床分滤泡状和乳头状实性腺瘤两种，前者多见。常为甲状腺囊内单个边界清楚的结节，有完整的包膜，大小为1～10 cm。

一、病因及发病机制

(一)病因

甲状腺瘤的病因未明，可能与性别、遗传因素、射线照射、TSH过度刺激、可能与地方性甲状腺肿疾病有关。

1. 性别

甲状腺瘤在女性的发病率为男性的 5 ～ 6 倍，提示可能性别因素与发病有关，但目前没有发现雌激素刺激肿瘤细胞生长的证据。

2. 癌基因

甲状腺腺瘤中可发现癌基因 c-myc 的表达，腺瘤中还可发现癌基因 H-ras 第 12、13、61 密码子的活化突变和过度表达，高功能腺瘤中还可发现 TSH-G 蛋白腺嘌呤环化酶信号传导通路所涉及蛋白的突变，包括 TSH 受体跨膜功能区的胞外和跨膜段的突变和刺激型 GTP 结合蛋白的突变，上述发现均表明腺瘤的发病可能与癌基因有关，但上述基因突变仅见于少部分腺瘤中。

3. 家族性肿瘤

甲状腺腺瘤可见于一些家族性肿瘤综合征中，包括 Cowden 病和 Catney 联合体病等。

4. 外部射线照射

幼年时期头、颈、胸部曾经进行过 X 线照射治疗的人群，其甲状腺癌发病率约增高 100 倍，而甲状腺腺瘤的发病率也明显增高。

5. TSH 过度刺激

部分甲状腺腺瘤患者可发现其血 TSH 水平增高，可能与其发病有关，试验发现，TSH 可刺激正常甲状腺细胞表达前癌基因 c-myc，从而促使细胞增生。

(1) 滤泡状腺瘤：典型的滤泡状腺瘤呈实质圆形或椭圆形，少数可呈部分囊性，有完整包膜；其中显微镜的图像上又分成 5 种亚型：①胚胎型腺瘤；②胎儿型腺瘤；③胶性腺瘤；④嗜酸性腺瘤或 Hurthle 细胞瘤；⑤不典型腺瘤。

(2) 乳头状腺瘤：是一种少见的良性上皮性肿瘤，有些病理学家认为良性乳头状腺瘤是不存在的，发现有乳头状结构就要诊断为低度恶性的乳头状腺癌，按乳头分支的情况而分级，一般认为乳头状腺瘤的特点是乳头状结构和囊变倾向。

(二) 发病机制

1. 大体形态

一般为单发的圆形或椭圆形肿块，包膜完整，表面光滑，质韧，多数为直径在 1.5 ～ 5 cm 之间的实性肿块，部分可呈囊性，切面因组织结构不同，而呈黄白色或黄褐色，有的切面较细腻，有的切面呈蜂窝状或细颗粒状，瘤体可发生坏死、纤维化、钙化成囊性变。

2. 组织学

镜下观察发现，甲状腺腺瘤的组织学类型不同，可分为滤泡性腺瘤、乳头状腺瘤和不典型腺瘤，它们具有某些共同的组织学特点，又具有各自不同的病理表现。

(1) 共同的组织学特点：①常为单个结节，有完整的纤维包膜；②肿瘤的组织结构与周围甲状腺组织不同；③瘤体内部结构具有相对一致性 (变性所致改变除外)；④对周围组织有挤压现象。

(2) 各种腺瘤的组织学表现

1) 滤泡性腺瘤：是最常见的一种甲状腺良性肿瘤，根据肿瘤的组织形态又分以下几种。

a. 胚胎型腺瘤：由实体性细胞巢和细胞条索构成，无明显的滤泡和胶体形成，瘤细胞多为立方形，体积不大，细胞大小一致，胞质少，嗜碱性，边界不甚清；胞核大，染色质多，位于细胞中央，间质很少，多有水肿，包膜和血管不受侵犯。

b. 胎儿型腺瘤：主要由体积较小而均匀一致的小滤泡构成，滤泡可含或不含胶质，滤泡细胞较小，呈立方形，胞核染色深，其形态、大小和染色可有变异，滤泡分散于疏松水肿的结缔组织中，间质内有丰富的薄壁血管，常见出血和囊性变。

c. 胶性腺瘤：又叫巨滤泡性腺瘤，最多见，瘤组织由成熟滤泡构成，其细胞形态和胶质含量皆和正常甲状腺相似，但滤泡大小悬殊，排列紧密，亦可融合成囊。

d. 单纯性腺瘤：滤泡形态和胶质含量与正常甲状腺相似，但滤泡排列较紧密，呈多角形，间质很少。

e. 嗜酸细胞瘤：又称 Hurthle 细胞瘤，瘤细胞大，呈多角形，胞质内含嗜酸颗粒，排列成条或成簇，成滤泡或乳头状。

2) 乳头状腺瘤：良性乳头状腺瘤少见，多呈囊性，故又称乳头状囊腺瘤，乳头由单层立方或砥柱状细胞覆于血管及结缔组织来构成，细胞形态和正常静止期的甲状腺上皮相似，乳头较短，分支较少，有时见乳头中含有胶质细胞，乳头突入大小不等的囊腔内，腔内有丰富的胶质，瘤细胞较小，形态一致，无明显多形性和核分裂象，甲状腺腺瘤中，具有乳头状结构者有较大的恶性倾向。

3) 不典型腺瘤：较少见，腺瘤包膜完整，质地坚韧，切面细腻而无胶质光泽，镜下细胞丰富、密集，常呈片块状，巢状排列，结构不规则，多不形成滤泡，间质甚少，细胞具有明显的异形性，形状、大小不一致，可呈长方形、梭形；胞核也不规则，染色较深，亦可见有丝分裂像，故常疑为癌变，但无包膜、血管及淋巴管浸润。

二、临床表现

本病多发生于 20 ～ 40 岁的青壮年，女性多于男性。甲状腺腺瘤的唯一表现是甲状腺单个结节。因为甲状腺腺瘤生长缓慢，一般不会引起明显的自觉症状。甲状腺的结节往往是患者自己无意中发觉，或被他人发现，甚至是医师在检查中发现的。如果甲状腺腺瘤较大或部位较为特殊，则可以产生压迫邻近器官的相应症状：如压迫气管出现呼吸困难，压迫食管出现吞咽困难，压迫喉返神经引起声嘶。有的甲状腺腺瘤有囊性变，当用力咳嗽或重体力劳动后，囊内发生出血，腺瘤可以迅速肿大，局部压痛，自觉肿块胀痛。几天后症状消失，腺瘤缩小。甲状腺腺瘤如瘤体直径＞1 cm，临床上即可被触及。甲状腺腺瘤多为圆形或球形结节，边界清楚，表面光滑，质地中等硬，结节随吞咽动作上下移动明显。

对长时间存在的腺瘤，短时间内增大迅速，质地变硬，移动度明显缩小，甚至出现声嘶，或颈部出现肿大的淋巴结，则应考虑腺瘤恶变；如甲状腺腺瘤患者有食欲亢进反而消瘦、怕热、多汗、大便次数增加等症状，则应考虑合并有甲亢，属继发性甲亢或自主性功能腺瘤。

三、检查

1. 血 T_3、T_4

在正常范围。各项功能检查多正常。

2.B 超检查

可进一步明确肿物为实性或囊性，边缘是否清楚，肿物多为单发，也可多发，为 2～3 枚小肿物，同侧腺叶也相应增大，实性为腺瘤，囊性为甲状腺囊肿。

3. 同位素扫描

^{131}I 扫描显示甲状腺为温结节，囊腺瘤可为凉结节。甲状腺核素扫描多为温结节，也可以是热结节或冷结节。

4. 颈部 X 线摄片

若瘤体较大，正侧位片可见气管受压或移位，部分瘤体可见钙化影像。

5. 甲状腺淋巴造影

显示网状结构中有圆形充盈缺损，边缘规则，周围淋巴结显影完整。

四、诊断和鉴别诊断

大部分典型的甲状腺腺瘤通过甲状腺外诊便可明确诊断。通过甲状腺 SPECT 检查或 B 超检查可以得到证实。常规测定 FT_3、FT_4、TSH 排除合并存在的甲亢。

注意与下列疾病鉴别。

1. 结节性甲状腺肿

甲状腺腺瘤主要与结节性甲状腺肿相鉴别。后者虽有单发结节但甲状腺多呈普遍肿大，在此情况下易于鉴别。一般来说腺瘤的单发结节长期间仍属单发，而结节性甲状腺肿经长期病程之后多成为多发结节。另外甲状腺肿流行地区多诊断为结节性甲状腺肿，非流行地区多诊断为甲状腺腺瘤。在病理上，甲状腺腺瘤的单发结节有完整包膜，界限清楚。而结节性甲状腺肿的单发结节无完整包膜，界限也不清楚。

2. 甲状腺癌

甲状腺腺瘤还应与甲状腺癌相鉴别，后者可表现为甲状腺质硬结节，表面凹凸不平，边界不清，颈淋巴结肿大，并可伴有声嘶、霍纳综合征等。

五、治疗

(一) 甲状腺激素治疗

能抑制垂体 TSH 的分泌，减少 TSH 对甲状腺腺瘤的刺激，从而使腺瘤逐渐缩小，甚至消失。从小剂量开始，逐渐加量。可用左甲状腺素 50～150 ng/d 或干甲状腺片 40～120 mg/d，治疗 3～4 个月。适于多发性结节或温结节、热结节等单结节患者。如效果不佳，应考虑手术治疗。

(二) 手术治疗

甲状腺腺瘤有癌变可能的患者或引起甲亢者，应行手术切除腺瘤。伴有甲亢的高功能腺瘤，需要先用抗甲状腺药物控制甲亢，甲状腺功能正常后，行腺瘤切除术，可使甲亢得到治愈。

对于甲状腺腺瘤，手术切除是最有效的治疗方法，无论肿瘤大小，目前多主张做患侧腺叶切除或腺叶次全切除而不宜行腺瘤摘除术。其原因是临床上甲状腺腺瘤和某些甲状腺癌特别是早期甲状腺癌难以区别。另外约 25% 的甲状腺腺瘤为多发，临床上往往仅能查到较大的腺瘤，单纯腺瘤摘除会遗留小的腺瘤，日后造成复发。因甲状腺腺瘤有引起甲亢 (发生率约为 20%) 和恶变 (发生率约为 10%) 的可能，故应早期行包括腺瘤的患侧，甲状腺大部或部分 (腺瘤小)

切除。切除标本必须立即行冷冻切片检查，以判定有无恶变。

六、预后

甲状腺腺瘤是甲状腺常见的良性肿瘤，切除后即可治愈，无须特殊治疗及随访，预后良好，偶有复发者，可再行手术治疗。

第九节　甲状腺癌

甲状腺癌是最常见的甲状腺恶性肿瘤，约占全身恶性肿瘤的 1%。除髓样癌外，绝大部分甲状腺癌起源于滤泡上皮细胞。

一、病因

1. 碘与甲状腺癌

碘是人体必需的微量元素，碘缺乏导致甲状腺激素合成减少，促甲状腺激素 (TSH) 水平增高，刺激甲状腺滤泡增生肥大，发生甲状腺肿大，出现甲状腺激素，使甲状腺癌发病率增加，目前意见尚不一致。而高碘饮食可能增加甲状腺乳头状癌的发生率。

2. 放射线与甲状腺癌

用 X 线照射试验鼠的甲状腺，能促使动物发生甲状腺癌，细胞核变形，甲状腺素的合成大为减少，导致癌变；另一方面使甲状腺破坏而不能产生内分泌素，由此引起的 TSH 大量分泌也能促发甲状腺细胞癌变。

3. 促甲状腺激素慢性刺激与甲状腺癌

甲状腺滤泡高度分化，有聚碘和合成甲状腺球蛋白的功能，TSH 还通过 cAMP 介导的信号传导途径调节甲状腺滤泡细胞的生长，可能发生甲状腺癌，血清 TSH 水平增高，诱导出结节性甲状腺肿，给予诱变剂和 TSH 刺激后可诱导出甲状腺滤泡状癌，而且临床研究表明，TSH 抑制治疗在分化型甲状腺癌手术后的治疗过程中发挥重要的作用，但 TSH 刺激是否是甲状腺癌发生的致病因素仍有待证实。

4. 性激素的作用与甲状腺癌

由于在分化良好甲状腺癌患者中，女性明显多于男性，因而性激素与甲状腺癌的关系受到重视，临床上比较分化良好的甲状腺癌的肿瘤大小时发现，通常青年人的肿瘤较成人大，青年人发生甲状腺癌的颈淋巴结转移或远处转移也比成人早，但预后却好于成人。10 岁后女性的发生率明显增加，有可能雌激素分泌增加与青年人甲状腺癌的发生有关，故有人研究甲状腺癌组织中性激素受体，并发现甲状腺组织中存在性激素受体：雌激素受体 (ER) 和孕激素受体 (PR)，但性激素对甲状腺癌的影响至今尚无定论。

5. 生甲状腺肿物质与甲状腺癌

动物试验证实，长时间服用生甲状腺肿物质可诱导出甲状腺癌，也可阻碍甲状腺激素的合成，使 TSH 分泌增多，刺激甲状腺滤泡增生，可能产生甲状腺的新生物，并伴有甲状腺的弥漫性肿大，而引起甲状腺肿瘤。

6. 其他甲状腺疾病与甲状腺癌

(1) 结节性甲状腺肿。结节性甲状腺肿中发生甲状腺癌一向受到重视，是甲状腺癌发病相关的危险因素，甲状腺癌在结节性甲状腺肿中的发生率可高达 4%～17%，但结节性甲状腺肿与甲状腺癌的相互关系也一向存在争议，从良性结节向分化良好癌进展的关系不清。

(2) 甲状腺增生。甲状腺增生与甲状腺癌的关系尚不明确，有报道发现先天性增生性甲状腺肿长期得不到适当的治疗，最终发生甲状腺癌，因而及时发现先天性增生性甲状腺肿，并予甲状腺激素替代治疗，消除 TSH 的长期刺激非常重要。

(3) 甲状腺腺瘤。多数人认为甲状腺癌的发生与单发性甲状腺腺瘤，如果甲状腺癌继发于甲状腺腺瘤，甲状腺癌的类型应该以滤泡状癌为主，但事实是甲状腺乳头状癌占绝大多数，甲状腺滤泡状癌的患者常有以前存在腺瘤的历史，但要证实两者的关系却相当困难，即使采用组织学观察也难以证实它们之间的关系。

(4) 慢性淋巴细胞性甲状腺炎。近年来，在 HT 中发现甲状腺癌的报道越来越多，发生率4.3%～24%，差异较大，而且由于 HT 多不需要手术治疗，实际的发病情况较难于估计，HT与甲状腺癌可以是两种无关联的疾病而同时共存于甲状腺的腺体中，另一方面，局灶性的 HT也可能是肌体对甲状腺癌的免疫反应，可能 HT 导致甲状腺滤泡细胞破坏、甲状腺功能减退、甲状腺激素分泌减少，反馈引起 TSH 增高，TSH 持续刺激甲状腺滤泡细胞，甲状腺滤泡细胞过度增生而癌变；也可能 TSH 作为促进因素，在甲状腺致癌基因过度表达的同时发生癌变；还有人认为 HT 与甲状腺癌有着共同的自身免疫异常的背景。

(5) 甲状腺功能亢进症、由于甲亢患者的血清 TSH 呈低水平，既往认为在甲亢患者中不发生甲状腺癌，或甲状腺癌的发病率在甲亢患者和普通人群中 (0.6%～1.6%) 一致，甲状腺癌发生率为 2.5%～9.6%，而在甲状腺癌中，甲亢的发生率可达 3.3%～19%，而手术治疗的甲亢患者或是因甲状腺较大，或是因为已存在甲状腺结节，故实际的发病率不清楚，且大多数采用药物治疗，因此应重视甲亢合并甲状腺癌的临床情况，更应警惕甲状腺癌的存在。

7. 家族因素与甲状腺癌

甲状腺癌较少作为独立的家族性综合征，但可作为家族性综合征或遗传性疾病的一部分，少数家族有患多灶性分化良好的甲状腺癌的倾向。甲状腺癌与家族性结肠息肉病 (如 Gardner综合征)，包括结肠腺瘤性息肉合并软组织，以纤维瘤病最为多，合并纤维肉瘤，是常染色体显性遗传病，由位于染色体 5 q21～q22 的 APC 基因突变所致，后者是参与细胞增殖调控的信号蛋白，在 TSH 刺激下，少数人可发生癌变，即甲状腺癌。

二、病理和临床表现

甲状腺癌按细胞来源可分为滤泡源性甲状腺癌和 C 细胞源性甲状腺癌两类。前者来自滤泡上皮细胞，包括乳头状癌、滤泡状癌和未分化癌等类型；后者来自滤泡旁 (C) 细胞，称甲状腺髓样癌。乳头状癌和滤泡状癌又可归于"分化性癌"，与未分化癌相区别。不同类型的甲状腺癌，其生物学行为包括恶性程度、发展速度、转移规律和最终预后等有较大差别且病理变化和临床联系密切。

（一）乳头状癌

1.病理

乳头状癌为甲状腺癌中最常见类型，一般占总数的75%。此外，作为隐性癌，在尸检中屡被发现，一般占尸检的6%～13%，表明一定数量的病变，可较长时期保持隐性状态，而不发展为临床癌。乳头状癌根据癌瘤大小、浸润程度，分隐匿型、腺内型和腺外型三大类型。

小的隐匿型（直径＜1 cm），病变局限，质坚硬，呈显著浸润常伴有纤维化，状似"星状瘢痕"，故又称为隐匿硬化型癌，常在其他良性甲状腺疾患手术时偶尔发现。

大的直径可超过10 cm，质硬或囊性感，肿瘤呈实质性时，切面粗糙、颗粒状，灰白色，几乎无包膜，约50%以上可见钙化的沙粒体。镜下癌组织由乳头状结构组成，乳头一般皆细长，常见三级以上分支，有时亦可粗大，间质水肿。乳头的中心为纤维血管束，覆盖紧密排列的单层或复层立方或砥柱状上皮细胞。细胞大小不均匀，核间变一般不甚明显。

乳头状癌最重要的亚型是乳头状微小癌、滤泡状癌及弥漫性硬化型癌。新近的WHO分型，将乳头状微小癌代替隐匿型癌。该型指肿瘤直径＜1 cm。其预后好，很少发生远处转移。

对甲状腺乳头状癌的病理组织学诊断标准，近年已基本取得一致意见，即乳头状癌病理组织中，虽常伴有滤泡癌成分，有时甚至占较大比重，但只要查见浸润性生长且有磨砂玻璃样核的乳头状癌结构，不论其所占成分多少，均应诊断为乳头状癌。

2.临床表现

甲状腺乳头状癌，好发于20～40岁，儿童及青年人常见，女性发病率明显高于男性。70%儿童甲状腺癌及50%以上成人甲状腺癌均属此型。肿瘤多为单发，亦有多发，不少病例与良性肿瘤难以区别，无症状，病程长，发展慢。肿瘤质硬，不规则，表面不光滑，边界欠清，活动度较差。呈腺内播散而成多发灶者可达20%～80%。淋巴转移为其特点，颈淋巴结转移率为50%～70%，而且往往较长时间局限于区域淋巴结系统。病程后期可发生血行转移。肺和其他远处转移少于5%。有时颈淋巴结转移可作为首发症状。由于生长缓慢，早期常可无症状，若癌组织侵犯周围组织，则出现声音嘶哑、呼吸困难、吞咽不适等症状。

（二）滤泡状癌

1.病理

占全部甲状腺癌的11.6%～15%，占高分化癌中第二位。大体形态上，当局部侵犯不明显时，多不易与甲状腺腺瘤区别。瘤体大小不一，圆形或椭圆形，分叶或结节状，切面呈肉样，褐红色，常被结缔组织分隔成大小不一的小叶。中心区常呈纤维化或钙化。较大的肿瘤常合并出血、坏死或静脉内癌栓。

镜下本型以滤泡状结构为其主要组织学特征，瘤细胞仅轻或中度间变，无乳头状形成，无淀粉样物。癌细胞形成滤泡状或腺管状，有时呈片状。最近，世界卫生组织病理分类将胞质内充满嗜酸性红染颗粒的嗜酸性细胞癌亦归入滤泡癌中。

滤泡状癌多见于中老年女性，病程长，生长慢，颈部淋巴转移较少。而较早出现血行转移，预后较乳头状癌差。

2.临床表现

此癌40～60岁多见。与乳头癌相比，男性患病相对较多，男与女之比为1∶2，患病年龄以年龄较大者相对为多。一般病程较长，生长缓慢，少数近期生长较快，常缺乏明显的局部恶性表现，肿块直径一般为数厘米或更大，多为单发，少数可为多发或双侧，实性，硬韧，边界不清，较少发生淋巴结转移，血行转移相对较多，主要转移至肺，其次为骨。

(三) 甲状腺髓样癌

在胚胎学上甲状腺滤泡旁细胞与甲状腺不是同源的。甲状腺髓样癌起源于甲状腺滤泡旁细胞，故又称滤泡旁细胞癌或 C 细胞癌，可分泌降钙素，产生淀粉样物质，也可分泌其他具有生物活性物质，如前列腺素、5-HT、促肾上腺皮质激素、组胺酶等。

甲状腺髓样癌分为散发型 (80% ～ 90%)、家族型 (8% ～ 14%) 及多发性内分泌瘤 (少于 10%) 三种。甲状腺髓样癌可以通过常染色体显性遗传发展为不同的类型。甲状腺髓样癌是甲状腺癌的一个重要类型，较少见，恶性度中等，存活率小于乳头状瘤，而远大于未分化癌。早期诊断、治疗可改善预后，甚至可以治愈。甲状腺髓样癌的发病率占甲状腺癌的 3% ～ 10%，女性较多，中位年龄在 38 岁左右，其中散发型年龄在 50 岁；家族型年龄较轻，一般不超过 20 岁。其发病机制、病理表现及临床表现均不同于一般甲状腺癌，独成一型。

1. 病理

瘤体一般呈圆形或卵圆形，边界清楚，质硬或呈不规则形，伴周围甲状腺实质浸润，切面灰白色、浅色、淡红色，可伴有出血、坏死、纤维化及钙化，肿瘤直径平均 3 ～ 4 cm，小至数毫米，大至 10 cm。镜下癌细胞多排列成实体性肿瘤，偶见滤泡，不含胶样物质。癌细胞呈圆形或多边形，体积稍大，大小较一致，间质有多少不等的淀粉样物质，番红花及刚果红染色皆阳性。淀粉样物质为肿瘤细胞产生的降钙素沉积，间质还可有钙沉积，似沙粒体，还有少量浆细胞和淋巴细胞，常见侵犯包膜和气管。在家族性甲状腺髓样癌中，总是呈现双侧肿瘤且呈多中心，大小变化很大，肿瘤具有分布在甲状腺中上部的特点。在散发性甲状腺髓样癌中一般局限于一叶，双侧多中心分布者低于 5%。

2. 临床表现

所有的散发型甲状腺髓样癌及多数家族型甲状腺髓样癌都有临床症状和体征。通常甲状腺髓样癌表现为颈部肿块，70% ～ 80% 的散发型患者，因触及无痛性甲状腺结节而发现，近 10% 可侵及周围组织出现声嘶、呼吸困难和吞咽困难。临床上男女发病率大致相仿。家族型为一种常染色体显性遗传性疾病，属多发性内分泌肿瘤 II 型 (MEN- II)，它又分为 II a 型和 II b 型，占 10% ～ 15%，发病多在 30 岁左右，往往累及两侧甲状腺。临床上大多数为散发型，发病在 40 岁以后，常累及一侧甲状腺。MTC 恶性程度介于分化型癌与未分化型癌之间，早期就发生淋巴结转移。临床上，MTC 常以甲状腺肿块和淋巴结肿大就诊，由于 MTC 产生的 5-HT 和前列腺素的影响，约 1/3 患者可发生腹泻和面部潮红的类癌综合征。本病可合并肾上腺嗜铬细胞瘤，多发性唇黏膜神经瘤和甲状腺瘤等疾患。有 B 型多发性内分泌瘤 (MEN- II) 和髓样癌家族史患者，不管触及甲状腺结节与否，应及时检测基础的五肽胃泌素激发反应时血清降钙素水平，以早期发现本病，明显升高时常强烈提示本病存在。此外，甲状腺结节患者伴 CEA 水平明显升高，也应考虑此病存在可能，甲状腺结节细针穿刺活检或淋巴结活检常可做出明确诊断。

（四）甲状腺未分化癌

未分化癌为甲状腺癌中恶性程度最高的一种，较少见，占全部甲状腺癌的 5% ～ 14%，主要是指大细胞癌、小细胞癌和其他类型癌（鳞状细胞癌、巨细胞癌、腺样囊性癌、黏液腺癌以及分化不良的乳头状癌、滤泡状癌等）。未分化癌以老年患者居多，中位年龄为 60 岁，女性中常见的是小细胞弥漫型，男性常是大细胞型。

1. 病理

未分化癌生长迅速，往往早期侵犯周围组织。肉眼观癌肿无包膜，切面呈肉色、苍白，并有出血、坏死。镜下组织学检查未分化癌可分为大细胞型及小细胞型两种。前者主要由巨细胞组成，但有梭形细胞，巨细胞体积大，奇形怪状，核大，核分裂多；后者由圆形或椭圆形小细胞组成，体积小，胞质少，核深染，核分裂多见。有资料提示表明，有的未分化癌中尚可见残留的形似乳头状或滤泡状的结构，提示这些分化型的甲状腺癌可能转变为未分化癌，小细胞型分化癌与恶性淋巴瘤在组织学上易发生混淆，可通过免疫过氧化酶染色做出鉴别。

2. 临床表现

该病发病前常有甲状腺肿或甲状腺结节 1 年，在巨细胞癌此种表现尤为明显。肿块可于短期内急骤增大，发展迅速，形成双侧弥漫性甲状腺巨大肿块，质硬，固定，边界不清，往往伴有疼痛、呼吸或吞咽困难，早期即可出现淋巴结转移及血行播散。细针吸取细胞学检查可做出诊断，但需不同位置穿刺，因癌灶坏死、出血及水肿会造成假阴性。

三、诊断

声嘶、吞咽困难、哮喘、呼吸困难和疼痛是常见的症状。甲状腺癌的诊断是一个困难而复杂的问题，临床上甲状腺癌多以甲状腺结节为主要表现，因甲状腺多种良性疾病亦表现为甲状腺结节，两者之间无绝对的分界线。对一个甲状腺结节患者，在诊断的同时始终存在着鉴别诊断的问题，首先要确定它是非癌性的甲状腺结节、慢性甲状腺炎或良性腺瘤、还是甲状腺癌；其次，由于不同的甲状腺癌、同种甲状腺癌的不同分期其治疗方法及预后差异很大，诊断时还要决定它是哪种甲状腺癌以及它的病期（包括局部生长情况、淋巴结转移范围和有无远处转移）。由于目前所具备的辅助检查绝大多为影像学范围，对甲状腺癌的诊断并无绝对的诊断价值，而细胞组织学检查虽有较高的诊断符合率，但患者要遭受一定的痛苦，且因病理取材、检验师的实践经验等影响，存在一定的假阴性。故而，常规的询问病史、体格检查更显出其重要性。通过详细的询问病史、仔细体检获得一个初步的诊断，再结合必要的辅助检查以取得进一步的佐证是诊断甲状腺癌的正确思路。

四、治疗

甲状腺癌除未分化癌外，主要的治疗手段是外科手术。其他，如放射治疗、化疗、内分泌治疗和中医中药治疗等，仅是辅助性治疗措施。

（一）手术治疗

1. 乳头状腺癌手术切除是最佳方案。

手术是分化型甲状腺癌的基本治疗方法，术后辅助应用核素，甲状腺素及外照射等综合治疗。手术能根治性切除原发灶和转移灶，达到治愈目的。甲状腺乳头状腺癌为临床上最常见的高分化型腺癌，具有恶性程度低、颈淋巴结转移率高等特点，在根治性切除的原则下，应兼顾功能与美观。手术治疗包括三个方面。

(1) 原发灶切除范围：目前尚存在争论，主要是行甲状腺全切除或腺叶加峡部切除。

主张全切除的主要理由是如下。

1) 对侧多中心或微小转移灶可达 20% ~ 80%，全切除可消除潜在复发。

2) 有利于术后放射性碘检测复发或转移灶并及时治疗。

3) 全切除可避免 1% 高分化癌转变为未分化癌。

4) 全切除可增加甲状腺球蛋白检测复发或转移灶的敏感性。

持反对观点者认为，全切除会增加手术后并发症，喉返神经损伤及甲状腺功能减退发生率可高达 23% ~ 29%，其次对侧微小转移灶，可长期处于隐匿状态，未必发展成临床肿瘤，一旦复发再切除也不影响预后。

目前多数学者认为，病灶限于腺叶内，对侧甲状腺检查无异常，行患侧腺叶、峡部加对侧次全切除，疗效与全切除术差不多，而术后并发症明显减少，是比较合理的术式。这种术式优点是可以避免因全甲状腺切除后所引起的永久性甲状腺功能减退的后遗症，又可减少或避免喉返神经及甲状旁腺损伤机会。如术中探查患侧腺叶已累及对侧或双侧腺叶均存在病灶，则改行甲状腺全切除术。Sarde 等报道，采用甲状腺近全切除术，喉返神经及甲状旁腺损伤发生率明显降低至 4% 和 3.2%，或许是取代全切除术的一种较好的术式。

(2) 颈淋巴结切除：乳头状腺癌颈淋巴结转移率可达 50% ~ 70%。淋巴结转移是否影响预后曾有不同看法。甲状腺癌协作组大宗病例表明，淋巴结转移影响预后。颈淋巴结阳性的患者行颈淋巴结清扫术已达成共识。以往很多人主张包括原发灶在内的经典式颈淋巴结清扫术，曾作为根治性手术的一个重要组成部分，通过实践目前已被改良或功能性颈清扫术所取代。因这种手术同样能达到治疗目的，且能兼顾功能与美容，特别为年轻女子所乐于接受。但胸锁乳突肌、副神经和颈内静脉三者究竟能保留多少，则需视肿瘤大小、局部浸润和淋巴结转移等情况而定。颈淋巴结的清扫范围主要包括气管旁(气管食管沟及胸骨柄上区)及颈内静脉区淋巴结链。对乳头状腺癌无淋巴结转移的患者，预防性颈淋巴结清扫并不能改善预后，国内外多数学者均不主张采用。

近年来大宗回顾性研究资料提示，预防性颈淋巴结清扫组和对照组的预后无明显差异，甲状腺乳头状癌的淋巴结转移趋向局限在淋巴结内，即使以后发现淋巴结肿大时再手术，也不影响预后。

(3) 对局部严重累及的乳头状癌的处理：有些乳头状癌局部浸润广泛，可累及气管、食管、喉返神经、双侧颈内静脉等。如患者全身情况允许，应争取行扩大手术，如双侧喉返神经受侵，可将入喉端找出与迷走神经中的喉返束直接吻合，效果良好。如气管受累，要根据受累范围，行全喉或部分气管切除修补。一侧颈内静脉受累，可予以切除；若双侧受累、确实无法保留，则一侧颈内静脉切除后行静脉移植，也可采用保留双侧颈外静脉代替颈内静脉回流。如果 CT 或 MRI 证实上纵隔有肿大淋巴结，也可将胸骨劈开至第二肋间平面，显露上纵隔再沿颈内静脉向下解剖，把部分胸腺和纵隔淋巴结一并切除，有时癌肿和气管固定，或累及食管肌层，只要未破坏气管壁和侵入食管腔内，可将癌肿从气管前筋膜下钝性剥离，并将食管肌层切除，仍可取得满意效果。

2. 滤泡性腺癌

原发癌的治疗原则基本上同乳头状癌，颈淋巴结的处理与乳头状癌不同，因本型甚少发生淋巴结转移，所以除临床上已出现颈淋巴结转移时需行颈淋巴结清除术外，一般不做选择性颈清术。

3. 髓样癌

MTC 对放疗和化疗均不敏感，主要用外科治疗。彻底手术是一种行之有效的办法，不少患者可因此治愈。采取甲状腺全切除，加淋巴结清扫术，但散发性甲状腺 MTC 样癌也可根据探查情况行患侧腺叶加峡部切除。由于髓样癌隐匿性淋巴结转移癌发生率较高，即使无淋巴结转移也应做根治性颈淋巴结清扫；至于采取传统性或功能性颈清扫术，需视病灶及淋巴结浸润和转移程度而定。术中同时探查甲状旁腺，肿大时应予切除。术前发现合并嗜铬细胞瘤者，应先行肾上腺切除，否则术中会继发高血压，影响手术顺利进行，术后应定期复查血清降钙素、癌胚抗原，并做胸部 X 线、CT、MRI 等检查以早期发现颈部、前纵隔淋巴结和其他脏器的复发或转移。

4. 未分化癌

由于恶性程度高，就诊时多属晚期，已无手术指证，近年也采用手术、化疗、放疗等联合治疗本病。目前在延长存活率上尚无明显改善。但对局部控制癌肿还是有效的，可以降低死于局部压迫或窒息的危险。

（二）外放射治疗

不同病理类型的甲状腺癌放射治疗的敏感度不同，其中尤以未分化癌最为敏感，而其他类型癌较差。未分化癌由于早期既有广泛浸润或转移，手术治疗很难达到良好的疗效，因而放射治疗为其主要的治疗方法。即使少数未分化癌患者做手术治疗，也仅可达到使肿瘤减量的目的，手术后仍可继续放射治疗，否则复发率较高。部分有气管阻塞的患者，只要条件允许，仍可行放射治疗。分化型腺癌首选手术根治而无须放疗。对无法完全切除的髓样癌，术后可行放疗，虽然本病放疗不甚敏感，但放射治疗后，肿瘤仍可缓慢退缩，使病情得到缓解，有的甚至完全消除。甲状腺癌发生骨转移并不多见，局部疼痛剧烈，尤其在夜间。放射治疗可迅速缓解其症状，提高患者生活质量。

（三）放射性碘治疗

手术后应用放射性碘治疗可降低复发率，但不延长生命。应用放射性碘治疗甲状腺癌，其疗效完全视癌细胞摄取放射性碘的多少而定；而癌细胞摄取放射性碘的多少，多与其分化程度成正比。未分化癌已失去甲状腺细胞的构造和性质，摄取放射性碘量极少，因此疗效不良；对髓样癌，放射性碘也无效；分化程度高的乳头状腺癌和滤泡状腺癌，摄取放射性碘量较高，疗效较好；特别适用于手术后 45 岁以上的高危患者、多发性乳头状腺癌癌灶、包膜有明显侵犯的滤泡状腺癌以及已有远处转移者。

如果已有远处转移，对局部可以全部切除的腺体，不但应将患者的腺体全部切除，颈淋巴结亦应加以清除，同时还应切除两叶的全部腺体。这样才可用放射性碘来治疗远处转移。腺癌的远处转移，只能在切除全部甲状腺后才能摄取放射性碘。但如果远处转移摄取放射性碘极微，则在切除全部甲状腺后，由于垂体前叶促甲状腺激素的分泌增多，反而促使远处转移的迅速发展。对这种试用放射性碘无效的病例，应早期给予足够量的甲状腺素片，远处转移可因此缩小，至少不再继续迅速发展。

（四）内分泌治疗

分化型甲状腺癌做次全、全切除者应该口服甲状腺素，以防甲状腺功能减退及抑制TSH。乳头状和滤泡状癌均有TSH受体，TSH通过其受体能影响分泌型甲状腺癌的功能及生长，一般剂量掌握在保持TSH低水平，但以不引起甲亢为宜。一般用甲状腺片每天80～120 mg，也可选用左甲状腺素片每天100 μg，并定期检测血浆 T_3、T_4、TSH，以次调整用药剂量。甲状腺癌对激素的依赖现象早已被人们认识。某些分化性的甲状腺癌可受TSH的刺激而生长，故TSH可促使残留甲状腺增生、恶变，抑制TSH的产生，可减少甲状腺癌的复发率。任何甲状腺癌均应长期用抑制剂量的甲状腺素作维持治疗。对分化好的甲状腺癌尤为适用，其可达到预防复发的效果。即使是晚期分化型甲状腺癌，应用甲状腺素治疗，也可使病情有所缓解，甚至在治疗后病变消退。

（五）化学治疗

近年来化学治疗的疗效有显著提高。但至今尚缺少治疗甲状腺癌的有效药物，故而化疗的效果尚不够理想。目前临床上主要用化疗治疗复发者和病情迅速进展的病例。对分化差或未分化的甲状腺癌，尚可选做术后的辅助治疗。曾用于甲状腺癌的单药有多柔比星（阿霉素）、放线菌素D（更生霉素）、甲氨蝶呤等。单药治疗的效果较差，故现常采用联合化疗，以求提高疗效。

第十节　碘缺乏病

碘是人体不可缺少的一种营养素，当摄入不足时，肌体会出现一系列的障碍。碘缺乏病是由于自然环境缺碘而对人体所造成的损害，可表现出各种疾病形成。地方性甲状腺肿、地方性克汀病、地方性亚临床型克汀病及影响生育而出现的不育症、早产儿、死产、先天性畸形儿等这些病统称为"碘缺乏病"。碘是甲状腺素的必需成分。甲状腺利用碘和酪氨酸合成甲状腺激素，故当碘摄入不足时，肌体会出现一系列的障碍，由于肌体缺碘的程度和时期不同，肌体出现障碍的严重程度也不同。早期无明显临床症状，甲状腺轻、中度弥散性肿大，质软，无压痛。极少数明显肿大者可出现压迫症状，如呼吸困难、吞咽困难、声音嘶哑、刺激性咳嗽等。

一、病因

1. 自然地理

环境中碘的水平受地形、气候、土壤、水文、植被等因素的影响，所以碘缺乏病的流行与自然地理因素有着极其密切的关系。容易造成流行的自然地理因素，包括远离海洋、山高坡陡、土地贫瘠、植被稀少、降雨集中和水土流失等。

2. 水碘含量

人体需要的碘归根结底来自环境中的土壤和水。土壤中的碘只有溶于水才能被植物吸收，最后通过食物被人体摄入。水碘含量不仅反映了环境中碘的水平，而且反映了人体碘的摄入水平，水碘含量与碘缺乏病的流行有着密切的关系。

3. 协同作用

环境中广泛存在的致甲状腺肿物质，一般情况下含量甚微，不致引起甲状腺肿的流行。但如果在环境严重缺碘的同时致甲状腺物质含量也很高，两者就会产生强大的协同作用，成为形成重病区的主要原因。

4. 经济状况

现今地方性甲状腺肿主要分布在发展中国家，而且越贫穷的国家流行越严重。同在一个病区内，也是越贫穷的家庭发病越多。病区大多在偏僻的山区和农村，交通不便，经济落后，食用当地自产粮菜。一旦交通条件改善，物质交流频繁，生活水平提高，即使不采取食盐加碘等防治措施，流行情况也会缓解。

5. 营养不良

蛋白质和热量不足以及维生素缺乏，会增强碘缺乏和致甲状腺肿物质的效应，促进地方性甲状腺肿的流行。

二、流行病学特征

由碘缺乏所致的地方性甲状腺肿分布广，全世界约有110个国家都有此病的流行。据估计，全球受碘缺乏威胁的人群约为16亿。我国全国各省市、自治区都有不同程度的流行区，估计约有7亿人群居住在缺碘地区。

地方性甲状腺肿是世界性疾病，据联合国世界卫生组织1960年估计，全世界患地方性甲状腺肿的患者不少于2亿，我国大概不少于2000万～3000万。主要流行区是亚洲的喜马拉雅山区、南美的安第斯山区、非洲的刚果河流域、大洋洲的新几内亚等。我国的省、区除上海市外，都有不同程度的地方性甲状腺肿流行区。据1990年国际防治碘缺乏病委员会(ICCIDD)报道，全世界15.72亿人口生活在碘缺乏地区，6.55亿人患甲状腺肿，1120万人患克汀病，4300万人有不同程度智力障碍。

地方性克汀病多出现在严重的地方性甲状腺肿流行区，该地区至少有1/5人群患有甲状腺肿，一般患病率占甲状腺肿地区入口的严重地区高达5%～10%。本病是胚胎时期和出生后早期碘缺乏与甲状腺功能减退所造成的大脑与中枢神经系统发育分化障碍的结果。

三、发病机制

碘摄入不足所形成的甲状腺肿不应单纯视为一种病，甲状腺对缺碘有一个适应代偿过程，而甲状腺肿实际上是这种适应代偿的结果。本质上是甲状腺因摄碘不足所发生的由代偿（生理）到失代偿（病理性损伤）的过程，其基本的病理生理变化包括如下。

1. 当人体摄入碘量不足时，甲状腺激素合成减少，因此肌体通过垂体－甲状腺轴进行调节，导致垂体 TSH 分泌增多，使甲状腺组织受刺激增生引起摄碘功能加强，以保证合成足够的甲状腺激素。部分患者 TSH 不增高，是由于这些人甲状腺组织对 TSH 的反应性增强，可刺激甲状腺增生肥大。单纯性甲状腺肿时，血清 T_3/T_4 比值增高，即甲状腺合成 T_3 增多，这是因为在缺碘的情况下，甲状腺合成活性较强的 T_3。当病情严重时，上述代偿机制仍不能满足肌体对甲状腺素的需求时，可发生甲状腺功能减退症。当血碘浓度下降时，甲状腺上皮摄碘能力发生代偿性增强，故 24 小时吸碘率升高。严重缺碘者，上皮内无机碘浓度仍下降，即小于正常

值 (0.25 mg/g)，吸碘率的升高不仅表现在地方性甲状腺肿和地方性克汀病患者，那些病区所谓正常人的吸碘率也升高，反映了病区所有人都是碘缺乏的受害者。病区所谓正常人，尽管没有甲状腺肿但因碘缺乏而导致了碘代谢、垂体 – 甲状腺轴系功能的改变，这就是病区全体人群都要食用碘盐的理论根据。

2. 酪氨酸的碘化，即碘的有机化过程增强，使 MIT 合成增多，而 DIT 相对减少，过氯酸盐试验正常说明碘的有机化过程没有问题。但 Coutras 发现给常规过氯酸盐时，同时给 KI，甲状腺释放的碘较正常人多，说明有机过程也可能存在缺陷。这可能部分解释为什么在同样缺碘条件下，有人出现甲状腺肿而有人则不肿大。

3. 碘化酪氨酸耦合过程增强，由于 MIT/DIT 比值升高故 T_3 合成增多，T_4 减少即 T/T_4 升高。T_4 绝对量的下降，是碘缺乏病的重要表现之一。从代偿角度上看有以下意义：①多合成 T_3 少合成 T_4 可以节约碘，T_3 相对正常可保证周围组织不至于出现甲状腺功能减退症；②T_3 的生物活性比 T_4 大 4～5 倍，由于 T_3 正常或代偿性增高，使周围组织不出现明显甲状腺功能减退症或黏液性水肿。然而由于脑组织主要利用 T_4 而不是 T_3，因此，低 T_4 对脑发育和脑功能的维持是极其危险的。病区的调查结果也证实，患者 (甲状腺肿或克汀病) 的甲状腺功能多表现为 T_3 正常或代偿性增高，T_4 特别是 FT_4、FT_4I(游离 T_4 指数) 明显下降。

4. 甲状腺球蛋白的合成代偿性增强，因此，甲状腺滤泡常呈现以胶质潴留为主要表现。但胶质中常含碘化不全或不够成熟的甲状腺球蛋白，胶质的更新也较正常为快。

5. 缺碘时甲状腺激素分泌加快。当甲状腺内有机碘含量下降至正常 (10 mg/g) 的一半或一半以下时，T_3、T_4 才明显下降，因此，分泌入血的甲状腺激素量减少。此外，碘化酪氨酸脱碘后，碘的重新利用率增高，而碘的漏出量 (入血) 大大降低。

6. 因 T_4 下降，反馈性引起 TSH 升高，这是缺碘的最重要表现之一。T_4 下降，TSH 升高充分反映了患者的甲状腺功能减退症状态。TSH 有两类作用：一类是促进甲状腺的功能，表现在碘的摄取 T_3 和 T_4 的合成、激素的分泌等；另一类是 TSH 长期增高而显示出对甲状腺细胞的促进生长的作用 (慢效应)：即上皮细胞由立方状变为高柱状细胞数目、细胞体积的增加，故上皮细胞的蛋白质、RNA 合成加速。TSH 的慢效应往往是在持续性低碘的数周或数月后逐渐出现，与缺碘的程度和肌体的反应性有关，一般讲严重缺碘 2～3 个月患者可出现甲状腺肿。TSH 的变化与 T_4 呈负相关，与 T_3 无明显相关，值得注意的是，确定不太严重或患者代偿较好时，TSH 轻度升高或处于正常偏高值水平，即亚临床甲状腺功能减退症，这是常常被忽视的一种缺碘性损伤。

四、临床表现

(一) 地方性甲状腺肿

除甲状腺肿大外，往往无其他症状。随着病情的发展，甲状腺可逐渐增大，甚至引起压迫症状。压迫气管可引起咳嗽与呼吸困难、咽下困难等；压迫喉返神经可引起声音嘶哑；压迫血管致血液回流障碍可出现面部青紫、水肿及颈部与胸部浅表静脉扩张，但均较少见。胸骨后甲状腺肿可有食管或上腔静脉受压症状。查体甲状腺一般呈弥漫性的肿大，有的为轻至中度肿大，有的则为重度肿大。初期甲状腺质地软，无结节，几年后可有大小不等、质地不一的结节，大多数无血管杂音，少数可闻及血管杂音。伴有甲状腺功能减退者可有甲状腺功能减退症的症状和体征，如畏寒、乏力、食欲缺乏、大便干燥、体重增加等，重症患者还可出现黏液性水肿。

（二）地方性克汀病

地方性甲状腺肿约5%并发地方性克汀病，可影响智力、生长发育迟缓，并出现甲状腺功能减退。有些新生儿在出生时可有甲状腺肿，经碘盐防治后，已明显减少。在地方性甲状腺肿流行地区如患者自幼年始就摄碘量严重缺乏，可出现地方性克汀病。有以下表现。

1. 精神发育迟滞

起病于18岁以前；智商低于70；有不同程度的社会适应困难。一般智商低于50属克汀病，而智商在50～69属亚临床型克汀病。智力落后是地方性克汀病的主要特点，严重者为白痴、生活不能自理；轻者可以劳动，但不能从事技术性劳动。

2. 聋哑

听力和言语障碍十分突出。大多数患者均有听力障碍和言语障碍，部分患者为全聋和全哑。在补碘或给予甲状腺片治疗后，听力可略有改善，在黏液性水肿型的患者较明显，这可能与内耳的黏液性水肿的改善有关。

3. 斜视

其是由于脑神经受损所致，在神经型克汀病中更多见，为共向性斜视或瘫痪性斜视。

4. 神经－运动功能障碍

由于神经损伤所致，表现为运动障碍，以下肢表现最为突出，表现为步态不稳、拖步、鸭步；肌张力增强，腱反射亢进，出现病理反射（如：Babinski征、Gordon征、Chaddock征、Hoffmann征阳性），严重者下肢呈痉挛性瘫痪。有的因瘫痪的肌肉张力不平衡而造成畸形，如踝关节下垂、两腿呈剪刀状，严重者不能站立，只能在地上爬行。

5. 甲状腺肿

甲状腺肿的患病率为12%～66%，多为轻度肿大；黏肿型克汀病很少有甲状腺肿，甲状腺大多萎缩或很小，有的完全萎缩，甲状腺功能减退。

6. 生长发育落后

体格发育迟滞或落后。婴幼儿时期生长发育迟滞：前囟闭合晚；出牙迟，牙质不良；开始坐、站、走的时间明显晚于同龄儿童；骨X线检查发现骨龄落后。体格矮小，发育迟缓，在成年后身高也只有1.2～1.4 m高。体格矮小以长骨发育障碍为特征，因此患者下部小于上部。性格发育落后，表现为外生殖器及第二性征发育迟缓。男性无胡须、无阴毛、腋毛，男性体征不突出；女性月经初潮晚或原发性闭经。部分患者的性发育以后能接近成熟，可结婚生育；有的则不能生育。

7. 克汀病

面容由于甲状腺功能减退症，面部五官发育落后，严重者呈胚胎期样面容。典型的面容包括有：头大、额短、脸方；眼裂呈水平状，眼距宽；塌鼻梁，唇厚舌方，常呈张口伸舌状，流涎；头发稀疏，皮肤干燥无光泽；表情呆滞，或呈傻像或傻笑。

8. 甲状腺功能减退症的表现

患儿精神萎靡，动作迟钝，无表情或表情淡漠。出现黏液性水肿；肌肉发育差、松弛、无力；皮肤粗糙、干燥；皮肤黏膜常呈灰白色，汗少，皮脂腺分泌物少。严重者体温低，血压低，脉搏慢；患儿进食少，多有便秘；跟腱反射松弛时间延长。

值得注意的是，在地方性甲状腺肿流行地区，即使甲状腺不肿大，也有可能体内缺碘（尿碘排出低，吸 ^{131} I 率增高表现为碘饥饿），这类患者也应作为防治对象。地方性甲状腺肿长期处于功能代偿状态，一旦代偿不足，将出现甲状腺功能减退，少数结节型地方性甲状腺肿患者，在长期 TSH 增高的影响下可演变成毒性甲状腺腺瘤；亦有少数地方性甲状腺肿患者在 TSH 增高情况下，补充碘后甲状腺激素合成过多，导致碘甲亢。

五、检查

（一）甲状腺功能

一般的地方性甲状腺肿患者的甲状腺功能可以是正常的，或血 T_4 正常低限或低于正常，T_3 增高或正常，TSH 增高或正常。地方性克汀病患者的甲状腺激素水平明显降低，TSH 升高，呈典型的甲状腺性甲状腺功能减退症的表现。

（二）尿碘测定

在碘缺乏病流行地区，由于缺碘，患者的尿碘水平均降低，多 $< 5\ \mu g/d$，正常值 $(50 \sim 100\ \mu g/d)$。

（三）甲状腺摄 ^{131} I 率

大多增高，可达 90% $\sim$ 98%，但高峰不提前，可被 T_3 所抑制。甲状腺摄 ^{131} I 率呈"碘饥饿曲线"。

（四）甲状腺扫描

可见弥漫性甲状腺肿，常呈均匀性分布，有结节性甲状腺肿时可呈现结节。

（五）甲状腺 B 超

可表现为不同程度的肿大。初发病者的甲状腺可表现为甲状腺轻、中度肿大；而长期处于缺碘状态、病程长的地方性甲状腺肿患者的甲状腺可明显肿大，有的呈巨大甲状腺肿，并可伴有多发结节。

（六）其他检查

地方性克汀病患者 X 线检查示骨发育迟滞，多表现为骨龄落后、骨骺发育不全及骨化中心出现延迟。这些变化与血清 T_4 下降、TSH 升高呈相关，黏肿型患者表现尤著，往往还伴有蝶鞍扩大或变形。听力和前庭功能检查示听力和前庭功能的损伤以神经型为最严重。放射性核素脑血流显像检查表明，凡听力有损伤的患者，多有颞叶局部脑血流降低。脑电图检查多数患者不正常，以 δ 波、θ 波增多，脑电波节律变慢及电位低为主要特点，反映脑发育落后。

六、诊断

诊断碘缺乏病的主要依据为患者生活在碘缺乏病的流行地区，有不同程度的甲状腺肿大，尿碘水平低，甲状腺功能少数正常，多数有不同程度的甲状腺功能减退。

（一）地方性甲状腺肿的诊断及分型

1. 患者居住在地方性甲状腺肿流行病区。

2. 有甲状腺肿大，呈弥漫性肿大或伴有结节。

3. 排除甲亢、甲状腺炎、甲状腺癌等其他甲状腺疾病。

4. 尿碘低于 $< 50\ \mu g/d$；甲状腺吸 ^{131} I 率呈"碘饥饿曲线"。

5. 甲状腺功能正常或降低。

6. 根据甲状腺肿病理改变情况分为下列几种。

(1) 弥漫型甲状腺均匀肿大，质较软，摸不到结节。

(2) 结节型在甲状腺上摸到一个或几个结节。此型多见于成人，特别是女性和老年人，说明缺碘时间较长。

(3) 混合型在弥漫肿大的甲状腺上，摸到一个或几个结节。

(二) 地方性克汀病的诊断和分型

1. 流行病学特征

患者必须是出生和居住在碘缺乏病病区；有地方性甲状腺肿和地方性克汀病的流行病发病特征，群居发病，有的母亲为地方性甲状腺肿患者。

2. 自幼生活环境中碘缺乏，24 小时尿碘低于正常，并出现不同程度的精神发育迟滞，智力低下，IQ 为 54 以下 (包括 54)。神经运动功能障碍、听力障碍、言语障碍。

3. 有不同程度的克汀病外貌，有甲状腺功能减退的表现如黏液性水肿等。有不同程度的甲状腺肿大。

4. 甲状腺功能

血清 T_3 正常、代偿性增高或下降，T_4、FT_4 低于正常，TSH 高于正常。

5. 地方性克汀病的分型

(1) 神经型：有精神发育迟滞、聋哑、神经运动障碍等。

(2) 黏液水肿型：有甲状腺功能减退的表现，如黏液性水肿、生长发育迟滞、智力障碍、侏儒等。

(3) 混合型：兼有上述两型的特点，有的以神经型为主，有的以黏液水肿型为主。

6. 亚临床地方性克汀病

其临床表现不如地方性克汀病明显，IQ 为 55 ~ 69；甲状腺激素水平正常或偏低，TSH 正常或升高。

七、鉴别诊断

(一) 地方性甲状腺肿

在缺碘地区，出现甲状腺肿大时根据流行病学特征及甲状腺功能状态，诊断地方性甲状腺肿一般不难，但是需与以下疾病相鉴别。

1. 结节性甲状腺肿

甲状腺呈结节样肿大，病史较长，为散发病例，有的可伴有甲状腺功能亢进。

2. 散发性甲状腺肿

无地区流行性，多见于生长发育较快的青春期前与青春期儿童或曾用过致甲状腺肿的物质，尿碘不减少。

3. 慢性淋巴细胞性甲状腺炎

肿大的甲状腺质地柔韧，多数功能正常，数年后可出现甲状腺功能减退症，少数可出现甲亢。血中存在甲状腺抗体 TGAb 及 TPOAb(TMAb)；尿碘不减少。

4. 甲状腺毒症

各种原因导致的甲亢，甲状腺肿大，质地较柔软，伴有甲状腺功能亢进的临床表现，血中 T_3、T_4 均可增高，TSH 降低。

(二) 地方性克汀病

在地方性甲状腺肿流行区，对聋、哑、痴呆、神经运动障碍、体格发育落后的患者诊断为地方性克汀病并不困难。在鉴别上的难点主要是既无甲状腺肿大也无甲状腺功能减退症的地方性克汀病患者，如何与其他智力落后及聋哑患者 (非缺碘原因所致) 相鉴别。

1. 散发性克汀病

这类患者黏液性水肿及其他甲状腺功能减退症症状十分突出，智力落后，骨化中心出现延迟。但是一般没有明显聋哑，甲状腺吸碘率几乎为零，几乎没有明显的肌肉运动障碍，甲状腺核素显像提示甲状腺缺如或异位，一般也没有锥体束受损的症状，且没有地方性克汀病的流行病学特征，可以此鉴别。

2. 后天因素所致的脑损害后遗症

如产伤、脑炎、脑膜炎、脑外伤、中毒因素等，对这些疾病的鉴别主要靠详细询问病史，有明确病史者可除外地方性克汀病的诊断。

3. 先天愚型 (Down 综合征)

患者没有聋哑，也无甲状腺功能减退症，常有小耳畸形、小指畸形和通贯手，进行染色体检查示 21 三体现象，又称为 21 三体综合征，产生原因是卵子在减数分裂时 21 号染色体不分离，形成异常卵子。21 三体的形成与母亲的年龄增高 (35 岁以上) 和年龄过小 (20 岁以下) 有关，目前报道与父亲年长也有关，以此可明确诊断。

4.Pendred 综合征

又称耳聋 – 甲状腺肿综合征，出生后耳聋伴哑，儿童期出现甲状腺肿，甲状腺功能基本正常或低下，无智力障碍，体格发育也正常。本病为常染色体隐性遗传病，先天性碘的有机化缺陷。血中碘酪氨酸增多，MIT/DIT 及碘酪氨酸 / 碘原氨酸比例增高，尿碘不减少。

5. 家族性酶缺陷性克汀病

临床有甲状腺肿及甲状腺功能减退的表现，血清 T_3、T_4 降低，TSH 升高，尿碘不减少。

6. 垂体性侏儒

由于垂体分泌生长激素不足所致。该病患者表现为对称性、成比例的身体矮小，智力正常，听力及语言无障碍，甲状腺功能正常，这些可与地方性克汀病鉴别。

7.Lauience-Moon-Biedtl 综合征

其为罕见的常染色体隐性遗传，患者智力低下，性器官发育不良，但以下 3 个症状为该综合征所特有，可与地方性克汀病相区别：肥胖、多指 (趾) 或并指 (趾) 畸形及色素性视网膜炎。

8. 苯丙酮尿症

其是一种常见的常染色体隐性遗传病，出生后 4 ～ 6 个月内出现症状，有黄 (黄色头发)、白 (皮肤白)、傻 (智力低下)、臭 (汗尿有臭味) 等 4 大特点。尿三氧化铁试验阳性，血苯丙氨酸浓度升高。

9. 黏多糖病

其属常染色体隐性遗传。身材矮小，发育迟滞，智力、听力和语言均有障碍。鉴别点在于，本病肝脾肿大，手指弯曲呈"爪状"，特殊面容如：貌丑，鼻翅起，鼻孔上翻，两耳下缘低于双目水平，舌大而厚，颈短，肋骨 X 线片呈飘带状、脊柱呈舌状，尿黏多糖阳性。患儿多在 10 岁左右死亡。

八、治疗

（一）碘剂

我国自 1996 年起立法实行全民食盐加碘。目前国家标准 (GB5401-2000) 规定的食盐加碘剂量是 (35 ± 15)mg/kg。据 2005 年国家监测报道显示，全国碘盐覆盖率为 94.9%，合格碘盐食用率为 90.2%。根据 2001 年国际防治碘缺乏病权威组织的建议，理想的成人碘摄入量为 150 μg/d，妊娠期的碘摄入量要保证在 200 μg/d。尿碘中位数 (MUI) 应当控制在 $100\sim200$ μg/L 之间。

对于碘缺乏病患者，可口服碘 / 碘化钾 (复方碘溶液)，每天 $2\sim3$ 滴，连服 $2\sim4$ 周，休息 4 周，再服 $2\sim4$ 周，共 $6\sim12$ 个月。或口服碘化钾，每天 5 mg，连服 4 周，休息 1 个月，再继续服用 1 个月，至甲状腺肿消退，尿碘正常。亦可肌内注射碘油。

在使用碘制剂过程中，要注意碘过量的问题。当 MUI 在 $200\sim300$ μg/L 时成为"碘超足量"；当 MUI >300 μg/L 时称为"碘过量"。补碘过多可导致碘甲亢及自身免疫性甲状腺病；40 岁以上、特别是结节性甲状腺肿患者，应避免大剂量碘的治疗，以免发生因碘而导致的甲亢。同时还需警惕碘过敏或碘中毒。碘过敏时皮肤出现荨麻疹样皮疹，重者可引起血管神经性面部四肢水肿、发热、关节痛，往往发生在有过敏史者。碘中毒时口咽部有烧灼感，发生恶心、呕吐、腹痛，严重者可有呼吸困难，甚至危及生命，需及时抢救。处理的关键是立即停药，多数患儿的症状可逐渐缓解。症状重的，需立即用淀粉液洗胃，可与胃内碘中和，保护胃黏膜，还可用 1% 浓度的硫代硫酸钠溶液洗胃或静脉注射。

（二）甲状腺素

采用补碘的措施后，部分患者的症状得到纠正；但是在甲状腺萎缩或甲状腺功能严重减退者，单纯补碘无效或效果不佳，这部分患者需采用甲状腺激素替代治疗，部分甲状腺完全萎缩的患者往往需终身服用甲状腺激素。应尽早服用甲状腺片片剂 (40 $\sim$ 80 mg/d) 或甲状腺激素 (L-T4，50 $\sim$ 150 μg/d)，可以取得明显疗效，能很快纠正黏液性水肿及其他甲状腺功能减退症症状。对于地方性克汀病患者，可以使体格进一步发育，性发育迟滞也能得到一定改善；听力障碍及智力落后能在有限程度上有部分改善，但不能彻底治愈。应用甲状腺素要根据患者的具体病情选用剂量，找到一个合适剂量。当疗效满意后，可改用维持剂量。如果甲状腺尚有功能，也可以适当减少剂量。

经用甲状腺素治疗后，甲状腺中度肿大的患儿，经 $6\sim12$ 个月可使甲状腺缩小或消失。对甲状腺萎缩、甲状腺功能严重低下的地方性克汀病患者，要长期应用甲状腺素治疗。成人可服用干甲状腺素片每日 40 $\sim$ 120 mg，或 L-T$_4$ 50 $\sim$ 150 μg，需根据甲状腺功能调整用量。

(三) 手术治疗

1. 适应证

(1) 结节型与混合型地方性甲状腺肿合并有坏死、囊性变、出血及其他退行性变者，原则上应施行手术。

(2) 地方性甲状腺肿伴结节可疑恶性变者。

(3) 甲状腺肿合并化脓感染或有瘘管形成者。

(4) 甲状腺明显肿大使气管受压，引起呼吸困难，有急性窒息危险者；压迫食管，有吞咽困难，影响正常进食者；压迫喉返神经，声音嘶哑者。

(5) 坠入性或异位性胸内甲状腺肿，压迫肺部或造成肺不张，压迫气管引起狭窄者。

(6) 巨大甲状腺肿，悬垂于胸前，影响日常生活和劳动。

2. 禁忌证

(1) 弥漫性甲状腺肿，除有明显并发症者，原则上不需手术。

(2) 儿童和青少年期弥漫性甲状腺肿，禁忌手术；儿童和青年期的结节型和混合型甲状腺肿，也尽可能先用药物治疗。

(3) 有严重慢性病者如高血压、动脉硬化、心脏病、糖尿病等。

(4) 妊娠及哺乳期暂不施行手术。

第六章 甲状旁腺疾病

第一节 甲状旁腺功能减退症

甲状旁腺功能减退症(甲旁减),是指甲状旁腺激素(PTH)分泌减少和(或)功能障碍的一种临床综合征。在临床上常见的主要有特发性甲状旁腺功能减退症、继发性甲状旁腺功能减退症、低血镁性甲状旁腺功能减退症和新生儿甲状旁腺功能减退症,其他少见的包括假性甲状旁腺功能减退症、假-假性甲状旁腺功能减退症、假性特发性甲状旁腺功能减退症等。表现为神经肌肉兴奋性增高、低钙血症、高磷血症与血清PTH减少或不能测得。本症也可由于靶细胞对PTH反应缺陷所致,称为假性甲状旁腺功能减退症。

一、病因及发病机制

PTH生成减少、分泌受抑制或PTH作用障碍三者中任何一个环节的障碍均可引起甲状旁腺功能减退症。

(一)PTH生成减少

有继发性和特发性两种原因。前者主要是由于甲状腺或颈部手术误将甲状旁腺切除或损伤所致,也可因甲状旁腺手术或颈部放射治疗而引起。特发性甲状旁腺功能减退症以儿童多见,少见于成人,其病因未明,从症状发生到确诊常历时数年,于确诊时甲状旁腺功能已基本丧失。可能与自身免疫有关。患者血中可检出甲状旁腺抗体,并可伴有肾上腺皮质、甲状腺或胃壁细胞抗体。还可伴有其他自身免疫病如原发性甲状腺功能减退症、恶性贫血、特发性肾上腺皮质萎缩所致的Addison病等。家族性甲状旁腺功能减退症可有家族史,伴有X连锁隐性遗传或常染色体隐性或显性遗传。

(二)PTH分泌受抑制

严重低镁血症可暂时性抑制PTH分泌,引起可逆性的甲状旁腺功能减退症,因为镁离子为释放PTH所必需。缺镁时,血清PTH明显降低或低于可检测范围。补充镁后,血清PTH立即增加。低镁血症还可影响PTH对周围组织的作用。

(三)PTH作用障碍

由于PTH受体或受体后缺陷,使PTH对其靶器官(骨、肾)组织细胞的作用受阻,从而导致PTH抵抗,致甲状旁腺增生和PTH分泌增多,称为假性甲状旁腺功能减退症。本病为一种遗传性疾病。

二、病理生理

低血钙和高血磷是甲状旁腺功能减退症的临床生化特征。由于PTH缺乏,可导致下列情况。

1. 破骨作用减弱,骨吸收降低。

2. 肾脏合成1, 25-$(OH)_2$天$_3$减少而肠道钙吸收减少。

3. 肾小管钙重吸收降低而尿钙排出增加。但当血清钙降至约 1.75 mmol/L 以下时，由于血钙浓度过低，尿钙显著降低甚而低于可检测范围。

4. 肾排磷减少，血清磷增高，磷携带钙离子向骨及软组织沉积，部分患者骨密度增加，因不是成骨细胞活性增加而致的骨生成且骨转换减慢，所以血清 ALP 正常。血清钙浓度降低（主要是游离钙离子浓度降低）达到一定严重程度时，神经肌肉兴奋性增加，可出现手足搐搦，甚至惊厥。长期低钙血症可引起白内障，基底神经节钙化，皮肤、毛发、指甲等外胚层病变，在儿童可影响智力发育。

三、临床表现

甲状旁腺功能减退症的症状取决于血钙降低的程度与持续时间以及下降的速度。

1. 低钙血症增高神经肌肉应激性

可出现指端或口周麻木和刺痛，手足与面部肌肉痉挛，严重时出现手足搐搦（血清钙一般 < 2 mmol/L)，典型表现为双侧拇指强烈内收，掌指关节屈曲，指骨间关节伸展，腕、肘关节屈曲，形成鹰爪状。有时双足也呈强直性伸展，膝关节与髋关节屈曲。发作时可有疼痛，但由于形状可怕，患者常异常惊恐，因此加重手足搐搦。有些轻症或久病患者不一定出现手足搐搦，其神经肌肉兴奋性增高主要表现为面神经叩击征 (Chvostek 征) 阳性。束臂加压试验 (Trousseau 征) 阳性，维持血压稍高于收缩压 (10 mmHg)2 ～ 3 分钟，如出现手足搐搦即为阳性。

2. 神经、精神表现

有些患者，特别是儿童可出现惊厥或癫痫样全身抽搐，如不伴有手足搐搦，常误诊为癫痫大发作。手足搐搦发作时也可伴有喉痉挛与喘鸣。常由于感染、过劳和情绪等因素诱发。女性在月经期前后更易发作。除了上述表现外，长期慢性低钙血症还可引起锥体外神经症状，包括典型的帕金森病表现，纠正低血钙可使症状改善。少数患者可出现颅内压增高与视乳头水肿。也可伴有自主神经功能紊乱，如出汗、声门痉挛、气管呼吸肌痉挛及胆、肠和膀胱平滑肌痉挛等。慢性甲状旁腺功能减退症患者可出现精神症状，包括烦躁、易激动、抑郁或精神病。

3. 外胚层组织营养变性

低血钙引起白内障颇为常见，严重影响视力。纠正低血钙可使白内障不再发展。可出现牙齿发育障碍，牙齿钙化不全，齿釉发育障碍，呈黄点、横纹、小孔等病变。长期甲状旁腺功能减退症患者皮肤干燥、脱屑，指甲出现纵嵴，毛发粗而干，易脱落，易患念珠菌感染。血钙纠正后，上述症状能逐渐好转。

4. 其他

转移性钙化多见于脑基底节（苍白球、壳核和尾状核），常对称性分布，出现较早，并可能成为癫痫的重要原因，也是本病特征性表现。其他软组织、肌腱、脊柱旁韧带等均可发现钙化。心电图检查可发现 QT 时间延长，主要为 ST 段延长，伴异常 T 波。脑电图可出现癫痫样波。血清钙纠正后，心、脑电图改变也随之消失。慢性低血钙患者常感无力、头疼、全身发紧、举步困难、张口困难、口吃或吐字不清。智力可减退。

四、检查

1.实验室检查

(1) 血钙降低与血磷增高：PTH 不足可使破骨细胞的作用减弱，骨钙动员减少，加之 1, 25-$(OH)_2D_3$ 的生成减少和肾小管对钙的重吸收及排磷减少，所以甲状旁腺功能减退症有低血钙及高血磷，仅少数口服制酸剂或饮食中缺磷者的血磷可以正常。

(2) 尿钙与尿磷减少：甲状旁腺功能减退症所致的尿钙减少，较之软骨病的尿钙减少为轻，因为前者系继发于血钙降低，而后者血中 PTH 大多增高，可促使肾小管对钙的重吸收。因 PTH 能抑制肾小管对磷的重吸收，故 PTH 不足时尿磷的重吸收增加而排磷减少。

(3) 血中 PTH 的测定：临床上绝大多数甲状旁腺功能减退症由于 PTH 不足，血中 PTH 低于正常，但部分患者也可在正常范围，因为非甲状旁腺功能减退症的低钙血症对甲状旁腺有强烈的刺激作用，其低血钙与血中的 PTH 呈明显的负相关，所以低血钙时血中的 PTH 即使在正常范围，仍提示甲状旁腺有功能减退。然而甲状旁腺分泌无生物活性的 PTH 以及对 PTH 的抵抗所致的甲状旁腺功能减退症时，则 PTH 有代偿性的分泌增高，前者可测得 PTH 增高，后者可测得有生物活性的 PTH 增高。

(4) 尿中 cAMP 降低：尿中的 cAMP 是 PTH 的一项功能指标，因此，甲状旁腺功能减退症患者尿中的 cAMP 大多低于正常。

(5) 血中碱性磷酸酶正常：血清碱性磷酸酶 (ALP) 有骨骼变化的甲旁亢患者 ALP 升高。甲旁腺功能减退患者的 ALP 是正常的。

2.其他辅助检查

(1) 心电图检查：显示 ST 段延长、Q-T 间期延长及 T 波改变。

(2) 影像学检查：头颅 X 线摄片约有 20% 显示基底节钙化，少数患者尚有松果体及脉络丛钙化；CT 扫描较之 X 线摄片更敏感，能更早及更多地发现颅内钙化灶。

五、诊断与鉴别诊断

本病常有手足搐搦反复发作史。Chvostek 征与 Trousseau 征阳性。实验室检查如有血钙降低 (常低于 2 mmol/L)、血磷增高 (常高于 2 mmol/L)，且能排除肾功能不全者，诊断基本上可以确定。如血清 PTH 测定结果明显降低或低于可检测范围，或滴注外源性 PTH 后尿磷与尿 cAMP 显著增加，诊断可以确定。在特发性甲状旁腺功能减退症的患者，临床上常无明显病因，可有家族史。手术后甲状旁腺功能减退症常于甲状腺或甲状旁腺手术后发生。

特发性甲状旁腺功能减退症尚需与下列疾病鉴别。

1.假性甲状旁腺功能减退症 (PHP)

本病是一种具有以低钙血症和高磷血症为特征的显性或隐性遗传性疾病，典型患者可伴有发育异常、智力发育迟缓、体态矮胖、脸圆，可见掌骨 (跖骨) 缩短，特别是对称性第 4 与第 5 掌骨缩短。由于 PTH 受体或受体后缺陷，周围器官对 PTH 无反应 (PTH 抵抗)，PTH 分泌增加，易与特发性甲状旁腺功能减退症鉴别。

假性甲状旁腺功能减退症又可分为 I 型与 II 型。静脉滴注 200 U PTH 后，尿 cAMP 与尿磷不增加 (仍低) 为 I 型；尿 cAMP 增加，但尿磷不增加为 II 型。以 I 型最常见，又可分为 I a、I b、I c 三个亚型，体外测定表明 I a 型中刺激性 G 蛋白亚基 (Gs) 活性下降。I a、

Ⅰc型患者常伴有掌骨、趾骨变短以及营养发育异常的其他特征，Ⅰb型表型正常。本病的治疗基本上与特发性甲状旁腺功能减退症相同。

2.严重低镁血症(血清镁低于 0.4 mmol/L)

患者也可出现低血钙与手足搐搦。血清 PTH 可降低或低于可检测范围。但低镁纠正后，低钙血症迅即恢复，血清 PTH 也随之正常。

3.其他

如代谢性或呼吸性碱中毒、维生素 D 缺乏、肾功能不全、慢性腹泻、钙吸收不良等，应加以鉴别。

六、并发症

1.精神病表现

轻者为癔症样发作，重者表现为重症精神病，这些患者常被误诊送至精神病院治疗，为了防止这种误诊，精神患者应常规地检查血钙与血磷，自从血液生化自动分析仪应用以来，常规检查血钙与血磷已是很容易的事，提高对本病的认识至为重要，在观察患者过程中注意手足搐搦之发生，若发现手足搐搦后，应立即查血钙以证明手足搐搦是否为低钙血症所致，并用钙剂加葡萄糖缓慢静脉注射或滴注，钙剂治疗能使手足搐搦迅速缓解，这种"手足搐搦－低钙血症－钙剂治疗－缓解"的序贯观察对于认识低钙血症之存在，从而进一步按甲状旁腺功能减退症检查求得正确诊断是重要的。

2.癫痫样发作及其他神经症状表现

除了观察低钙血症及其临床表现外，用 X 线或 CT 检查脑组织钙化病变，对诊断很有帮助。

3.慢性手足搐搦

如发生于儿童，应检查其皮肤是否干燥、脱屑、指甲异常、毛发粗稀，并应进一步检查牙齿之发生、发育和病变，结合慢性低钙血症，可以及早诊断和治疗。

4.视力欠佳

应检查有无白内障，白内障是不可逆转的，及早治疗可终止其发展。

5.甲状旁腺功能减退症心脏病

重者可发生心力衰竭而死亡，因此要提高警惕，心电图可作为初步检查的方法，无创伤性心功能检查，或彩色多普勒心功能检查可提供更详细的心功能情况。

七、治疗

甲状旁腺功能减退症和假性甲状旁腺功能减退症是终身性疾病，治疗目的是：①控制症状，包括中止手足搐搦发作，使血清钙正常或接近正常；②减少甲状旁腺功能减退症并发症的发生；③避免维生素 D 中毒。

1.急性低钙血症的治疗

当发生手足搐搦、喉痉挛、哮喘、惊厥或癫痫样大发作时，即刻静脉注射 10% 葡萄糖酸钙 10～20 mL，注射速度宜缓慢，必要时 4～6 小时后重复注射，每日酌情 1～3 次不等。可采用持续静脉滴注 10% 葡萄糖酸钙 100 mL(含元素钙 900 mg，稀释于生理盐水或葡萄糖液 500～1000 mL 内，速度以每小时不超过元素钙 4 mg/kg 体重为宜)，定期监测血清钙水平，避免发生高钙血症，以免出现致死性心律失常。若发作严重，可短期内辅以地西泮或苯妥英钠肌内注射，以迅速控制搐搦与痉挛。

2. 间歇期处理

(1) 钙剂应长期补充，每日服含钙元素 1～1.5 g 的药物钙，以碳酸钙为主（供给 1 g 元素钙需乳酸钙 7.7 g、葡萄糖酸钙 11 g、氯化钙 3.7 g、或碳酸钙 2.5 g）。维持血钙接近正常水平为宜。孕妇、哺乳女性和小儿酌加。血钙升高后，磷肾阈相应降低，尿磷排出增加，血磷随之下降，常不需降低血磷的药物。饮食中注意摄入高钙、低磷食物。

(2) 维生素 D 及其衍生物轻症甲状旁腺功能减退症患者，经补充钙与限制磷的治疗后，血清钙可基本保持正常，症状控制。症状较重患者则须加用维生素 D 制剂作为甲状旁腺功能减退症低钙血症的二级用药。常用的有：① 1，25-$(OH)_2D_3$（骨化三醇），每粒胶囊含量为 0.25 μg/d，通常用 0.25 μg/d，根据血钙升高情况可渐加量到 1.5 μg/d，该药对肝功能受损者也有效；② 1α-(OH)D，主要用于肝功能正常者，摄入后经肝脏 25-羟化酶作用转变成 1，25-$(OH)_2$D，发挥作用；③维生素 D_3（胆固化醇）3 万～10 万 U/d，甲状旁腺功能减退症时肾 1α 羟化作用减弱，外源性维生素 D 转变为活性维生素 D 的过程受到障碍，故需要较大剂量且起效慢，在体内的清除慢，停药后作用消失需 2 周至 4 个月。羟化的活性维生素 D 疗效迅速且较稳定，口服较方便，停药后 3～6 天作用即消失，但价格较贵。

用药期间应定期复查血、尿钙水平，及时调整剂量。避免维生素 D 过量中毒、高钙血症发生。

维生素 D 与钙剂的剂量可相互调节。增加维生素 D 剂量可加速肠道钙吸收，钙剂可相应减少；增加钙剂也可增加肠道钙吸收，可相应减少维生素 D 的补充。甲状旁腺功能减退症时，肾小管重吸收钙减少，肾小球滤出钙的排泄量增加，在血钙正常条件下（如 2.35 mmol/L）即出现明显的高尿钙，因而甲状旁腺功能减退症用钙剂和维生素 D 治疗的目标为减轻、控制临床症状，而不是将血钙提到正常范围，宜将血清钙保持在 2.0～2.25 mmol/L 之间。如此可防止手足搐搦发作，同时使尿钙不至过高，以避免尿路结石、肾钙质沉积、肾功能减退，并防止维生素 D 中毒。

(3) 补镁对伴有低镁血症者，应立即补充镁，如 25% 的硫酸镁 10～20 mL 加入 5% 葡萄糖盐水 500 mL 中静脉滴注，剂量视血镁过低程度而定。低镁血症纠正后，低钙血症也可能随之好转。

(4) 甲状旁腺移植对药物治疗无效或已发生各种并发症的甲状旁腺功能减退症患者可考虑同种异体甲状旁腺移植治疗，但寻找供体困难。

八、预防

在甲状腺及甲状旁腺手术时，避免甲状旁腺损伤或切除过多，以预防继发性甲状旁腺功能减退症的发生。

第二节 原发性甲状腺功能亢进症

原发性甲状旁腺功能亢进症（甲旁亢）是由于甲状旁腺本身病变（肿瘤或增生）引起的甲状旁腺激素（PTH）合成与分泌过多，通过其对骨与肾的作用，导致血钙增高和血磷降低。主要临床表现为反复发作的肾结石、消化性溃疡、精神改变与广泛的骨吸收。继发性甲旁亢是由于各种原因所致的低钙血症刺激甲状旁腺，使之代偿性分泌过多的 PTH，常见于肾功能不全、骨质软化症和小肠吸收不良等。三发性甲旁亢是在继发性甲旁亢的基础上，由于腺体受到持久和强烈的刺激，部分增生组织转变为腺瘤伴功能亢进，自主地分泌过多的 PTH，主要见于肾衰竭患者。本部分着重介绍原发性甲旁亢。

一、病因和病理

甲旁亢的甲状旁腺组织病理有甲状旁腺腺瘤、增生或腺癌三种。大多数病因不明。

（一）增生

10%～20% 的病例为甲状旁腺增生，常累及所有腺体，但可以某个腺体增大为主。外形不规则，无包膜，其中主要也是主细胞。但有时增生组织周围可形成假包膜，易误认为多发性甲状旁腺腺瘤。

（二）腺癌

甲状旁腺癌较少见，可分为功能性和非功能性。伴有功能亢进的甲状旁腺癌占原发性甲旁亢的 1%～2% 以下，非功能性甲状旁腺癌血清钙和 PTH 正常。

（三）腺瘤

占总数的 75%～80%，绝大多数为单个腺瘤，较少有 2 个或 2 个以上腺瘤。6%～10% 甲状旁腺腺瘤可异位于胸腺、心包或食管后。腺瘤体积一般较小，重 0.5～5.0 g，但也可大至 10～20 g。有完整的包膜，其中主要是主细胞，有时组织学上腺瘤与增生不易区分。原发甲旁亢可呈家族性发病而不伴有其他内分泌疾病，或是家族性多发性内分泌腺瘤病（MEN）的一部分。

二、病理生理

该病主要特点是相对血钙水平而言有不适当的 PTH 分泌。由于甲状旁腺大量分泌 PTH，使骨钙溶解释放入血，引起高钙血症，开始可为间歇性，大多数患者仅有轻度高血钙（2.7～2.8 mmol/L），随后可发生较明显的高钙血症。而由于肿瘤的自主性，血钙过高不能抑制甲状旁腺 PTH 的分泌，故血钙持续增高。PTH 可在肾促进 $25\text{-}(OH)D_3$ 转化为活性更高的 $1, 25\text{-}(OH)_2D_3$，后者可促进肠道钙的吸收，进一步加重高钙血症。从肾小球滤过的钙增多，尿钙排出增加；同时，肾小管对无机磷再吸收减少，尿磷排出增多，血磷降低。PTH 促进骨基质分解，黏蛋白、羟脯氨酸等代谢产物自尿排泄增多，形成尿路结石或肾钙盐沉着症，加重肾脏负荷，影响肾功能，严重时甚至发展为肾功能不全。持续增多的 PTH，引起广泛骨吸收脱钙等改变，严重时可形成纤维囊性骨膜炎（棕色瘤）。血钙过高还可导致迁徙性钙化，如肺、胸膜、胃肠黏膜下血管内、皮肤等，如发生在肌腱与软骨，可引起关节部位疼痛。

PTH抑制肾小管重吸收碳酸氢盐，使尿液呈碱性，进一步促使肾结石的形成，同时还可引起高氯血症性酸中毒，后者使游离钙增加，加重高钙血症症状。高浓度钙离子可刺激胃泌素的分泌，胃壁细胞分泌胃酸增加，形成高胃酸性多发性胃、十二指肠溃疡；激活胰腺管内胰蛋白酶原，引起自身消化和胰腺的氧化应激反应，导致急性胰腺炎。

三、临床表现

本病发病高峰在60岁左右，15岁以下发病者罕见，女性多于男性，为2：1～4：1。本病的主要临床表现可归纳为以下几方面。

1. 骨骼系统

患者早期可出现骨痛，主要发生于腰背部、髋部、肋骨与四肢，局部有压痛。后期主要表现为纤维囊性骨膜炎，可出现骨骼畸形与病理性骨折，身材变矮，行走困难，甚至卧床不起。部分患者可出现骨囊肿，表现为局部骨质隆起。

2. 泌尿系统

长期高血钙可影响肾小管的浓缩功能，出现多尿、夜尿、口渴等症状，还可出现肾结石与肾实质钙化，反复发作的肾绞痛与血尿。尿路结石可诱发尿路感染或引起尿路梗阻，或进一步发展成慢性肾盂肾炎，影响肾功能。肾钙质沉着症可导致肾功能逐渐减退，最后可引起肾功能不全。

3. 高钙血症

临床表现涉及多个系统，症状的出现和轻重程度与血钙水平升高速度及患者的忍耐性有关。

(1) 中枢神经系统可出现记忆力减退，情绪不稳定，淡漠，性格改变，有时由于症状无特异性，患者可被误诊为神经症。

(2) 神经肌肉系统可出现倦怠，四肢无力，以近端肌肉为甚，可出现肌萎缩，常伴有肌电图异常。当血清钙超过3 mmol/L时，容易出现明显精神症状如幻觉、狂躁，甚至昏迷。

(3) 消化系统可表现为食欲减退、腹胀、消化不良、便秘、恶心、呕吐；约5%的患者伴有急性或慢性胰腺炎发作；临床上慢性胰腺炎为甲旁亢的一个重要诊断线索，一般胰腺炎时血钙降低，如患者血钙正常或增高，应考虑有否甲旁亢存在。也可引起顽固性多发性消化性溃疡。

(4) 软组织钙化影响肌腱、软骨等处，可引起非特异性关节痛。

(5) 皮肤钙盐沉积可引起皮肤瘙痒。

4. 其他

甲旁亢患者可有家族史，常为MEN的一部分，为常染色体显性遗传。可与垂体瘤及胰岛细胞瘤同时存在，即MEN1型。也可与嗜铬细胞瘤及甲状腺髓样癌同时存在，即MEN2 A型。另外约1/3的患者属无症状型甲旁亢，或仅有一些非本病特有的症状，经检查血钙而发现。

5. 高钙危象

严重病例可出现重度高钙血症，伴明显脱水，威胁生命，应紧急处理。

四、实验室及辅助检查

1. 血

血清总钙多次超过2.75 mmol/L或血清游离钙超过1.28 mmol/L应视为疑似病例。如同时伴有维生素 D 缺乏，肾功能不全或低白蛋白血症，血清总钙可不高，但血清游离钙水平总是增高。血清磷一般降低，但在肾功能不全时血清磷可不低。血清碱性磷酸酶常增高，在骨骼病变比较显著的患者尤为明显。血氯常升高，可出现代谢性酸中毒。

2. 尿

尿钙常增加，但由于 PTH 降低钙的清除率，当血清钙低于 2.87 mmol/L 时，尿钙增加可不明显。尿磷常增高，由于受饮食等因素的影响，诊断意义不如尿钙增多。尿羟脯氨酸常增加，与血清碱性磷酸酶增高一样，均提示骨骼明显受累。

3. 血清 PTH 测定

测定血清 PTH 可直接了解甲状旁腺的功能。有免疫放射法以及免疫化学发光法。全分子 PTH 1～84 测定是原发性甲状旁腺功能亢进症的主要诊断依据。免疫化学发光法正常范围为 1～10 pmol/L，平均值为 3.42 pmol/L。本症患者血清 PTH 在 10 pmol/L 以上。血 PTH 水平增高结合血清钙值一起分析有利于鉴别原发性和继发性甲旁亢。

4. X 线检查

X 线表现与病变的严重程度相关。典型表现为普遍性骨质疏松，弥漫性脱钙；头颅相显示毛玻璃样或颗粒状，少见局限性透亮区；指（趾）有骨膜下吸收，皮质外缘呈花边样改变；牙周膜下牙槽骨硬板消失；纤维性囊性骨膜炎在骨的局部形成大小不等的透亮区，长骨骨干多见。腹部平片示肾或输尿管结石、肾钙化。

5. 骨密度测定和骨超声速率检查

显示骨量丢失和骨强度减低。

五、诊断与鉴别诊断

1. 甲旁亢的定性诊断

如患者有反复发作尿路结石、骨痛，骨骼 X 线摄片有骨膜下皮质吸收、囊肿样变化、多发性骨折或畸形等；实验室检查有高血钙、低血磷、血清碱性磷酸酶增高、尿钙增高，诊断基本上可以确定。明确诊断尚需做血清 PTH 测定，并结合血清钙测定，特别在早期、无症状患者，血清 PTH 增高的同时伴有高钙血症是重要的诊断依据。其他原因所致血钙增高时，PTH 分泌被抑制，血清 PTH 常降低或低于可检测范围。

2. 甲旁亢的定位诊断

定性诊断确立之后，尚需颈部超声检查、放射性核素检查如 ^{99m}Tc 甲氧基异丁基异腈 (MIBI) 扫描、颈部和纵隔 CT 扫描等定位诊断，这对手术治疗十分重要。

3. 鉴别诊断

甲旁亢应与其他引起高钙血症的疾病做鉴别。

恶性肿瘤性高钙血症常见于：①肺、肝、乳腺和卵巢等肿瘤的溶骨性转移；②如肺癌、肾癌等分泌一种蛋白质，可与 PTH 受体结合，产生与 PTH 相似的作用，称为 PTH 相关蛋白 (PTHrP)，从而引起高钙血症与低磷血症。此类患者其血清 PTH 常降低或低于可检测范围，且常有原发恶性肿瘤的临床表现。但有时肿瘤部位较隐匿，尚未出现症状时即可出现高钙血症。因此，原因不明的高血钙必须除外肿瘤的可能性。

其他引起高钙血症的疾病如结节病、维生素 D 过量等，其血 PTH 正常或降低，皮质醇抑制试验可鉴别。继发性甲旁亢患者血清 PTH 可明显增高，但血清钙常降低，多见于慢性肾功能不全及维生素 D 缺乏症。长期应用噻嗪类利尿药也可引起轻度高钙血症，但停药后可恢复正常。在年轻无症状患者或血 PTH 仅轻度增高者，高钙血症很可能是家族性低尿钙性高钙血症，而不是甲旁亢。

此外，还应与代谢性骨病如骨质疏松症、骨质软化症、肾性骨营养不良等相鉴别。

六、治疗

有症状或有并发症的原发性甲旁亢患者，外科手术效果确切。若高钙血症极轻微，或年老、体弱不能手术，可试用药物治疗。

1. 无症状性甲旁亢者治疗

如血清钙 < 3 mmol/L，肾功能正常，可定期随访，如有下列情况则需手术治疗：①有骨吸收病变的 X 线表现或骨密度降低；②活动性尿路结石或肾功能减退；③血清钙水平 ≥ 3 mmol/L；④ PTH 较正常增高 2 倍以上；⑤严重的精神病、溃疡病、胰腺炎等。

2. 西咪替丁

西咪替丁 200 mg 口服，每 6 小时一次，可阻滞 PTH 的合成和 (或) 分泌，血钙可降至正常，可试用于有手术禁忌的患者、手术前准备及急性原发性甲状旁腺危象。

3. 处理高钙危象

甲旁亢患者血清钙 > 3.75 mmol/L 时，可严重威胁生命，称高钙危象，应予以紧急处理。①大量滴注生理盐水，根据失水情况每天给 4 ~ 6 L。大量生理盐水一方面可纠正失水，同时因多量钠从尿中排出而促使钙从尿中排出。②二磷酸盐，如帕米膦酸钠 60 mg，静脉滴注，用 1 次，或 30 mg 每天滴注 1 次，连用 2 天。应用时以 10 mL 注射用水稀释，加入 1000 mL 液体 (生理盐水或 5% 葡萄糖液) 中静脉滴注。也可用唑来膦酸钠 4 mg 静脉滴注 15 ~ 30 分钟，用 1 次。③呋塞米 40 ~ 60 mg 静脉注射，促使尿钙排出，但同时可导致镁与钾的丧失，应适当补充，避免使用噻嗪类利尿剂。④降钙素可抑制骨质吸收，2 ~ 8 U/(kg·d) 皮下或肌内注射。⑤血液透析或腹膜透析降低血钙，疗效显著。当血清钙降至 3.25 mmol/L 以下时，则相对较安全。⑥糖皮质激素 (氢化可的松或地塞米松) 静脉滴注或静脉注射。

4. 手术探查和治疗

手术切除腺瘤是该病最佳治疗方法。如四个腺体均增大，提示为增生，则应切除三个腺体，第四个切除 50%，必要时可做冷冻切片。手术时应注意是否存在异位甲状旁腺。如手术成功，血清 PTH 及血液和尿液中钙、磷水平异常可获得纠正。术后低钙血症者只需给予高钙饮食或口服钙剂。但在纤维囊性骨膜炎患者，由于"骨饥饿"可继发严重的低钙血症，或剩留的甲状旁腺血液供应发生障碍，手术后出现严重低钙血症。如血清钙持续在 2 mmol/L 以下，可出现 Chvostek 征与 Trousseau 征，或有手足搐搦，可静脉注射 10% 葡萄糖酸钙 10 ~ 20 mL。必要时，一日内可重复 2 ~ 3 次，或置于 5% 葡萄糖溶液中静脉滴注。滴注速度取决于低钙症状的程度与对治疗的反应。如 2 ~ 3 天内仍不能控制症状，可加用维生素 D 制剂。可用骨化三醇 0.25 ~ 1.0 pg/d，作用快，停药后作用消失也快。如同时伴有低镁血症，应加以纠正。

七、预后

血清钙水平是判断手术是否成功的指标。手术成功者，高钙血症和高 PTH 血症被纠正，不再形成新的泌尿系统结石，术后 1～2 周骨痛开始减轻，6～12 个月症状明显改善，骨结构修复需 1～2 年或更久。

第七章 肾上腺疾病

第一节 库欣综合征

库欣综合征是经常规诊疗方法不易明确诊断或得以有效治疗的皮质醇增多症。本病病因复杂，以血皮质醇增高为基本特征，主要临床表现为满月脸、水牛背、向心性肥胖、皮肤紫纹、高血压、痤疮、多血质外貌等，多数患者伴有继发性糖尿病和骨质疏松症。

一、病因

库欣综合征主要分为促肾上腺皮质激素 (ACTH) 依赖性和非 ACTH 依赖性两大类。ACTH 依赖性是指垂体或垂体以外某些组织分泌过量 ACTH，刺激双侧肾上腺皮质增生并继发分泌过量皮质激素。ACTH 非依赖性则是肾上腺皮质肿瘤自主地分泌过量皮质醇。

(一)ACTH 依赖性库欣综合征

1. 垂体性库欣综合征

下丘脑 – 垂体肿瘤组织分泌过量 ACTH 或促肾上腺皮质激素释放激素 (CRH)，引起双侧肾上腺皮质增生并分泌过量皮质醇激素。最常见为垂体分泌过量 ACTH 引起库欣病 (Cushing 病)，占库欣综合征 75% ～ 85%。垂体分泌过量的原因主要为：垂体 ACTH 分泌腺瘤。80% 以上为微腺瘤，多数肿瘤直径为 5 mm，也有未能发现肿瘤者。极个别为恶性垂体 ACTH 癌，可向颅内其他部位及远处转移。垂体 ACTH 瘤也可向邻近的海绵窦、蝶窦及鞍上池局部浸润。垂体 ACTH 细胞增生。增生可为多结节性、弥漫性或簇状，也可在增生基础上形成腺瘤。其原因不清楚，可能为下丘脑自主分泌或为下丘脑以外肿瘤异位分泌过量 CRH 所致。该病多数患者血皮质醇、ACTH 仅表现为轻度升高，不具有库欣综合征的特征性临床症状。

2. 异位 ACTH 综合征

此即垂体以外肿瘤分泌 ACTH，导致双侧肾上腺皮质增生并分泌过量皮质醇。多为肿瘤引起，异源性 ACTH 综合征占库欣综合征 10% ～ 20%。通常可见于以下两种情况：恶性肿瘤组织分泌 ACTH，如肺癌，特别是小细胞肺癌 (约占 50%)，其次为胸腺瘤或胸腺类癌 (10%)、胰岛肿瘤 (10%)、支气管类癌 (5%)，少见类型有甲状腺髓样癌、嗜铬细胞瘤、神经节瘤、神经母细胞瘤等。该型病程进展快，病程短。此外，由于恶性肿瘤分泌大量 ACTH，血皮质醇水平显著升高，临床表现为皮肤色素沉着、水肿、精神障碍、低血钾等，碱中毒症状明显，糖代谢紊乱突出且进行性加重，患者还可伴有恶病质等消耗性症状。实验室检查发现尿 17-OHCS、17-KS、尿游离皮质醇 (UFC) 分泌升高，且不被大剂量地塞米松抑制，病情进展迅速，多在 3 个月内死亡。类癌肿瘤组织 (如支气管类癌) 或低度恶性肿瘤组织分泌 ACTH，该类型在临床表现上与库欣病类似，病情发展缓慢，病程较长 (多超过 18 个月)，实验室检查可发现 ACTH 和皮质醇明显升高，多数可被大剂量地塞米松试验抑制。肾上腺受到比垂体 ACTH 肿瘤更大刺激，肾上腺细胞肥大、核多形性变和增生更明显。

3. 异位分泌 CRH

异位肿瘤组织分泌 CRH 极其罕见，可见于支气管类癌、甲状腺髓样癌或前列腺癌肿瘤组织，诊断非常困难。实验室检查与异位 ACTH 综合征相似，约 50% 患者血皮质醇不被大剂量地塞米松所抑制。

(二)ACTH 非依赖性库欣综合征

其是由肾上腺皮质肿瘤或增生导致自主分泌过量皮质醇引起。

1. 肾上腺皮质肿瘤

包括肾上腺皮质腺瘤和腺癌，分别占皮质醇症 10% 和 6%。两者自主性分泌过量皮质醇，而使下丘脑 CRH 和腺垂体 ACTH 细胞处于抑制状态。由于缺少 ACTH 生理刺激，肿瘤以外肾上腺(包括同侧和对侧)均呈萎缩状态。

2. 肾上腺皮质结节样增生

肾上腺皮质大结节样增生，又称腺瘤样增生。一般为双侧，常为多个结节融合在一起，体积可大于腺瘤。其原因不甚清楚。由于是肾上腺自主分泌皮质醇，患者血中 ACTH 水平低，大剂量地塞米松抑制试验不被抑制；原发性肾上腺皮质结节性发育不良，又称为原发性色素性结节性肾上腺病。

3. 少数肾上腺皮质在胚胎发育迁徙过程中可能发展为肿瘤，肿瘤的行为与肾上腺皮质肿瘤相同，但定位很困难。

(三) 医源性库欣综合征

其是由于长期应用大剂量糖皮质激素所致。患者自身垂体 – 肾上腺轴受抑制而萎缩，分泌功能减退，对外源性 ACTH 反应能力降低，血浆 ACTH 水平降低。一般来说，医源性库欣综合征患者眼压较高、白内障、颅内压升高、股骨颈无菌性坏死、骨质疏松、胰腺炎的发生率较内源性库欣综合征明显，而高血压、多毛、月经紊乱等症状不明显，可以此鉴别。

(四) 特殊类型的库欣综合征

1. 周期性库欣综合征

某些患者皮质醇分泌呈现明显周期性，而在间歇期血皮质醇正常，其病因未明，多数患者仍属于 ACTH 依赖性库欣综合征。患者给予地塞米松后，血 ACTH 和皮质醇反常性升高，而多巴胺受体激动剂溴隐亭或血清素受体拮抗剂赛庚啶治疗效果较好。此外，某些异位 ACTH 综合征也以周期性库欣综合征为表现。

2. 儿童期库欣综合征

儿童如果出现严重生长障碍、身材矮小而体重不适当增加时，应考虑本病。当伴有性早熟时，更应高度怀疑本病，约 65% 库欣综合征患儿出现性早熟。

二、临床表现

库欣综合征有数种类型：

(1) 典型病例：表现为向心性肥胖、满月脸、多血质、紫纹等，多为库欣病、肾上腺腺瘤、异位 ACTH 综合征中的缓进型。

(2) 重型：主要特征为体重减轻、高血压、水肿、低血钾性碱中毒，由于癌肿所致重症，病情严重，进展迅速，摄食减少。

(3) 早期病例：以高血压为主，肥胖，向心性不够典型，全身情况较好，尿游离皮质醇明显增高。

(4) 以并发症为主就诊者，如心力衰竭、脑卒中、病理性骨折、精神症状或肺部感染等，年龄较大，库欣综合征易被忽略。

(5) 周期性或间歇性：机制不清，病因难明，一部分病例可能为垂体性或异位 ACTH 性。

典型病例的表现如下。

1.向心性肥胖、满月脸、多血质外貌

面圆而呈暗红色，胸、腹、颈、背部脂肪甚厚。至疾病后期，因肌肉消耗，四肢显得相对瘦小。多血质与皮肤菲薄、微血管易透见有时与红细胞数、血红蛋白增多有关（皮质醇刺激骨髓红细胞增生）。

2.全身肌肉及神经系统

肌无力，下蹲后起立困难。常有不同程度的精神、情绪变化，如情绪不稳定、烦躁、失眠，严重者精神变态，个别可发生类偏狂。

3.皮肤表现

皮肤薄，微血管脆性增加，轻微损伤即可引起瘀斑。常见于下腹两侧、大腿外侧等处出现紫纹（紫红色条纹，由于肥胖、皮肤薄、蛋白分解亢进、皮肤弹性纤维断裂所致），手、脚、指（趾）甲、肛周常出现真菌感染。异位 ACTH 综合征者及较重库欣病患者皮肤色素沉着、颜色加深。

4.心血管表现

高血压常见，与肾素－血管紧张素系统激活，对血管活性物质加压反应增强，血管舒张系统受抑制及皮质醇可作用于盐皮质激素受体等因素有关。同时，常伴有动脉硬化和肾小球动脉硬化。长期高血压可并发左心室肥大、心力衰竭和脑血管意外。由于凝血功能异常、脂代谢紊乱，易发生动静脉血栓，使心血管并发症发生率增加。

5.对感染抵抗力减弱

长期皮质醇分泌增多使免疫功能减弱，肺部感染多见；化脓性细菌感染不容易局限化，可发展成蜂窝织炎、菌血症、感染中毒症。患者在感染后，炎症反应往往不显著，发热不明显，易于漏诊而造成严重后果。

6.性功能障碍

女性患者由于肾上腺雄激素产生过多以及皮质醇对垂体促性腺激素的抑制作用，大多出现月经减少、不规则或停经；痤疮常见；明显男性化（乳房萎缩、生须、喉结增大、阴蒂肥大）者少见，如出现，要警惕肾上腺皮质癌。男性患者性欲可减退，阴茎缩小，睾丸变软。

7.代谢障碍

大量皮质醇促进肝糖原异生，并有拮抗胰岛素的作用，减少外周组织对葡萄糖的利用，肝葡萄糖输出增加，引起糖耐量减低，部分患者出现类固醇性糖尿病。明显的低血钾性碱中毒主要见于肾上腺皮质癌和异位 ACTH 综合征。低血钾使患者乏力加重，引起肾浓缩功能障碍。部分患者因潴钠而有水肿。病程较久者出现骨质疏松，脊椎可发生压缩畸形，身材变矮。儿童患者生长发育受抑制。

三、各种类型的病因及临床特点

1. 库欣病

最常见，约占库欣综合征的 70%，多见于成人，女性多于男性，儿童、青少年亦可患病。垂体病变最多见者为 ACTH 微腺瘤 (直径＜ 10 mm)，约见于 80% 库欣病患者。大部分病例在切除微腺瘤后可治愈；ACTH 微腺瘤并非完全自主性，仍可被大剂量外源性糖皮质激素抑制，也可受 CRH(促 ACTH 释放激素) 兴奋。约 10% 患者为 ACTH 大腺瘤，伴肿瘤占位表现，可有鞍外伸展。少数为恶性肿瘤，伴远处转移。少数患者垂体无腺瘤，而呈 ACTH 细胞增生，可能原因为下丘脑功能紊乱。双侧肾上腺皮质弥漫性增生，主要是产生糖皮质激素的束状带细胞增生肥大，有时分泌雄激素的网状带细胞亦增生；一部分患者呈结节性增生。

2. 异位 ACTH 综合征

临床上可分为两型。

(1) 缓慢发展型：肿瘤恶性度较低，如类癌，病史可数年，临床表现及实验室检查类似库欣病；

(2) 迅速进展型：肿瘤恶性度高，发展快，临床不出现典型库欣综合征表现，血 ACTH，血、尿皮质醇升高特别明显。

3. 肾上腺皮质腺瘤

占库欣综合征的 15%～ 20%，多见于成人，男性相对较多见。腺瘤呈圆形或椭圆形，直径大多 3～ 4 cm，包膜完整。起病较缓慢，病情中等度，多毛及雄激素增多表现少见。

4. 肾上腺皮质癌

占库欣综合征 5% 以下，病情重，进展快。瘤体积大，直径 5～ 6 cm 或更大，肿瘤浸润可穿过包膜，晚期可转移至淋巴结、肝、肺等处。呈现重度库欣综合征表现，伴显著高血压，可见低血钾、碱中毒。可同时产生雄激素，女性呈多毛、痤疮、阴蒂肥大。可有腹痛、背痛、侧腹痛，体检有时可触及肿块，转移至肝者伴肝大。

5. 原发性色素性结节性肾上腺病

表现为不依赖 ACTH 的双侧肾上腺小结节性增生。患者多为儿童或青年，一部分患者的临床表现同一般库欣综合征；另一部分为家族性，呈显性遗传，往往伴面、颈、躯干皮肤及口唇、结膜、巩膜着色斑及蓝痣，还可伴皮肤、乳房、心房黏液瘤，睾丸肿瘤，垂体生长激素瘤等，称为 Carney 综合征。患者血中 ACTH 低或测不到，大剂量地塞米松不能抑制。肾上腺体积正常或轻度增大，含许多结节，小者仅显微镜下可见，大者直径可达 5 mm，多为棕色或黑色，也可为黄棕色、蓝黑色。发病机制目前已知与蛋白激酶 A 的调节亚基 1 α(PRKARIA) 发生突变有关。在多种肽类激素及神经递质的 G 蛋白偶尔膜受体信号转导通路中，PRKARIA 对蛋白激酶 A 的活性起抑制性调控作用，当其发生突变时，信号转导通路被激活，于是体内多种组织出现功能增强，细胞增殖。

6. 不依赖 ACTH 的肾上腺大结节性增生

双侧肾上腺增大，含有多个直径在 5 mm 以上的良性结节，一般为非色素性。垂体 CT、MRI 检查皆无异常发现。病情进展较腺瘤患者为缓。其病因现已知与 ACTH 以外的激素、神经递质的受体在肾上腺皮质细胞上异位表达有关，包括抑胃肽 (GIP)、黄体生成素 / 绒膜促性

腺激素 (LH/HCG) 等的受体。这些受体在被相应配体激活后使肾上腺皮质产生过量的皮质醇。受体异位表达所致的库欣综合征有一些特点，如 GIP 引起者餐后皮质醇分泌增多，而在清晨空腹时血皮质醇浓度并不高，甚而偏低；LH/HCG 所致者库欣综合征的症状在妊娠期及绝经后出现。

四、诊断与鉴别诊断

1. 诊断依据

(1) 临床表现有典型症状或体征者，从外观即可做出诊断，但早期的以及不典型病例，特征性症状不明显或未被重视，而以某一系统症状就医者易于漏诊。

(2) 各型库欣综合征共有的糖皮质激素分泌异常皮质醇分泌增多，失去昼夜分泌节律，且不能被小剂量地塞米松抑制。

1) 血浆皮质醇昼夜节律，正常成人早晨 8 时均值为 (276 ± 66)nmol/L(范围 $165 \sim 441$ nmol/L)；下午 4 时均值为 (129.6 ± 52.4)nmol/L(范围 $55 \sim 248$ nmol/L)；午夜 12 时均值为 (96.5 ± 33.1)nmol/L(范围 $55 \sim 138$ nmol/L)。患者血皮质醇浓度早晨高于正常，晚上不明显低于清晨 (表示正常的昼夜节律消失)。

2) 尿游离皮质醇多在 304 nmol/24 h 以上 [正常成人尿排泄量为 $130 \sim 304$ nmol/24 h，均值为 (207 ± 44)nmol/24 h)]，因其能反映血中游离皮质醇水平且少受其他色素干扰，诊断价值优。

3) 小剂量地塞米松抑制试验：每 6 小时口服地塞米松 0.5 mg，或每 8 小时服 0.75 mg，连服 2 天，第 2 天尿 17- 羟皮质类固醇不能被抑制到对照值的 50% 以下，或尿游离皮质醇不能抑制在 55 nmol/24 h 以下；也可采用一次口服地塞米松法：测第 1 日血浆皮质醇作为对照值，当天午夜口服地塞米松 1 mg，次日晨血浆皮质醇不能抑制到对照值的 50% 以下。

2. 病因诊断

甚为重要，不同病因患者的治疗不同，需熟悉掌握上述各型的临床特点，配合影像学检查，血、尿皮质醇增高程度，血 ACTH 水平 (增高或仍处于正常范围提示为 ACTH 依赖型，如明显降低则为非 ACTH 依赖型) 及地塞米松抑制试验结果，往往可做出正确的病因诊断及处理。最困难者为库欣病和异位 ACTH 综合征中缓慢发展型的鉴别；需时时警惕异位 ACTH 综合征的可能性，患者血 ACTH，血、尿皮质醇增高较为明显，大剂量地塞米松抑制试验抑制作用较差。胸部病变占异位 ACTH 综合征的 60% 左右，常规摄 X 线胸片，必要时做胸部 CT 薄层 (5 mm) 检查，如仍未发现病变做腹部影像学检查。

不同病因引起的库欣综合征的鉴别见表 7-1。

表 7-1　不同病因库欣综合征的实验室及影像学检查鉴别诊断

	垂体性库欣病	肾上腺皮质腺瘤	肾上腺皮质癌	异位 ACTH 综合征
尿 17- 羟皮质类固醇	一般中度增多，约 $55 \sim 83$ mmol/24 h	同库欣病	明显增高，$110 \sim 138$ mmol/24 h	较肾上腺癌更高

(待续)

续表

	垂体性库欣病	肾上腺皮质腺瘤	肾上腺皮质癌	异位 ACTH 综合征
尿 17- 酮皮质类固醇	中度增多，69 mmol/24 h 左右	可为正常或增高	明显增高，可达 173 mmol/24 h 以上	明显增高，173 mmol/24 h 以上
血、尿皮质醇	轻中度升高	轻中度升高	重度升高	较肾上腺癌更高
大剂量地塞米松抑制试验①	多数能被抑制，少数不能被抑制	不能被抑制	不能被抑制	不能被抑制，少数可被抑制
血浆 ACTH 测定	清晨略高于正常，晚上不像正常那样下降	降低	降低	明显增高，低度恶性者可轻度增高
ACTH 兴奋试验②	有反应，高于正常	约半数无反应，半数有反应	绝大多数无反应	有反应，少数异位 ACTH 分泌量特别大者无反应
低血钾性碱中毒	严重者可有	无	常有	常有
蝶鞍 X 片	小部分患者蝶鞍扩大	不扩大	不扩大	不扩大
蝶鞍区断层摄片，CT 扫描，MRI	大多示微腺瘤，少数示大腺瘤	无垂体瘤表现	无垂体瘤表现	无垂体瘤表现
放射性碘化胆固醇肾上腺扫描	两侧肾上腺显像，增大	瘤侧显像，增大	癌侧显像，或不显影	两侧显像，增大
肾上腺超声检查，CT 扫描，MRI	两侧肾上腺增大	显示肿瘤	显示肿瘤	两侧肾上腺增大

注：①每次 2 mg，每 6 小时口服 1 次，连续 2 天，第 2 天尿 17- 羟皮质类固醇或尿皮质醇降至对照值的 50% 以下者，表示被抑制。②ACTH 25 U，溶于 5% 葡萄糖液 500 mL 中，静脉滴注 8 小时，共 2 天，正常人滴注日的尿 17- 羟皮质类固醇或尿皮质醇较基础值增加 2 倍以上。

3. 鉴别诊断

(1) 肥胖症患者可有高血压、糖耐量减低、月经少或闭经，腹部可有条纹 (大多数为白色，有时可为淡红色，但较细)。尿游离皮质醇不高，血皮质醇昼夜节律保持正常。

(2) 酗酒兼有肝损害者可出现假性库欣综合征，包括临床症状，血、尿皮质醇分泌增高，不能被小剂量地塞米松抑制，在戒酒 1 周后，生化异常即消失。

(3) 抑郁症患者尿游离皮质醇、17- 羟皮质类固醇、17- 酮类固醇可增高，也不能被地塞米松正常地抑制，但无库欣综合征的临床表现。

五、治疗

应根据不同的病因进行相应的治疗。

1. 库欣病

(1) 经蝶窦切除垂体微腺瘤为治疗本病的首选疗法。大部分患者可找到微腺瘤，摘除瘤后可治愈，少数患者手术后可复发。手术创伤小，并发症较少，术后可发生暂时性垂体–肾上腺皮质功能不足，需补充糖皮质激素，直至垂体–肾上腺功能恢复正常。

(2) 如经蝶窦手术未能发现并摘除垂体微腺瘤或某种原因不能做垂体手术，对病情严重者，宜做一侧肾上腺全切，另一侧肾上腺大部分或全切除术，术后做激素替代治疗。术后应做垂体放疗，最好用直线加速器治疗。如不做垂体放疗，术后发生 Nelson 综合征的可能性较大，表现为皮肤黏膜色素沉着加深，血浆 ACTH 明显升高，并可出现垂体瘤或原有垂体瘤增大。

对病情较轻者以及儿童病例，可做垂体放疗，在放疗奏效之前用药物治疗，控制肾上腺皮质激素分泌过度。

(3) 对垂体大腺瘤患者，需做开颅手术治疗，尽可能切除肿瘤，但往往不能完全切除。为避免复发，可在术后辅以放射治疗。

(4) 影响神经递质的药物可作为辅助治疗，对于催乳素升高者，可试用溴隐亭治疗。此外，还可用血清素拮抗药赛庚啶，γ–氨基丁酸促效剂丙戊酸钠治疗本病以及 Nelson 综合征，可取得一些效果。

(5) 经上述治疗仍未满意奏效者可用阻滞肾上腺皮质激素合成的药物，必要时行双侧肾上腺切除术，术后激素替代治疗。

2. 肾上腺腺瘤

手术切除可获根治，与开腹手术比较，经腹腔镜切除一侧肿瘤可加快术后的恢复。腺瘤大多为单侧性，术后需较长期使用氢化可的松（每日 20～30 mg）或可的松（每日 25.0～37.5 mg）做替代治疗，因为长时期高皮质醇血症抑制垂体及健侧肾上腺的功能。在肾上腺功能逐渐恢复时，可的松的剂量也随之递减，大多数患者于 6 个月至 1 年或更久可逐渐停用替代治疗。

3. 肾上腺腺癌

应尽可能早期手术治疗。未能根治或已有转移者用肾上腺皮质激素合成阻滞药物治疗，减少肾上腺皮质激素的产生量。

4. 不依赖 ACTH 的小结节性或大结节性双侧肾上腺增生

行双侧肾上腺切除术，术后做激素替代治疗。

5. 异位 ACTH 综合征

应治疗原发性恶性肿瘤，视具体病情做手术、放疗和化疗。如能根治，库欣综合征可以缓解；如不能根治，则需要用肾上腺皮质激素合成阻滞药。

6. 阻滞肾上腺皮质激素合成的药物

(1) 米托坦（双氯苯二氯乙烷，o，p'-DDD）：可使肾上腺皮质束状带及网状带萎缩、出血、细胞坏死，主要用于肾上腺癌。开始每天 2～6 g，分 3～4 次口服，必要时可增至每日 8～10 g，直到临床缓解或达到最大耐受量，以后再减少至无明显不良反应的维持量。用药期间为避免肾上腺皮质功能不足，需适当补充糖皮质激素。不良反应有食欲减退、恶心、嗜睡、眩晕、头痛、乏力等。

(2) 美替拉酮 (SU 4885)：能抑制肾上腺皮质 11-β 羟化酶，从而抑制皮质醇的生物合成，每天 2～6 g，分 3～4 次口服。不良反应可有食欲减退、恶心、呕吐等。

(3) 氨鲁米特：此药能抑制胆固醇转变为孕烯醇酮，故皮质激素的合成受阻，对肾上腺癌不能根治的病例有一定疗效。每日用量为 0.75～1.0 g，分次口服。

(4) 酮康唑：可使皮质类固醇产生量减少，开始时每日 1000～1200 mg，维持量每日 600～800 mg。治疗过程中需观察肝功能，少数患者可出现严重肝功能损害。

7. 库欣综合征患者进行垂体或肾上腺手术前后的处理

一旦切除垂体或肾上腺病变，皮质醇分泌量锐减，有发生急性肾上腺皮质功能不全的危险，故手术前后需要妥善处理。于麻醉前静脉注射氢化可的松 100 mg，以后每 6 小时 1 次 100 mg，次日起剂量渐减，5～7 天可视病情改为口服生理维持剂量。剂量和疗程应根据疾病的病因、手术后临床状况及肾上腺皮质功能检查而定。

六、预后

经有效治疗后，病情可望在数月后逐渐好转，向心性肥胖等症状减轻，尿糖消失，月经恢复，甚至可受孕。精神状态也有好转，血压下降。如病程已久，肾血管已有不可逆损害者，则血压不易下降到正常。癌的疗效取决于是否早期发现及能否完全切除。腺瘤如早期切除，预后良好。库欣病患者治疗后的疗效不一，应定期观察有无复发，或有无肾上腺皮质功能不足。如患者皮肤色素沉着逐渐增深，提示有 Nelson 综合征的可能性。

第二节 先天性肾上腺皮质增生症

先天性肾上腺皮质增生症最初是由于发现女性胎儿男性化伴肾上腺增大而被认识。当时称之为肾上腺性变态综合征。但该名称仅反映可引起性变异的肾上腺皮质增生或肿瘤。而这种疾病的某些类型并不引起性分化或功能异常，故目前称之先天性肾上腺皮质增生，它是指在肾上腺皮质类固醇激素合成过程中某种酶先天性缺乏，干扰了某些类固醇激素的合成，并因继发 ACTH 分泌增多而造成的肾上腺皮质增生。为常染色体隐性遗传性疾病。本病发病率低。

一、病因及发病机制

本病是一种常染色体隐性遗传性疾病，它是由于肾上腺皮质在合成皮质醇过程中某种酶的缺陷所引起。以胆固醇为原料合成皮质醇，参与皮质醇生物合成的酶有 6 种，其中任何一种酶缺陷均可导致皮质醇生物合成过程受阻，使阻断前的物质积累，在血、尿中浓度升高。由于皮质醇生成减少，下丘脑 CRH 和垂体 ACTH 分泌增多，则双侧肾上腺增生，临床上表现为糖皮质激素、盐皮质激素和性激素代谢异常。

二、临床表现

1.21- 羟化酶缺乏症 (ZD-OHD)

先天性肾上腺皮质增生症先天性肾上腺皮质增生症机制是先天性肾上腺皮质增生症中最常见的一种，占典型病例的 90%～95%，21- 羟化酶基因定位于第 6 号染色体短臂 (6 p21.3)，与 HLA 基因族紧密连锁，由 A 基因 (CYP21 A) 和 B 基因 (CYP21 B) 两个基因座构成，CYP21 B 又称 CYP2 的，是 21- 羟化酶的编码基因；CIP21 A 又称 CYP21 p，是无功能的假基因。CYP2 的基因突变，包括点突变、缺点和基因转换等，致使 21- 羟化酶部分或完全缺乏，由于皮质醇合成分泌不足，雄激素合成过多，致使临床出现轻重不等的症状。可表现为单纯男性化典型、失盐型、非典型三种类型。

(1) 单纯男性化型 (SV)：系 21- 羟化酶不完全缺乏所致，酶缺乏呈中等程度，11- 脱氧皮质醇和皮质醇、11- 去氧皮质酮等不能正常合成，其前体物质 17- 羟孕酮、黄体酮、脱氢异雄酮增多，但仍可合成少量皮质醇和醛固酮，故临床无失盐症状主要表现为雄激素增高的症状和体征。

女孩表现为假两性畸形：由于类固醇激素合成缺陷在胎儿期即存在，因此，女孩在出生时即呈现程度不同的男性化体征，如阴蒂肥大、类似男性的尿道下裂，大阴唇似男孩的阴囊，但无睾丸，或有不同程度的阴唇融合。虽然外生殖器有两性畸形，但内生殖器仍为女性型，有卵巢、输卵管、子宫、患儿 2～3 岁后可出现阴毛、腋毛，于青春期，女性性征缺乏，无乳房发育和月经来潮。

男孩表现为假性性早熟，出生时无症状，生后 4 个月以后出现性早熟征象，一般 1～2 后外生殖器明显增大，阴囊增大，但睾丸大小与年龄相称。可早期出现阴毛、腋毛、胡须、痤疮、喉结，声音低沉和肌肉发达。

男孩还是女孩运动出现体格发育过快，骨龄超出年龄，因骨骺融合早，其最终身材矮小，由于 ACTH 增高，可有皮肤黏膜色素沉着。

(2) 失盐型 (SW)：是 21- 羟化酶完全缺乏所致，皮质醇的前体物质如黄体酮、17- 羟孕酮等分泌增多，而醛固酮合成减少，使远端肾小管排钠过多，排钾过少，因为，患儿除具有上述男性化表现外，生后不久即可有拒食、呕吐、腹泻、体重不增加或者下降、脱水、低血钠、高血钾、代谢性酸中毒等。若治疗不及时，可因循环衰竭而死亡。女性患儿出生时已有两性畸形，易于诊断，男性患儿诊断较为困难，常误诊为幽门狭窄而手术或误诊为婴儿腹泻而耽误治疗。

(3) 非典型 (NC)：亦称迟发型、隐匿型或轻型，是由于 21- 羟化酶轻微缺乏所致。本症的临床表现各异，发病年龄不一。在儿童期或青春期才出现男性化表现。男孩为阴毛、性早熟、生长加速、骨龄提前；女性患儿可出现初潮延迟、原发性闭经、多毛症及不育症等。

2.11 β- 羟化酶缺陷症 (11 β-OHD)

占本病的 5%～8%，此酶缺乏时，雄激素和 11- 去氧皮质酮均增多，临床表现出与 21- 羟化酶缺乏相似的男性化症状，但程度较轻，可有高血压和钠潴留，多数患儿血压中等程度增高，其特点是给予糖皮质激素后血压可下降，而停药后血压又回升。

3 β- 羟类固醇脱氢酶缺乏症 (3 β-HSD)

本型较罕见，该酶缺乏时，醛固酮、皮质醇、睾酮的合成均受阻，男孩出现假两性畸形，如阴茎发育差、尿道下裂。女孩出生时出现轻度男性化现象。由于醛固酮分泌低下，在新生儿期即发生失盐、脱水症状，病情较重。

17- 羟化酶缺乏症 (17-OHD)

本型亦罕见，由于皮质醇和性激素合成受阻，而 11- 去氧皮质酮分泌增加，临床出现低钾性碱中毒和高血压，由于性激素缺乏，女孩可有幼稚型性征、原发性闭经等，男孩则表现为男性假两性畸形，外生殖器女性化，有乳房发育、但患儿有睾丸。

三、检查诊断

1. 生化检测

先天性肾上腺皮质增生症影响因素如下。

(1) 尿液 17- 羟类固醇 (17-OHCS)、17- 酮类固醇 (17-KS) 和孕三醇测定，其中 17-KS 是反映肾上腺皮质分泌雄激素的重要指标，对本病的诊断价值优于 17-OHCS。肾上腺皮质增生症患者 17-KS 明显升高。

(2) 血液 17- 羟孕酮 (17-OHP)、肾素血管紧张素原 (PRA)、醛固酮 (Aldo)、脱氢异雄酮 (DHEA)、去氧皮质酮 (DOC) 及睾酮 (T) 等的测定，17-OHP 基础值升高是 21- 羟化酶缺乏的特异性指标，它还可用于检测药物剂量和疗效。

(3) 血电解质测定：失盐型可有低钠、高钾血症。

2. 其他检查

(1) 染色体检查

外生殖器严重畸形时，可做染色体核型分析，以鉴别性别。

(2) X 线检查

拍摄左手腕掌指骨正位片，判断骨龄，患者骨龄超过年龄。

(3) B 超或 CT 检查

可发现双侧肾上腺增大。

(4) 基因诊断

采用直接聚合酶链反应，寡核苷酸杂交，限制性内酶片段长度多态性和基因讯序列分析可发现相关基因突变或缺失。

四、治疗

治疗本病的目的：①纠正肾上腺皮质激素缺乏，维持正常生理代谢；②抑制男性化，促进正常的生长发育。

该病是完全可以治愈的，主要是药物治疗。女孩阴蒂增大，需手术治疗，手术最适宜年龄为 6 个月～ 1 岁。经过治疗的患儿应根据年龄和开始治疗后的反应，需要每 3 ～ 12 个月复查一次，以调整药物的用量。

1. 纠正治疗

及时纠正水、电解质紊乱（针对失盐型患儿）：静脉补液可用生理盐水，有代谢性酸中毒则用 0.45% 氯化钠和碳酸氢钠溶液。忌用含钾溶液。重症失盐型需静脉滴注氢化可的松 25 ～ 100 mg，若低钠和脱水不易纠正，则可肌内注射醋酸去氧皮质酮 (DOCA)1 ～ 3 mg/d 或口服氟氢可的松 0.05 ～ 0.1 mg/d，脱水纠正后，糖皮质激素改为口服，并长期维持，同时口服氯化钠 2 ～ 4 mg/d。其量可根据病情适当调整。

（二）长期治疗

（1）糖皮质激素：糖皮质激素治疗一方面可补偿肾上腺分泌皮质醇的不足，另一方面可抑制过多的 ACTH 释放，从而减轻雄激素的过度产生，故可改善男性化、性早熟等症状，保证患儿正常的生长发育过程。一般氢化可的松口服量为每日 10 ～ 20 mg/m^2，2/3 量睡前服，1/3 量早晨服。

（2）盐皮质激素：盐皮质激素可协同糖皮质激素的作用，使 ACTH 的分泌进一步减少。可口服氟氢可的松 0.05 ～ 0.1 mg/d，症状改善后，逐渐减量，停药。因长期应用可引起高血压。0.1 mg 氟氢可的松相当于 1.5 mg 氢化可的松，应将其量计算于皮质醇的用量中，以免皮质醇过量。

在皮质激素治疗的过程中，应注意监测血 17- 羟孕酮或尿 17- 酮类固醇，失盐型还应该监测血钾、钠、氯等。调节激素用量，患儿在应激情况下（如：感染、过度劳累、手术 等）或青春期，糖皮质激素的剂量应比平时增加 1.5 ～ 2 倍。

3. 手术治疗

男性患儿无须手术治疗。女性两性畸形患儿宜 6 个月 ～ 1 岁阴蒂部分切除术或矫形术。

五、预防

1. 新生儿筛查

运用干血滴纸片法，经 ELSA、荧光免疫法测定 17-OHP 可筛查 21-OHD。

2. 产前诊断

（1）21-OHD：在孕 9 ～ 11 周取绒毛膜活检进行胎儿细胞 DNA 分析，孕 16 ～ 20 周取羊水检测孕三醇，17-OHP 等，因大部分非典型 21-OHD 患儿生后 17-OHP 水平无明显升高，因而基因检测是此型患儿童唯一早期诊断手段。

（2）11β-OHD：主要测羊水 DOC 及取绒毛膜做相关基因分析进行诊断。

第三节　原发性醛固酮增多症

醛固酮增多症分为原发性和继发性两大类。原发性醛固酮增多症（原醛症）是由于肾上腺皮质肿瘤或增生，醛固酮分泌增多，导致水钠潴留，体液容量扩张而抑制肾素 - 血管紧张素系统；继发性醛固酮增多症的病因在肾上腺外，乃因有效血容量降低，肾血流量减少等原因致肾素 - 血管紧张素 - 醛固酮系统功能亢进。过多的血管紧张素 Ⅱ 兴奋肾上腺皮质球状带，于是醛固酮分泌过多。本部分主要叙述原发性醛固酮增多症，此病多见于成人，女性较男性多见。

一、病因及发病机制

（一）醛固酮瘤

最多见，约占原发性醛固酮增多症的 60% ～ 90%。多为一侧腺瘤，直径多在 3 cm 以下，大多介于 1 ～ 2 cm；极少数为双侧腺瘤。醛固酮瘤的成因不明，患者血浆醛固酮浓度与血浆

ACTH 的昼夜节律呈平行，而对血浆肾素的变化无明显反应。

（二）特发性醛固酮增多症（特醛症）

本症为成人原发性醛固酮增多症第二多见的类型，占 10% ~ 40%。双侧肾上腺小球带增生，有时伴结节。病因不明确。

（三）原发性肾上腺增生及肾素反应性腺瘤

原发性增生所致原发性醛固酮增多症较少见，其特点是病理变化为双侧性肾上腺结节样增生，并常有一较大的结节，而在病理生理上却不同于伴肾上腺增生的特发性醛固酮增多症，而类似腺瘤。

（四）醛固酮癌

少见。为分泌大量醛固酮的肾上腺皮质癌，往往还分泌糖皮质类固醇、雄激素。

（五）异位的分泌醛固酮的肿瘤

少见。可发生于肾内的肾上腺残余或卵巢肿瘤。

（六）糖皮质类固醇可抑制性醛固酮增多症（GRA）

多于青少年期起病，可为家族性或散发性，家族性者以常染色体显性方式遗传。

二、病理生理

过量醛固酮引起潴钠、排钾、细胞外液扩张、血容量增多、血管壁内及血循环钠离子浓度增加、血管对去甲肾上腺素的反应加强等原因引起高血压。细胞外液扩张，引起体内排钠系统的反应，肾近曲小管重吸收钠减少，心钠肽分泌增多，从而使钠代谢达到近于平衡的状态，此种情况称为对盐皮质激素的"脱逸"现象。大量失钾引起一系列神经、肌肉、心脏及肾的功能障碍。细胞内钾离子丢失后，钠、氢离子增加，细胞内 pH 值下降，细胞外液氢离子减少，pH 值上升呈碱血症。碱中毒时细胞外液游离钙减少，加上醛固酮促进尿镁排出，故可出现肢端麻木和手足搐搦。醛固酮还可直接作用于心血管系统，对心脏结构和功能有不良影响。

三、临床表现

原醛症的发展可分为以下阶段：①早期：仅有高血压，无低血钾症状，醛固酮分泌增多及肾素系统受抑制，导致血浆醛固酮 / 肾素比值上升；②高血压，轻度钾缺乏期：血钾轻度下降或呈间歇性低血钾或在某种诱因下（如用利尿药）出现低血钾；③高血压，严重钾缺乏期。

主要临床表现如下。

（一）高血压

为最常出现的症状，随着病情进展，血压渐高，对常用降血压药效果不及一般原发性高血压，部分患者可呈难治性高血压，出现心血管病变、脑卒中。

（二）神经肌肉功能障碍

①肌无力及周期性瘫痪：血钾愈低，肌肉受累愈重。常见诱因为劳累，或服用氢氯噻嗪、呋塞米等促进排钾的利尿药。麻痹多累及下肢，严重时累及四肢，甚而出现呼吸、吞咽困难。②肢端麻木，手足搐搦：在低钾严重时，由于神经肌肉应激性降低，手足搐搦可较轻或不出现，而在补钾后，手足搐搦变得明显。

（三）肾脏表现

①慢性失钾致肾小管上皮细胞呈空泡变性，浓缩功能减退，伴多尿，尤其夜尿多，继发口渴、

多饮；②常易并发尿路感染；③尿蛋白增多，少数发生肾功能减退。

（四）心脏表现

①心电图呈低血钾图形：QT间期延长，T波增宽、降低或倒置，U波明显，T、U波相连成驼峰状；②心律失常：较常见者为阵发性室上性心动过速，最严重时可发生心室颤动。

（五）其他表现

儿童患者有生长发育障碍，与长期缺钾等代谢紊乱有关。缺钾时胰岛素的释放减少，作用减弱，可出现糖耐量减低。

四、实验室检查

（一）血、尿生化检查

1. 低血钾

一般在 2～3 mmol/L，严重者更低。低血钾往往呈持续性，也可为间歇性。早期患者血钾正常。

2. 高血钠

血钠一般在正常高限或略高于正常。

3. 碱血症

血 pH 值和 CO_2 结合力为正常高限或略高于正常。

4. 尿钾高

在低血钾条件下（低于 3.5 mmol/L），尿钾仍在 25 mmol/24 h 以上。

（二）尿液检查

1. 尿 pH 值为中性或偏碱性。

2. 尿比重较为固定而减低，往往在 1.010～1.018 之间，少数患者呈低渗尿。

3. 部分患者有蛋白尿，少数发生肾功能减退。

（三）醛固酮测定

血浆醛固酮浓度及尿醛固酮排出量受体位及钠摄入量的影响，立位及低钠时升高。原醛症中血浆、尿醛固酮皆增高。正常成人参考值：血浆醛固酮卧位时 50～250 pmol/L，立位时 80～970 pmol/L（血浆醛固酮 pmol/L 换算成 ng/dL 时除以 27.7）；尿醛固酮于钠摄入量正常时为 6.4～86 nmol/d，低钠摄入时为 47～122 nmol/d，高钠摄入时为 0～13.9 nmol/d。原醛症伴严重低血钾者，醛固酮分泌受抑制，血、尿醛固酮增高可不太严重，而在补钾后，醛固酮增多更为明显。

（四）肾素、血管紧张素 II 测定

患者血浆肾素、血管紧张素 II 基础值降低，有时在可测范围之下。正常参考值前者为 (0.55±0.09)pg/(mL·h)，后者为 (26.0±1.9)pg/mL。经肌内注射呋塞米 (0.7 mg/kg 体重) 并在取立位 2 小时后，正常人血浆肾素、血管紧张素 II 较基础值增加数倍，兴奋参考值分别为 (3.48±0.52)pg/(mL·h) 及 (45.0±6.2)pg/mL。原醛症患者兴奋值较基础值只有轻微增加或无反应。醛固酮瘤患者肾素、血管紧张素受抑制程度较特发性原醛症更显著。血醛固酮水平增高而肾素、血管紧张素 II 水平降低为原醛症的特点，血浆醛固酮 (ng/dL)/ 血浆肾素活性 [ng/(mL·h)] 比值大于 30 提示有原醛症的可能性，大于 50 具有诊断意义。

五、诊断与病因诊断

高血压及低血钾的患者，血浆及尿醛固酮高，而血浆肾素活性、血管紧张素Ⅱ降低，螺内酯能纠正电解质代谢紊乱并降低高血压，则诊断可成立。须进一步明确病因，主要鉴别醛固酮瘤及特发性原醛症，也需考虑少见的病因。醛固酮瘤一般较特醛症者为重，低血钾、碱中毒更为明显，血、尿醛固酮更高。

（一）动态试验（主要用于鉴别醛固酮瘤与特醛症）

上午直立位前后血浆醛固酮浓度变化：正常人在隔夜卧床，上午8时测血浆醛固酮，继而保持卧位到中午12时，血浆醛固酮浓度下降，和血浆ACTH、皮质醇浓度的下降相一致；如取立位时，则血浆醛固酮上升，这是由于站立后肾素－血管紧张素升高的作用超过ACTH的影响。特醛症患者在上午8时至12时取立位时血浆醛固酮上升明显，并超过正常人，主要由于患者站立后血浆肾素有轻度升高，加上此型对血管紧张素的敏感性增强所致；醛固酮瘤患者在此条件下，血浆醛固酮不上升，反而下降，这是因为患者肾素－血管紧张素系统受抑制更重，立位后也不能升高，而血浆ACTH浓度下降的影响更为明显。

（二）影像学检查

可协助鉴别肾上腺腺瘤与增生，并可确定腺瘤的部位。肿瘤体积较大，直径达5 cm或更大者，提示肾上腺癌。

1. 肾上腺B型超声检查对直径大于1.3 cm的醛固酮瘤可显示出来，小腺瘤则难以和特发性增生相鉴别。

2. 肾上腺CT和MRI高分辨率的CT可检出小至直径为5 mm的肿瘤，但较小的肿瘤如果完全被正常组织所包围时，则检出较为困难。特醛症在CT扫描时表现为正常或双侧弥漫性增大。MRI也可用于醛固酮瘤的定位诊断，有认为MRI对醛固酮瘤检出的敏感性较CT高，但特异性较CT低。

（三）肾上腺静脉血激素测定

如上述方法皆不能确定病因，可行肾上腺静脉导管术，采双侧肾上腺静脉血测定醛固酮／皮质醇比值，此法有助于确定单侧或双侧肾上腺醛固酮分泌过多。

六、鉴别诊断

对于有高血压、低血钾的患者，鉴别诊断至为重要，误诊将导致错误的治疗。需加以鉴别的疾病有以下几类。

（一）非醛固酮所致盐皮质激素过多综合征

患者呈高血压、低血钾性碱中毒，肾素－血管紧张素系统受抑制，但血、尿醛固酮不高，反而降低。按病因可再分为2组。

1. 真性盐皮质激素过多综合征

患者因合成肾上腺皮质激素酶系缺陷，导致产生大量具盐皮质激素活性的类固醇（去氧皮质酮DOC)。应采用糖皮质激素补充治疗。

（1)17- 羟化酶缺陷

出现以下生化及临床异常：①性激素（雄激素及雌激素）的合成受阻，于女性（核型为46，XX者）引起性幼稚症，于男性（核型为46，XY者）引起假两性畸形；②糖皮质激素合成受阻，血、尿皮质醇低，血 17-羟孕酮低，血 ACTH 升高；③盐皮质激素合成途径亢进，伴黄体酮、DOC、皮质酮升高，引起潴钠、排钾、高血压、高血容量，抑制肾素－血管紧张素活性，导致醛固酮合成减少。

(2)11β-羟化酶缺陷

引起以下生化及临床症状：①血、尿皮质醇低，ACTH 高；②雄激素合成被兴奋，男性呈不完全性性早熟，伴生殖器增大；女性出现不同程度男性化，呈假两性畸形；③ 11β-羟化酶阻滞部位前的类固醇：DOC 产生增多，造成盐皮质激素过多综合征。

上述两种酶系缺陷皆伴有双侧肾上腺增大，可被误诊为增生型醛固酮增多症，甚至有误行肾上腺切除术者。

2.表象性盐皮质激素过多综合征 (AME)

其病因为先天性 11β-羟类固醇脱氢酶 (11β-HSD) 缺陷。表现为严重高血压，低血钾性碱中毒，多见于儿童和青年人。可发生抗维生素 D 的佝偻病，此由于盐皮质激素活性所致高尿钙。此病用螺内酯治疗有效，但此药的抗雄激素及抗孕激素作用限制了其长期应用，尤其是儿童、少年患者。用地塞米松部分患者可奏效。糖皮质激素受体 (GR) 与盐皮质激素受体 (MR) 的结构相近，皮质醇可与 MR 结合，并使之激活，但在正常时，于肾小管上皮细胞处 11-β-HSD 使皮质醇转变为可的松而失去活性。而在 AME 中，11β-HSD 有缺陷，皮质醇得以作用于 MR，引起盐皮质激素过多的临床表现。患者尿 17-羟及游离皮质醇排出量远较正常为低，但血浆皮质醇正常，这是由于皮质醇的灭活、清除减慢，每日分泌量减少。此外，尿中可的松代谢物／皮质醇代谢物比值降低。

(二)Liddle 综合征

此为一常染色体显性遗传疾病，患者高血压、肾素受抑制，但醛固酮低，并常伴低血钾，用螺内酯无效，表明病因非盐皮质激素过多。阻止肾小管上皮细胞重吸收钠并排泄钾的药物，如阿米洛利、氨苯蝶啶可纠正低血钾，降低血压。此症的病因为上皮细胞钠通道异常，突变使通道处于激活状态，导致钠重吸收过多及体液容量扩张。

(三) 伴高血压、低血钾的继发性醛固酮增多症

肾素活性过高所致继发性醛固酮增多症可伴高血压、低血钾，需与原醛症鉴别。肾素过多症又可分为原发性或继发性。原发性者由分泌肾素肿瘤所引起，继发性者因肾缺血所致。

1.分泌肾素的肿瘤多见于青年人，高血压、低血钾皆甚为严重，血浆肾素活性特高。

肿瘤可分为两类。

(1) 肾小球旁细胞肿瘤。

(2) Wilms 瘤及卵巢肿瘤。

2.继发性肾素增高所致继发性醛固酮增多包括如下几种。

(1) 高血压病的恶性型，肾普遍缺血，伴肾素水平增高，部分患者可呈低血钾，血压高，进展快，常有氮质血症或尿毒症。一般无碱中毒，由于肾功能不良，可有酸中毒。

(2) 肾动脉狭窄所致高血压，进展快，血压高，在上腹中部或肋脊角区可闻及血管杂音。由全身性、多发性大动脉炎所致者，可在颈部、腋部听到血管杂音，或一侧桡动脉搏动减弱或不能触及。放射性核素肾图示患者肾功能异常。肾动脉造影可确诊。

(3) 一侧肾萎缩，也可引起严重高血压及低血钾。

七、并发症

原醛患者因其肾素分泌被抑制可并发一种相对良性的高血压，如高血压长期持续存在，可致心、脑、肾损害，长期低血钾也可致心脏受累，严重者可致心室颤动，据报道在 58 例原醛患者中 34% 的患者有心血管并发症，15.5% 的患者发生脑卒中，其中 6.9% 为脑梗死，8.6% 为脑出血，并发冠心病者 9.4%，尿毒症 1.9%，脑卒中 13.2%(脑梗死 5.79%，脑出血 9.4%)。

八、治疗

醛固酮瘤的根治方法为手术切除。特发性增生者手术效果差，应采用药物治疗。有时难以确定为腺瘤或特发性增生，可先用药物治疗，继续观察，定期做影像学检查，有时原来未能发现的小腺瘤，在随访过程中可显现出来。

(一) 手术治疗

切除醛固酮腺瘤。术前宜用低盐饮食、螺内酯做准备，以纠正低血钾，并减轻高血压。每日螺内酯 120 ～ 240 mg，分次日服，待血钾正常，血压下降后，减至维持量时，即进行手术。术中静脉滴注氢化可的松 100 ～ 300 mg，术后逐步递减，约 1 周后停药。腺瘤手术效果较好，术后电解质紊乱得以纠正，多尿、多饮症状消失，大部分患者血压降至正常，其余患者血压也有所下降。

(二) 药物治疗

对于不能手术的肿瘤患者以及特发性增生型患者，用螺内酯治疗，用法同手术前准备。长期应用螺内酯可出现男子乳腺发育、阳痿，女子月经不调等不良反应，可改为氨苯蝶啶或阿米洛利，以助排钠潴钾。必要时加用降血压药物。

钙拮抗药可使一部分原醛症患者醛固酮产生量减少，血钾和血压恢复正常，因为醛固酮的合成需要钙的参与。对特醛症患者，血管紧张素转换酶抑制剂也可奏效。

对 GRA，可用糖皮质激素治疗，通常成人用地塞米松每日 0.5 ～ 1 mg，用药后 3 ～ 4 周症状缓解，一般血钾上升较快而高血压较难纠正，可加用其他降血压药治疗，如钙拮抗药等。于儿童，地塞米松的剂量为 0.05 ～ 0.1 mg/(kg·d)，也可用氢化可的松 12 ～ 15 mg/m^2 体表面积，分 3 次服用，后者对儿童生长发育的影响较小。

醛固酮癌预后不良，发现时往往已失去手术根治机会，化疗药物如米托坦、氨鲁米特、酮康唑等可暂时减轻醛固酮分泌过多所致的临床症状，但对病程演进无明显改善。

九、预防

醛固酮增多症平预防要做到如下几点。

1.摄食正常钾、钠固定饮食。

2.于适应钾、钠固定饮食 2 ～ 3 日后，第 3 ～ 4 日留 24 小时尿测定钾、钠，同时测定血钾、血钠及二氧化碳结合力。

3.首先根据患者的具体情况，制定出每日主粮的摄入量 (主糖中不能采用加碱或发酵粉制作的面粉)。

4.安排副食时，先将 K$^+$ 的需要量予以保证。再将适量的氯化钠作为调味品以补足钠的总需要量。

第四节 肾上腺皮质功能减退症

慢性骨上腺皮质功能减退症分原发性和继发性两类，原发性亦称艾迪生病，系指由多种原因破坏了双侧肾上腺的绝大部分，引起肾上腺皮质激素分泌不足所致。继发性者系指下丘脑分泌 CRH 或垂体分泌 ACTH 不足所致。原发性肾上腺皮质功能减退即艾迪生病，于 1856 年被命名，被认为是临床内分泌疾病。

一、病因

（一）感染

肾上腺结核为常见病因，常先有或同时有其他部位结核病灶如肺、肾、肠等。肾上腺被上皮样肉芽肿及干酪样坏死病变所替代，继而出现纤维化病变，肾上腺钙化常见。肾上腺真菌感染的病理过程与结核性者相近。艾滋病后期可伴有肾上腺皮质功能减退，多为隐匿性，一部分可有明显临床表现。坏死性肾上腺炎常由巨细胞病毒感染引起。严重脑膜炎球菌感染可引起急性肾上腺皮质功能减退症。严重败血症，尤其于儿童可引起肾上腺内出血伴功能减退。

（二）自身免疫性肾上腺炎

两侧肾上腺皮质被毁，呈纤维化，伴淋巴细胞、浆细胞、单核细胞浸润，髓质一般不受毁坏。大多数患者血中可检出抗肾上腺的自身抗体。近 50% 患者伴其他器官特异性自身免疫病，称为自身免疫性多内分泌腺体综合征（APS），多见于女性；而不伴其他内分泌腺病变的单一性自身免疫性肾上腺炎多见于男性。APS Ⅰ型见于儿童，主要表现为肾上腺功能减退，甲状旁腺功能减退及黏膜皮肤白色念珠菌病，性腺（主要是卵巢）功能低下，偶见慢性活动性肝炎、恶性贫血。此综合征呈常染色体隐性遗传。APS Ⅱ型见于成人，主要表现为肾上腺功能减退、自身免疫性甲状腺病（慢性淋巴细胞性甲状腺炎、甲状腺功能减退症、Craves 病）、Ⅰ型糖尿病，呈显性遗传。

（三）其他较少见病区

恶性肿瘤转移，淋巴瘤，白血病浸润，淀粉样变性，双侧肾上腺切除，放射治疗破坏，肾上腺酶系抑制药如美替拉酮、氨鲁米特、酮康唑或细胞毒药物如米托坦（o，p'-DDD）的长期应用，血管栓塞等。

肾上腺脑白质营养不良症为先天性长链脂肪酸代谢异常疾病，脂肪酸 β- 氧化受阻，累及神经组织与分泌类固醇激素的细胞，致肾上腺皮质及性腺功能低下，同时出现神经损害。

二、临床表现

1.发病缓慢

可能在多年后才引起注意。偶有部分病例，因感染、外伤、手术等应激而诱发肾上腺危象，才被临床发现。

2.色素沉着

皮肤和黏膜色素沉着，多呈弥漫性，经常摩擦部位和指（趾）甲根部、瘢痕、乳晕、外生殖器、肛门周围、牙龈、口腔黏膜、结膜为明显。色素沉着的原因为糖皮质激素减少时，对黑色素细胞刺激素（MSH）和促肾上腺皮质激素（ACTH）分泌的反馈抑制减弱所致。部分患者可有片状色素脱失区。继发性肾上腺皮质功能减退症患者的 MSH 和 ACTH 水平明显降低，故均无色素沉着现象。

3.乏力

乏力程度与病情轻重程度相平行，轻者仅劳动耐量差，重者卧床不起。系电解质紊乱，脱水，蛋白质和糖代谢紊乱所致。

4.胃肠道症状

如食欲缺乏、恶心、呕吐、上腹、右下腹或无定位腹痛，有时有腹泻或便秘。多喜高钠饮食。经常伴有消瘦。消化道症状多见于病程久，病情严重者。

5.心血管症状

由于缺钠，脱水和皮质激素不足，患者多有低血压（收缩压及舒张压均下降）和直立性低血压。心脏较小，心率减慢，心音低钝。

6.低血糖表现

由于体内胰岛素拮抗物质缺乏和胃肠功能紊乱，患者血糖经常偏低，但因病情发展缓慢，多能耐受，症状不明显。仅有饥饿感、出汗、头痛、软弱、不安。严重者可出现震颤、视力模糊、复视、精神失常、甚至抽搐，昏迷。本病对胰岛素特别敏感，即使注射很小剂量也可以引起严重的低血糖反应。

7.精神症状

精神不振、表情淡漠、记忆力减退、头昏、嗜睡。部分患者有失眠，烦躁，甚至谵妄和精神失常。

8.肾上腺危象

患者抵抗力低下，任何应激性负荷如感染、外伤、手术、麻醉等均可诱发急性肾上腺皮质功能减退性危象。

9.其他

对麻醉剂、镇静剂甚为敏感，小剂量即可致昏睡或昏迷。性腺功能减退，如阳痿、月经紊乱等。

10.原发病表现

如结核病，各种自身免疫疾病及腺体功能衰竭综合征的各种症状。

三、实验室检查

1.血液生化

可有低血钠、高血钾。脱水严重时低血钠可不明显，高血钾一般不重，如甚明显需考虑肾功能不全或其他原因。少数患者可有轻度或中度高血钙（糖皮质激素有促进肾、肠排钙作用），如有低血钙和高血磷则提示同时合并有甲状旁腺功能减退症。脱水明显时有氮质血症，可有空腹低血糖，糖耐量试验示低平曲线。

2.血常规检查

常有正细胞正色素性贫血，少数患者合并有恶性贫血。白细胞分类示中性粒细胞减少，淋巴细胞相对增多，嗜酸性粒细胞明显增多。

3. 激素检查

(1) 基础血、尿皮质醇，尿 17- 羟皮质类固醇测定常降低，但也可接近正常。

(2) ACTH 兴奋试验静脉滴注 ACTH 25 U，维持 8 小时，观察尿 17- 羟皮质类固醇和 (或) 血皮质醇变化，正常人在兴奋第一天较对照日增加 1 ～ 2 倍，第二天增加 1.5 ～ 2.5 倍。快速法适用于病情较危急，需立即确诊，补充糖皮质激素的患者。在静脉注射人工合成 ACTH(1 ～ 24)0.25 mg 前及后 30 分钟测血浆皮质醇，正常人血浆皮质醇增加 276 ～ 552 nmol/L。对于病情较严重，疑有肾上腺皮质功能不全者，同时用静脉注射 (或静脉滴注) 地塞米松及 ACTH，在注入 ACTH 前、后测血浆皮质醇，如此既可进行诊断检查，又可同时开始治疗。

(3) 血浆基础 ACTH 测定明显增高，超过 55 pmol/L，常介于 88 ～ 440 pmol/L(正常人低于 18 pmol/L)，而继发性肾上腺皮质功能减退者，ACTH 浓度降低。

4. 影像学检查

X 线摄片、CT 或 MRI 检查于结核病患者可示肾上腺增大及钙化阴影。其他感染、出血、转移性病变在 CT 扫描时也示肾上腺增大，而自身免疫病所致者肾上腺不增大。

四、诊断

本病需与一些慢性消耗性疾病相鉴别。最具诊断价值者为 ACTH 兴奋试验，本病患者肾储备功能低下，而非本病患者，经 ACTH 兴奋后，血、尿皮质类固醇明显上升 (有时需连续兴奋 2 ～ 3 日)。

对于急症患者有下列情况应考虑肾上腺危象：所患疾病不太重而出现严重循环虚脱、脱水、休克、衰竭，不明原因的低血糖，难以解释的呕吐，体检时发现色素沉着、白斑病、体毛稀少、生殖器发育差。

五、鉴别诊断

1. 继发性慢性肾上腺皮质功能减退症

无色素沉着，且皮色变浅，甚至苍白无华，水盐代谢紊乱较轻，血糖波动大，低血糖倾向明显；兼有多腺体功能障碍；血浆 ACTH 明显降低。

2. 瑞尔黑变病

原因不明，可能与暴晒、化妆品、自主神经功能紊乱及营养缺乏有关。面部色素沉着，好发于额、颧、颈侧等易外露部位，伴轻度毛细血管扩张和毛囊角化，皮损面有粉状鳞屑；肾上腺皮质功能正常。

3. 其他疾病

17-KS 约有 1/3 来自男性睾丸，且肝硬化、营养不良，肾功能不全及慢性消耗性疾病患者尿中排出量亦降低，而肥胖或尿量多者排出量又升高，故应摒除上述疾病或影响因素。慢性肝病、血色病、黑棘皮病及慢性铅、汞、砷中毒等，亦可致色素沉着，但不具本病特征，加之辅以有关检测自可鉴别。

六、治疗

(一) 基础治疗

使患者明了疾病的性质，应终身使用肾上腺皮质激素。

1. 糖皮质激素替代治疗

根据身高、体重、性别、年龄、体力劳动强度等，确定一合适的基础量。宜模仿生理性激素分泌昼夜节律在清晨睡醒时服全日量的 2/3，下午 4 时前服余下的 1/3。于一般成人，每日剂量开始时氢化可的松 20～30 mg 或可的松 25～37.5 mg，以后可逐渐减量，氢化可的松 15～20 mg 或相应量的可的松。在有发热等并发症时适当加量。

2. 食盐及盐皮质激素

食盐的摄入量应充分，每日至少 8～10 g，如有大量出汗、腹泻时应酌情加大食盐摄入量，大部分患者在服用氢化可的松和充分摄盐下即可获满意效果。有的患者仍感头晕、乏力、血压偏低，则需加用盐皮质激素，可每日口服 9α- 氟氢可的松，上午 8 时 1 次口服 0.05～0.1 mg。如有水肿、高血压、低血钾则减量。

（二）病因治疗

如有活动性结核者，应积极给予抗结核治疗。补充替代剂量的肾上腺皮质激素并不影响对结核病的控制。如病因为自身免疫病者，则应检查是否有其他腺体功能减退，如存在，则需做相应治疗。

（三）肾上腺危象治疗

其为内科急症，应积极抢救。

1. 补充液体

典型的危象患者液体损失量约达细胞外液的 1/5，故于初治的第 1、2 日内应迅速补充生理盐水每日 2000～3000 mL。对于以糖皮质激素缺乏为主、脱水不甚严重者补盐水量适当减少。补充葡萄糖液以避免低血糖。

2. 糖皮质激素

立即静脉注射氢化可的松 100 mg，使血皮质醇浓度达到正常人在发生严重应激时的水平。以后每 6 小时加入补液中静脉滴注 100 mg，第 2、3 天可减至每日 300 mg，分次静脉滴注。如病情好转，继续减至每日 200 mg，继而 100 mg。呕吐停止，可进食者，可改为口服。

3. 积极治疗感染及其他诱因

（四）外科手术或其他应激时治疗

在发生严重应激时，应每天给予氢化可的松总量约 300 mg 或更多。大多数外科手术应激为时短暂，故可在数日内逐步减量，直到维持量。较轻的短暂应激，每日给予氢化可的松 100 mg 即可，以后按情况递减。

第五节　嗜铬细胞瘤

嗜铬细胞瘤是肾上腺髓质、交感神经节以及其他肾上腺素能系统的嗜铬组织产生过多儿茶酚胺的肿瘤。临床上表现为高血压、多个器官功能及代谢紊乱。该病比较少见，相当一部分为多发性内分泌腺疾病的首发表现，偶尔表现为家族性疾病，并为常染色体显性遗传疾病。该病

80% ～ 90% 为良性，以 40 ～ 50 岁最为多见，其发病率有随年龄增长而升高的趋势。约 10% 的病例见于儿童，女性略多于男性。

一、病因及发病机制

嗜铬细胞瘤来源于交感神经系统的嗜铬组织，分散发型和家族型两大类。发病原因不明。主要通过持续或间断分泌去甲肾上腺素和肾上腺素，与效应细胞膜上肾上腺素 β 受体结合发挥效应。同时，由于儿茶酚胺收缩血管及血容量减少，使得患者体内血管紧张素及抗利尿激素均增加，又可刺激血管内皮素增多，三者协同作用。嗜铬细胞瘤还分泌血管活性肠肽、β 内啡肽、ACTH、血清素、降钙素基因相关肽、PTH 相关肽等多种活性物质，使得临床表现多样化。

二、临床表现

（一）高血压症群

由于肾上腺素作用于心肌，心搏出量增加、收缩压上升，但对周围血管除皮肤外有扩张作用，故舒张压未必增高；去甲肾上腺素作用于周围血管引起其收缩，促使收缩压和舒张压均升高，此为本病主要症群。临床上据血压发作方式，可分阵发性和持续性两型。阵发性高血压具有特征性，每因精神刺激、弯腰、排尿、排便、按摩、触摸、肿瘤手术检查、组胺试验、灌肠、麻醉诱导等而激发，血压骤然上升，收缩压高者可达 300 mmHg，舒张压也相应明显升高，可达 180 mmHg，一般在 200 ～ 250/100 ～ 150 mmHg 之间。患者感心悸、心动过速（少数有心动过缓），剧烈头痛、头晕，表情焦虑，四肢及头部有震颤，皮肤苍白，尤以脸部为甚，全身多汗，手足厥冷、发麻或有刺感，软弱无力，有时出现气促、胸闷、呼吸困难，有时伴以恶心、呕吐，中上腹痛，瞳孔散大，视力模糊，神经紧张，濒死感。严重发作时可并发肺水肿、心力衰竭、脑出血或休克而死亡。阵发性高血压发作历时一般为数分钟，大多少于 15 分钟，但长者可达 16 ～ 24 小时。早期血管并无器质性改变，晚期动脉发生器质性变化，此时血压呈持续性升高，但仍可有阵发性加剧。儿童及青年患者常病情发展较快，可似急进性高血压，短期内可出现眼底病变，多为 Ⅲ、Ⅳ 度，并可有出血、乳头水肿、视神经萎缩，以至失明。另外尚可发生氮质血症或尿毒症、心力衰竭、高血压脑病。嗜铬细胞瘤若得不到及时诊断和治疗，经一定时间（可长达十数年），则可出现诸多高血压心血管系统严重并发症，包括左心室肥大、心脏扩大、心力衰竭、冠状动脉粥样硬化、肾小动脉硬化、脑血管病变等。

（二）代谢紊乱

儿茶酚胺可使体内耗氧量增加，基础代谢率上升。发作时可见发热，体温上升 1℃～ 2℃，多汗者由于散热体温升高可不明显。体重减轻多见，此系糖原分解，胰岛素分泌受抑制，血糖升高，脂肪过度分解所致。由于游离脂肪酸升高、糖耐量降低等代谢紊乱，易诱发动脉粥样硬化。

（三）其他特殊临床表现

1. 低血压及休克

少数患者血压增高不明显，甚至可有低血压，严重者乃至出现休克，另外可有高血压与低血压相交替出现现象。发生低血压的原因为：肿瘤坏死、瘤体内出血，导致儿茶酚胺释放锐减乃至骤停；大量儿茶酚胺引起严重心律失常、心力衰竭或心肌梗死以致心排血量锐减，诱发心源性休克；肿瘤分泌大量肾上腺素，兴奋肾上腺素能 β 受体，引起周围血管扩张；部分瘤体可分泌较多量多巴胺，抵消了去甲肾上腺素的升压作用；大量的儿茶酚胺引起血管强烈收缩，微血管壁缺血缺氧，通透性增高，血浆渗出，有效血容量减少，血压降低。

2. 腹部肿块

嗜络细胞瘤瘤体一般较大，少数患者（约 10%）能在腹部扪及。触诊时应警惕可能诱发高血压发作。

3. 消化道症状

由于儿茶酚胺可使肠蠕动及张力减弱，故常可引起便秘、腹胀、腹痛，甚至结肠扩张，还可引起胃肠壁血管发生增殖性及闭塞性动脉内膜炎，以致发展为肠梗死、出血、穿孔、腹部剧痛、休克、胃肠出血等急腹症表现。儿茶酚胺又可使胆囊收缩减弱，胆道口括约肌张力增高，引起胆汁潴留和胆石症发生。

4. 膀胱内肿瘤

膀胱内的嗜铬细胞瘤罕见。患者每于膀胱尿液充盈时、排尿时或排尿后刺激瘤体释放儿茶酚胺引起高血压发作，有时可致排尿时昏厥。

5. 红细胞增多症

由于嗜铬细胞瘤体可分泌红细胞生成素样物质，进而刺激骨髓引起红细胞增多。

三、诊断

本病的早期诊断甚为重要，肿瘤多为良性，为可治愈的继发性高血压病，切除肿瘤后大多数患者可恢复正常。而未被诊断者有巨大的潜在危险，可在药物、麻醉、分娩、手术等情况下诱发高血压危象或休克。对临床提示本病者，应做以下检查。

（一）血、尿儿茶酚胺及其代谢物测定

持续性高血压型患者尿儿茶酚胺及其代谢物香草基杏仁酸 (VMA) 及甲氧基肾上腺素 (MN) 和甲氧基去甲肾上腺素 (NMN) 皆升高，常在正常高限的两倍以上，其中 MN、NMN 的敏感性和特异性最高。阵发性者平时儿茶酚胺可不明显升高，而在发作后才高于正常，故需测定发作后血或尿儿茶酚胺，后者可以每毫克肌酐量或以时间单位计排泄量。摄入咖啡、可乐类饮料及左旋多巴、拉贝洛尔（柳胺苄心定）、普萘洛尔（心得安）、四环素等药物可导致假阳性结果；休克、低血糖、高颅内压可使内源性儿茶酚胺增高。

（二）药理试验

对于持续性高血压患者，尿儿茶酚胺及代谢物明显增高，不必做药理试验。对于阵发性者，如果一直等不到发作，可考虑做胰高血糖素激发试验。给患者静脉注射胰高血糖素 1 mg，注后 1 ~ 3 分钟内，如为本病患者，血浆儿茶酚胺增加 3 倍以上或升至 2000 pg/mL，血压上升。

（三）影像学检查

应在用 α 受体拮抗药控制高血压后进行。

可用以下方法。

(1) B 型超声做肾上腺及肾上腺外（如心脏等处）肿瘤定位检查：对直径 1 cm 以上的肾上腺肿瘤，阳性率较高。

(2) CT 扫描：90% 以上的肿瘤可准确定位，由于瘤体出血、坏死，CT 显示常呈不均质性。如未事先用 α 受体拮抗药控制高血压，静脉注射造影剂有可能引起高血压发作。

(3) MRI：其优点为不需注射造影剂，患者不暴露于放射线，可显示肿瘤与周围组织的关系及某些组织学特征，有助于鉴别嗜铬细胞瘤和肾上腺皮质肿瘤，可用于孕妇。

(4) 放射性核素标记的间碘苄胍 (MIBG) 可被肾上腺素能囊泡浓集，故用此物做闪烁扫描可显示儿茶酚胺的肿瘤，特别适用于转移性、复发性或肾上腺外肿瘤，并可显示其他的神经内分泌瘤。

(5) 嗜铬细胞瘤及另一些神经内分泌瘤细胞可有生长抑素受体表达，利用放射性核素标记的生长抑素类似物奥曲肽做闪烁显像，有助于定位诊断。

(6) 如上述方法皆未能确定肿瘤位置，可做静脉导管术，在不同部位采血测儿茶酚胺的浓度，根据其浓度差别，可大致确定肿瘤的部位。

四、鉴别诊断

许多疾病都有类似嗜铬细胞瘤表现，因此鉴别诊断很重要。

1. 原发性高血压

某些原发性高血压患者呈现高交感神经兴奋性，表现为心悸、多汗、焦虑、心输出量增加。但患者的尿儿茶酚胺是正常的。尤其是在焦虑发作时留尿测定儿茶酚胺更有助于除外嗜铬细胞瘤。

2. 颅内疾病

在颅内疾病合并有高颅压时，可以出现类似嗜铬细胞瘤的剧烈头痛等症状。患者通常会有其他神经系统损害的体征来支持原发病。但也应警惕嗜铬细胞瘤并发脑出血等情况。

3. 神经精神障碍

在焦虑发作尤其是伴有过度通气时易与嗜铬细胞瘤发作相混淆。但是焦虑发作时通常血压是正常的。如果血压亦有上升，则有必要测定血、尿儿茶酚胺以助鉴别。

4. 癫痫

癫痫发作时也类似嗜铬细胞瘤，有时血儿茶酚胺也可升高，但尿儿茶酚胺是正常的。癫痫发作前有先兆、脑电图异常，抗癫痫治疗有效等以助除外嗜铬细胞瘤。

5. 绝经综合征

处于绝经过渡期的女性会出现多种雌激素缺乏导致的症状，如潮热、出汗、急躁、情绪波动难以控制等，类似于嗜铬细胞瘤发作，通过了解月经史，进行性激素及儿茶酚胺的测定可有助于鉴别。

6. 其他

甲亢时呈现高代谢症状，伴有高血压。但是舒张压正常，且儿茶酚胺不会增高。冠心病心绞痛发作、急性心肌梗死等均需与嗜铬细胞瘤鉴别。一般根据发作时心电图改变、改善心肌供血治疗有效等可以与之区别。最关键的还是尿儿茶酚胺的测定。

五、并发症

1. 心血管并发症

儿茶酚胺性心脏病、心律失常、休克。

2. 脑部并发症

脑卒中、暂时性脑缺血发作 (TIA)、高血压脑病、精神失常。

3. 其他

如糖尿病、缺血性小肠结肠炎、胆石症等。

六、治疗

嗜铬细胞瘤手术切除前采用 α 受体拮抗药使血压下降，减轻心脏的负担，并使原来缩减的血管容量扩大。常用的 α 受体拮抗药为作用较长 (半衰期 36 小时) 的酚苄明，开始时每日口服 2 次，每次 10 mg，按需逐渐加量至血压得到控制。不良反应为直立性低血压，鼻黏膜充血。有时由于 α 受体被阻滞后 β 受体活性增强而出现心动过速和心律失常。

选择性的 α 受体拮抗药哌唑嗪、多沙唑嗪也可获满意效果，并可避免全部 α 受体拮抗的不良后果，如明显的低血压和心动过速。半衰期较短，可较灵活调节用量。起始用小剂量以避免严重的体位性低血压。哌唑嗪起始口服 0.5 mg 或 1 mg，了解患者对此药的敏感性，以后按需增加，剂量介于每次 2 ～ 4 mg，日服 2 ～ 3 次。多沙唑嗪每日用量约 2 ～ 8 mg，控释剂每片 4 mg，每日 1 次，1 ～ 2 片，必要时可加量。

当患者骤发高血压危象时，应积极抢救：立即静脉缓慢推注酚妥拉明 1 ～ 5 mg。同时密切观察血压，当血压下降至 160/100 mmHg 左右即停止推注，继之以 10 ～ 15 mg 溶于 5% 葡萄糖生理盐水 500 mL 中缓慢静脉滴注。也可舌下含服钙通道阻滞药硝苯地平 10 mg，以降低血压。

在手术治疗前，α 受体拮抗药的应用一般不得少于 2 周，并进正常或含盐较多的饮食 (心衰者除外)，以使原来缩减的血容量恢复正常。虽然酚苄明作用时间较长，仍宜用到手术前一日为止，以免手术时出现血压骤升。术前 β 受体拮抗药不必常规应用，如患者有心动过速或心律失常则需采用。在用 β 受体拮抗药之前，必须先用 α 受体拮抗药使血压下降，如单独用 β 受体拮抗药，则由于阻断 β 受体介导的舒血管效应而使血压升高，甚而发生肺水肿，尤其是分泌肾上腺素为主的患者。

切除嗜铬细胞瘤有一定危险性，必须在富有经验的外科医师和麻醉师主持下施行。在麻醉诱导期，手术过程中，尤其在接触肿瘤时，可出现急骤血压升高和 (或) 心律失常。对血压骤增者，可采用速效的仅受体拮抗药酚妥拉明静脉推注，继之以静脉滴注或用硝普钠静脉滴注。对心律失常者，可用 $β_2$ 受体拮抗药或其他抗心律失常药，如利多卡因等。瘤被切除后，血压一般降至 90/60 mmHg。如血压低，周围循环不良，表示血容量不足，应补充适量全血或血浆，必要时也可静脉滴注适量去甲肾上腺素，但不可用缩血管药来代替补充血容量。

嗜铬细胞瘤切除后，血压多能恢复正常，但在手术后第 1 周，血压仍可偏高，同时尿、血儿茶酚胺也可偏高。其原因可能为手术后的应激状态，或是患者原来体内储存的儿茶酚胺较多，因此在手术后 1 个月左右，根据血压状态和血、尿儿茶酚胺，方能更准确地判断治疗效果。小部分患者手术后仍有高血压，可能因合并原发性高血压，或儿茶酚胺长期增多损伤血管所致。由于嗜铬细胞瘤有可能为多发性或复发性，故术后应随访观察。

恶性嗜铬细胞瘤的治疗较困难，一般对放疗和化疗不敏感，可用抗肾上腺素药做对症治疗。链佐星 (链脲霉素) 治疗的效果不一。也可用酪氨酸羟化酶抑制剂 α- 甲基 -L- 酪氨酸阻碍儿茶酚胺的生物合成。[131]I-MIBG 治疗可获一定效果，用后血压可下降，儿茶酚胺的排出量减少。已发生转移的恶性嗜铬瘤的预后不一，重者在数月内死亡，少数可活 10 年以上，5 年生存率约为 45%。转移最常见的部位为骨骼、肝、淋巴结、肺，其次为脑、胸膜、肾等。

第八章 糖尿病

第一节 糖尿病的诊断和治疗

糖尿病是由于胰岛素分泌和 (或) 作用缺陷所引起的一组以慢性血葡萄糖水平增高为特征的代谢性疾病。长期碳水化合物以及脂肪、蛋白质代谢紊乱可引起多系统损害，导致眼、肾、神经、心脏、血管等组织器官的慢性进行性病变、功能减退及衰竭；病情严重或应激时可发生急性严重代谢紊乱。本病使患者生活质量降低，寿命缩短，病死率增高，要积极防治。

糖尿病属于常见病、多发病，其患病率正随着人民生活水平的提高、人口老化、生活方式改变而迅速增加，呈逐渐增长的流行趋势。近 30 年来，我国糖尿病患病率显著增加。1980 年我国 14 省市 30 万人的流行病学资料显示，全人群糖尿病患病率为 0.7%，而根据中国糖尿病协会 2010 年最新调查发现，中国的糖尿病发病率高达 9.7%，全国糖尿病患者接近 1 亿，中国已成为全球范围糖尿病增长最快的地区，而且超越印度成为"糖尿病第一大国"。2 型糖尿病的发病趋向低龄化，儿童发病率逐年增高。糖尿病已成为继心血管病和肿瘤之后的第三大非传染性疾病，给社会带来沉重的经济负担，严重威胁人类的健康。

一、糖尿病分型

糖尿病的分型是依据对糖尿病的临床表现、病理生理及病因的认识而建立的综合分型，随着对糖尿病本质认识的进步和深化而逐渐丰富，但目前的认识远非完善，故现行的分型分类方法是暂时的，今后还会不断修改。

目前国际上通用 WHO 糖尿病专家委员会提出的分型标准 (1999)。

(一)1 型糖尿病 (T1DM)

胰岛 β 细胞破坏，常导致胰岛素绝对缺乏。

1. 免疫介导性 (1 A) 急性型及缓发型。

2. 特发性 (1 B) 无自身免疫证据。

(二)2 型糖尿病 (T2DM)

从以胰岛素抵抗为主伴胰岛素进行性分泌不足到以胰岛素进行性分泌不足为主伴胰岛素抵抗。

(三) 其他特殊类型糖尿病

其是在不同水平上 (从环境因素到遗传因素或两者间的相互作用) 病因学相对明确的一些高血糖状态。

1. 胰岛 β 细胞功能的基因缺陷

(1) 青年人中的成年发病型糖尿病 (MODY)。

(2) 线粒体基因突变糖尿病。

(3) 其他。

2. 胰岛素作用的基因缺陷 A 型胰岛素抵抗、妖精貌综合征、Rabson-Mendenhall 综合征、脂肪萎缩型糖尿病等。

3. 胰腺外分泌疾病胰腺炎、创伤/胰腺切除术、胰腺肿瘤、胰腺囊性纤维化病、血色病、纤维钙化性胰腺病等。

4. 内分泌疾病肢端肥大症、库欣综合征、胰高血糖素瘤、嗜铬细胞瘤、甲状腺功能亢进症、生长抑素瘤、醛固酮瘤及其他。

5. 药物或化学品所致的糖尿病 vacor(N-3 吡啶甲基 N-P 硝基苯尿素)、喷他脒、烟酸、糖皮质激素、甲状腺激素、二氮嗪、β- 肾上腺素能激动剂、噻嗪类利尿剂、苯妥英钠、α- 干扰素及其他。

6. 感染先天性风疹、巨细胞病毒感染及其他。

7. 不常见的免疫介导性糖尿病僵人 (stiff-man) 综合征、抗胰岛素受体抗体及其他。

8. 其他与糖尿病相关的遗传综合征 Down 综合征、Klinefelter 综合征、Turner 综合征、Wolram 综合征、Friedreich 共济失调、Huntington 舞蹈病、Laurence-Moon-Beidel 综合征、强直性肌营养不良、卟啉病、Prader-Willi 综合征及其他。

（四）妊娠糖尿病 (GDM)

其是指妊娠期间发生的不同程度的糖代谢异常。不包括孕前已诊断或已患糖尿病的患者，后者称为糖尿病合并妊娠。

糖尿病患者中 T2DM 最多见，占 90%～95%。T1DM 在亚洲较少见，但在某些国家和地区则发病率较高；估计我国 T1DM 占糖尿病的比例小于 5%。

二、病因及发病机制

糖尿病的病因和发病机制相当复杂，至今尚未完全阐明。不同类型糖尿病的病因不尽相同，即使在同一类型中也存在着差异性。遗传因素及环境因素贯穿于疾病的发展中。

（一）1 型糖尿病

绝大多数 T1DM 为环境因素作用于有遗传易感性的个体，激活 T 淋巴细胞介导的自身免疫反应，导致选择性胰岛 P 细胞破坏和功能衰竭，致使体内胰岛素分泌不足，引发糖尿病的发生。

1. 多基因遗传因素

T1DM 多基因遗传系统中 IDDM1 为 T1DM 易感性的主效基因。HLA 是一种细胞表面的糖蛋白，由 HLA 复合体所编码。HLA 复合体位于人类第 6 对染色体短臂，是一组紧密连锁的基因群，这些基因群构成一个单倍型，在遗传过程中，该单倍型作为一个完整的遗传单位由亲代传给子代，更能体现 HLA 与 T1DM 的关联，但对于两者的关联性不同民族和地区报道的不尽相同。T1DM 存在着遗传异质性，不同遗传背景的亚型其病因及临床表现不尽相同。

2. 环境因素

病毒感染。据报道，风疹病毒、腮腺炎病毒、柯萨奇病毒和巨细胞病毒等与 T1DM 的发病有关。病毒感染可直接破坏胰岛 P 细胞，使细胞发生微细变化及数量减少。在破坏胰岛 P 细胞的同时，暴露其抗原成分，启动一系列自身免疫反应，两条途径是导致胰岛 P 细胞损伤的主要机制。化学毒性物质。化学毒性物质造成的糖尿病可属于非自身免疫性反应，如链脲佐菌素和四氧嘧啶糖尿病动物模型以及灭鼠剂吡甲硝苯脲所造成的人类糖尿病。饮食因素：因血清中存在与乳制品有关的抗体，可能使 P 细胞部分功能衰竭，所以缺乏母乳喂养的儿童 T1DM 发病率偏高。

3. 自身免疫

主要的证据有 4 方面。遗传易感性与 HLA 复合体密切相关；T1DM 患者胰岛细胞抗体检查多呈阳性；早期病理改变为胰岛炎，可见大量淋巴细胞浸润；常伴发其他自身免疫性疾病，如桥本甲状腺炎、干燥综合征等。

(二)2 型糖尿病

目前对 T2DM 病因的认识仍然不足，复杂的遗传因素和环境因素共同导致 T2DM 发生。

1. 遗传因素与环境因素

多个基因及环境因素综合可以引起 T2DM 的发生。包括人口老龄化、现代生活方式的改变、子宫内环境、应激反应、化学毒物等在内的环境因素，与 T2DM 的发生有着密不可分的关系。其遗传特点为：有很多基因通过影响糖代谢过程中的某个环节，参与疾病的发病，而对血糖值无直接影响；参与发病的每个基因程度不等，大多数为次效基因，个别为主效基因；每个基因反映个体某种程度上的易感性，并不足以直接导致疾病发生，也不是致病所必需的；多基因异常的总效应形成遗传易感性。

2. 胰岛素抵抗和 P 细胞功能缺陷

在 T2DM 的发病过程中，通常伴有胰岛素抵抗。如果 P 细胞能代偿性增加胰岛素分泌，则血糖维持在正常水平；当 P 细胞无法代偿时，就会发生 T2DM。胰岛素抵抗和胰岛素分泌缺陷是 T2DM 发病的两个主要因素，不同患者其存在的胰岛素抵抗和胰岛素分泌缺陷程度不同，同一患者在疾病不同时期，两者相对重要性也会发生改变。

胰岛素抵抗：指胰岛素作用的靶器官（主要是肝脏、肌肉和脂肪组织）对胰岛素作用的敏感性降低。胰岛素降低血糖的主要机制包括抑制肝脏葡萄糖产生、刺激内脏组织（肝和胃肠道）对葡萄糖的摄取以及促进外周组织（骨骼肌、脂肪）对葡萄糖的利用。

P 细胞功能缺陷：胰岛素分泌量的缺陷。随着空腹血糖浓度增高，葡萄糖刺激胰岛素代偿性分泌增多（但胰岛素分泌量相对于血糖浓度而言是不足的）；但当空腹血糖浓度进一步增高时，胰岛素分泌逐渐减少。胰岛素分泌模式异常。静脉滴注葡萄糖耐量试验（IVGTT）中第一时相分泌减弱或消失；口服葡萄糖耐量试验（OGTT）中早期胰岛素分泌延迟、减弱或消失；胰岛素脉冲式分泌削弱；胰岛素原和胰岛素的比例增加等。

3. 葡萄糖毒性和脂毒性

在 T2DM 发病过程中出现高血糖和脂代谢紊乱，进一步导致胰岛素敏感性降低和胰岛 P 细胞功能损伤，分别称为"葡萄糖毒性"和"脂毒性"。

三、临床表现

(一) 基本临床表现

1. 代谢紊乱症状群

血糖升高后因渗透性利尿引起多尿，继而口渴多饮；外周组织对葡萄糖利用障碍，脂肪分解增多，蛋白质代谢负平衡，渐见乏力、消瘦，儿童生长发育受阻；患者常有易饥、多食。故糖尿病的临床表现常被描述为"三多一少"，即多尿、多饮、多食和体重减轻。可有皮肤瘙痒，尤其外阴瘙痒。血糖升高较快时可使眼房水、晶体渗透压改变而引起屈光改变致视力模糊。许多患者无任何症状，仅于健康检查或因各种疾病就诊化验时发现高血糖。

2. 并发症和 (或) 伴发病见下文。

(二) 常见类型糖尿病的临床特点

1.T1DM

(1) 免疫介导性 T1DM(1 A 型)：诊断时临床表现变化很大，可以是轻度非特异性症状、典型"三多一少"症状或昏迷。多数青少年患者起病较急，症状较明显；如未及时诊断治疗，当胰岛素严重缺乏时，可出现糖尿病酮症酸中毒。多数 T1DM 患者起病初期都需要胰岛素治疗，使代谢恢复正常，但此后可能有持续数周至数月不等的时间需要的胰岛素剂量很小，即所谓"蜜月期"，这是由于 β 细胞功能得到部分恢复。某些成年患者，起病缓慢，早期临床表现不明显，经历一段或长或短的不需胰岛素治疗的阶段，称为"成人隐匿性自身免疫性糖尿病 (LADA)"。多数 1 A 型患者血浆基础胰岛素水平低于正常，葡萄糖刺激后胰岛素分泌曲线低平。胰岛 β 细胞自身抗体检查可以阳性。

(2) 特发性 T1DM(1B 型)：通常急性起病，β 细胞功能明显减退甚至衰竭，临床上表现为糖尿病酮症甚至酸中毒，但病程中 β 细胞功能可以好转以至于一段时期无须继续胰岛素治疗。细胞自身抗体检查阴性。病因未明，其临床表型的差异反映出病因和发病机制的异质性。诊断时需排除单基因突变糖尿病。

2.T2DM

为一组异质性疾病。可发生在任何年龄，但多见于成人，常在 40 岁以后起病；多数起病隐匿，症状相对较轻，50% 以上无任何症状；不少患者因慢性并发症、伴发病或仅于健康检查时发现。常有家族史。很少自发性发生 DKA，但在应激、严重感染、中断治疗等诱因下也可发生。临床上与肥胖症、血脂异常、高血压等疾病常同时或先后发生。由于诊断时患者所处的疾病病程不同，其 β 细胞功能表现差异较大，有些早期患者进食后胰岛素分泌高峰延迟，餐后 3 ～ 5 小时血浆胰岛素水平不适当地升高，引起反应性低血糖，可成为这些患者的首发临床表现。

3. 某些特殊类型糖尿病

(1) 青年人中的成年发病型糖尿病 (MODY)：是一组高度异质性的单基因遗传病。

主要临床特征如下。

1) 有三代或以上家族发病史，且符合常染色体显性遗传规律。

2) 发病年龄小于 25 岁。

3) 无酮症倾向，至少 5 年内不需用胰岛素治疗。

(2) 线粒体基因突变糖尿病

主要临床特征如下。

1) 母系遗传。

2) 发病早，β 细胞功能逐渐减退，自身抗体阴性。

3) 身材多消瘦。

4) 常伴神经性耳聋或其他神经肌肉表现。

(3) 糖皮质激素所致糖尿病：部分患者应用糖皮质激素后可诱发或加重糖尿病，常常与剂量和使用时间相关。多数患者停用后糖代谢可恢复正常。不管既往是否有糖尿病，使用糖皮质激素时均应监测血糖，及时调整降糖方案，首选胰岛素控制高血糖。

4. 妊娠糖尿病 GDM

通常是在妊娠中、末期出现，一般只有轻度无症状性血糖增高。GDM 女性分娩后血糖一般可恢复正常，但未来发生 T2DM 的风险显著增加，故 GDM 患者应在产后 6～12 周筛查糖尿病，并长期追踪观察。

四、并发症

（一）急性严重代谢紊乱

是指 DKA 和高渗高血糖综合征，见相关章节。

（二）感染性疾病

糖尿病容易并发各种感染，血糖控制差者更易发生也更严重。肾盂肾炎和膀胱炎多见于女性患者，容易反复发作，严重者可发生肾及肾周脓肿、肾乳头坏死。疖、痈等皮肤化脓性感染可反复发生，有时可引起败血症或脓毒血症。皮肤真菌感染如足癣、体癣也常见。真菌性阴道炎和巴氏腺炎是女性患者常见并发症，多为白色念珠菌感染所致。糖尿病合并肺结核的发生率显著增高，病灶多呈渗出干酪性，易扩展播散，且影像学表现多不典型，易致漏诊或误诊。

（三）慢性并发症

可累及全身各重要器官，可单独出现或以不同组合同时或先后出现。并发症可在诊断糖尿病前已存在，有些患者因并发症作为线索而发现糖尿病。在我国，糖尿病是导致成人失明、非创伤性截肢的主要原因，是终末期肾脏病的常见原因。糖尿病使心脏、脑和周围血管疾病风险增加 2～7 倍；与非糖尿病患者群相比，糖尿病患者群所有原因死亡、心血管病死亡、失明和下肢截肢风险均明显增高。其中心血管疾病是糖尿病患者致残致死的主要原因。慢性并发症发病机制极其复杂，尚未完全阐明，认为与遗传易感性、胰岛素抵抗、高血糖、低度炎症状态、血管内皮细胞功能紊乱、血凝异常等多种因素有关。高血糖导致血管损伤与多元醇途径激活、晚期糖基化终末产物形成增加、蛋白激酶 C 途径激活及己糖胺通路激活等有关；高血糖时线粒体电子传递链过氧化物产生过量引起氧化应激，是以上各条途径的共同机制。

1. 微血管病变

微血管是指微小动脉和微小静脉之间、管腔直径在 100 μm 以下的毛细血管及微血管网。微血管病变是糖尿病的特异性并发症，其典型改变是微循环障碍和微血管基底膜增厚。主要危险因素包括长糖尿病病程、血糖控制不良、高血压、血脂异常、吸烟、胰岛素抵抗等；遗传背景在发病中也起重要作用。

微血管病变可累及全身各组织器官，主要表现在视网膜、肾、神经和心肌组织，其中以糖尿病肾病和视网膜病变尤为重要。

(1) 糖尿病肾病：慢性肾脏病变的一种重要类型，是导致终末期肾衰竭的常见原因，是 T1DM 的主要死因；在 T2DM，其严重性仅次于心、脑血管疾病。常见于病史超过 10 年的患者。

病理改变有 3 种类型。

1) 结节性肾小球硬化型，有高度特异性。

2) 弥漫性肾小球硬化型, 最常见, 对肾功能影响最大, 但特异性较低, 类似病变也可见于系膜毛细血管性肾小球肾炎和系统性红斑狼疮等疾病。

3) 渗出性病变, 特异性不高, 也可见于慢性肾小球肾炎。肾活检所见组织学改变与临床表现和肾功能损害程度缺乏恒定的相关性。

T1DM 所致肾损害的发生、发展可分五期, T2DM 导致的肾损害也参考该分期。

1) Ⅰ期: 为糖尿病初期, 肾小球超滤过是此期最突出的特征, 肾体积增大, 肾小球入球小动脉扩张, 肾血浆流量增加, 肾小球内压增加, 肾小球滤过率 (GFR) 明显升高。

2) Ⅱ期: 肾小球毛细血管基底膜 (CBM) 增厚及系膜基质轻度增宽; 尿白蛋白排泄率 (UAER) 多数正常, 可间歇性增高 (如运动后、应激状态), GFR 轻度增高。

3) Ⅲ期: 早期糖尿病肾病期, GBM 增厚及系膜基质增宽明显, 小动脉壁出现玻璃样变; 出现持续微量白蛋白尿, UAER 持续在 $20 \sim 200\,\mu g/min$ (正常 $< 10\,\mu g/min$), GFR 仍高于正常或正常。

4) Ⅳ期: 临床糖尿病肾病期, 肾小球病变更重, 部分肾小球硬化, 灶状肾小管萎缩及间质纤维化; 尿蛋白逐渐增多, $UAER > 200\,\mu g/min$, 相当于尿蛋白总量 $> 0.5\,g/24\,h$; GFR 下降; 可伴有水肿和高血压, 肾功能逐渐减退; 部分患者可表现为肾病综合征。

5) Ⅴ期: 尿毒症, 多数肾单位闭锁; UAER 降低, 血肌酐升高, 血压升高。ADA(2012) 推荐筛查和诊断微量白蛋白尿采用测定即时尿标本的白蛋白 / 肌酐比率, $< 30\,\mu g/mg$、$30 \sim 299\,\mu g/mg$ 和 $\geq 300\,\mu g/mg$ 分别定义为正常、微量白蛋白尿和大量白蛋白尿。另外, 糖尿病患者应每年检测血清肌酐浓度, 估算 GFR。在诊断糖尿病肾病时需排除其他肾脏疾病, 必要时需做肾穿刺病理检查进行鉴别。

(2) 糖尿病性视网膜病变: 病程超过 10 年的糖尿病患者常合并程度不等的视网膜病变, 是失明的主要原因之一。2002 年国际临床分级标准依据散瞳后检眼镜检查, 将糖尿病视网膜改变分为两大类、六期。Ⅰ期: 微血管瘤、小出血点; Ⅱ期: 出现硬性渗出; Ⅲ期: 出现棉絮状软性渗出; Ⅳ期: 新生血管形成、玻璃体积血; Ⅴ期: 纤维血管增殖、玻璃体机化; Ⅵ期: 牵拉性视网膜脱离、失明。以上 Ⅰ～Ⅲ 期为非增殖期视网膜病变 (NPDR), Ⅳ～Ⅵ 期为增殖期视网膜病变 (PDR)。当出现 PDR 时, 常伴有糖尿病肾病及神经病变。

(3) 其他: 心脏微血管病变和心肌代谢紊乱可引起心肌广泛灶性坏死, 称为糖尿病心肌病, 可诱发心力衰竭、心律失常、心源性休克和猝死。可与其他心脏病共存, 预后更差。

2. 大血管病变

动脉粥样硬化的易患因素如肥胖、高血压、血脂异常等在糖尿病 (主要是 T2DM) 人群中的发生率均明显增高, 致糖尿病患者群动脉粥样硬化的患病率较高, 发病更早, 病情进展较快。动脉粥样硬化主要侵犯主动脉、冠状动脉、脑动脉、肾动脉和肢体动脉等, 引起冠心病、缺血性或出血性脑血管病、肾动脉硬化、肢体动脉硬化等。

3. 神经系统并发症

可累及神经系统任何一部分。病因复杂, 可能涉及大血管和微血管病变、代谢因素、自身免疫机制以及生长因子不足等。

(1) 中枢神经系统并发症

1) 伴随严重 DKA、高渗高血糖状态或低血糖症出现的神志改变。

2) 缺血性脑卒中。

3) 脑老化加速及老年性痴呆等。

(2) 周围神经病变

常见的类型如下。

1) 远端对称性多发性神经病变：是最常见的类型，以手足远端感觉运动神经受累最多见。通常为对称性，典型者呈手套或袜套式分布；下肢较上肢严重，先出现肢端感觉异常，可伴痛觉过敏、疼痛；后期感觉丧失，可伴运动神经受累，手足小肌群萎缩，出现感觉性共济失调及神经性关节病 (Charcot 关节)。腱反射早期亢进、后期减弱或消失，音叉震动感减弱或消失。电生理检查可早期发现感觉和运动神经传导速度减慢。

2) 局灶性单神经病变：可累及任何颅神经或脊神经，但以动眼、正中及腘神经最常见，一般起病急，表现为病变神经分布区域疼痛，常是自限性。

3) 非对称性的多发局灶性神经病变：指同时累及多个单神经的神经病变。

4) 多发神经根病变(糖尿病性肌萎缩)：最常见为腰段多发神经根病变，典型表现为初起股、髋和臀部疼痛，后骨盆近端肌群软弱、萎缩。

诊断糖尿病周围神经病变时需排除其他病因引起的神经病变。

(3) 自主神经病变：一般认为有症状的自主神经病变预后不良。多影响胃肠、心血管、泌尿生殖系统等。临床表现为胃排空延迟 (胃轻瘫)、腹泻 (饭后或午夜)、便秘等；休息时心动过速、直立性低血压、寂静性心肌缺血、QT 间期延长等，严重者可发生心源性猝死；残尿量增加、尿失禁、尿潴留等；其他还有阳痿、瞳孔改变 (缩小且不规则、光反射消失、调节反射存在)、排汗异常 (无汗、少汗或多汗) 等。

4. 糖尿病足

其是指与下肢远端神经异常和不同程度周围血管病变相关的足部溃疡、感染和 (或) 深层组织破坏。是糖尿病最严重和治疗费用最多的慢性并发症之一，也是糖尿病非外伤性截肢的最主要原因。轻者表现为足部畸形、皮肤干燥和发凉、胼胝(高危足)；重者可出现足部溃疡、坏疽。

5. 其他

糖尿病还可引起视网膜黄斑病、白内障、青光眼、屈光改变、虹膜睫状体病变等。牙周病是最常见的糖尿病口腔并发症。皮肤病变也很常见，某些为糖尿病特异性，大多数为非特异性。糖尿病患者某些癌症如乳腺癌、胰腺癌、膀胱癌等的患病率升高。此外，抑郁、焦虑和认知功能损害等也较常见。

五、实验室检查

(一) 血浆葡萄糖 (血糖) 测定

血糖测定是诊断糖尿病的主要依据，血糖测定值除用于诊断外，更常用于长期治疗中的达标和疗效监测，尤其是使用胰岛素治疗的患者。

1. 邻甲苯胺法

(1) 正常参考值：3.89 ~ 6.11 mmol/L。

(2) 在试验过程中应注意轻度溶血对测定结果无明显影响，当血清中含血红蛋白 450 mg/L，测定结果则降低约 10%。在样品中加入糖酵解抑制剂可抑制葡萄糖分解，避免糖酵解。

2. 葡萄糖氧化酶法

(1) 正常参考值：3.89 ～ 6.11 mmol/L。

(2) 葡萄糖氧化酶法是临床中使用最多的方法，在使用中应注意标准液配制后放置 2 小时才能使用，同时应注意维生素 C 浓度，如维生素 C 浓度 ≥ 1 g/L，血糖则难以测出。

3. 己糖激酶法

(1) 正常值：3.88 ～ 5.8 mmol/L。

(2) 本法特异性高，对其他单糖和过氧化物无反应，优于葡萄糖氧化酶法。

4. 末梢全血血糖测定

目前多使用快速血糖测定仪，在临床中使用较普遍。检测结果多用于糖尿病患者在治疗中的自我监测以及流行病学调查的筛选诊断，不能用于确定诊断，只高度怀疑糖尿病。

(二) 葡萄糖耐量试验

葡萄糖耐量试验分为口服葡萄糖耐量试验 (OGTT) 和静脉注射葡萄糖耐量试验 (IVGTT)。

1. 口服葡萄糖耐量试验

主要用于血糖高于正常范围但未达到糖尿病诊断标准以及妊娠或流行病学调查中血糖水平可疑时，应注意的是已确诊的糖尿病患者不能进行该试验。

(1) 准备工作：试验前 3 天内每天糖类摄入量不应少于 150 g。试验前空腹时间为 8 ～ 14 小时，可饮水，不吸烟、饮酒、喝咖啡，可进行日常活动。试验前停用避孕药物 1 周，其他影响糖耐量药物如利尿剂、β 肾上腺素能阻滞剂和阿司匹林、烟酸、可乐定、苯妥英钠、锂及苄噻嗪等停用 3 ～ 4 天。服用糖皮质激素者不做糖耐量试验。

(2) 试验过程

1) 试验一般于晨 7 ～ 8 时开始，受试者空腹在 5 分钟内服完溶于 250 ～ 300 mL 水内的无水葡萄糖粉 75 g，儿童 1.75 g/kg，总量不超过 75 g。

2) 从服糖水第一口开始计时，取空腹及服糖后 2 小时血标本。采血后应立即或尽早测定血糖，不能超过 3 小时。

3) 试验过程中，受试者不能进行剧烈活动，应绝对卧床休息，不能进食、吸烟，不能喝茶、咖啡及酒类。

2. 静脉注射葡萄糖耐量试验

静脉注射葡萄糖耐量试验只适用于胃切除后、吸收不良综合征及评价葡萄糖利用的临床研究手段。

(1) 准备工作：同口服葡萄糖耐量试验。

(2) 静脉注射 50% 葡萄糖液，剂量按每千克体重 0.5 g 计算，在 2 ～ 3 分钟注完，开始注射至注完之间的任意时间为零点，每 5 分钟取静脉血测血糖 1 次，共 60 分钟。将血浆葡萄糖值绘在半对数纸上，横坐标为时间，计算从某一血糖值下降到其一半时的时间作为半衰期，再按公式 $K=0.69/t_{1/2} \times 100$ 计算。正常人 $K \geq 1.2$，糖尿病患者 $K < 0.9$。

（三）糖化血红蛋白测定

糖化血红蛋白 (HbA1) 测定是用作糖尿病控制的监测指标，分为糖化血红蛋白 Alc(HbA1 c)和糖化清蛋白 (GSP)。

1. 糖化血红蛋白 A1 c

糖化血红蛋白 (HbA1) 是葡萄糖与血红蛋白上的游离氨基发生非酶促的共价附着反应。HbA1 与血糖浓度呈正相关，且是不可逆反应。HbA1 有 a、b、c 三种，HbA1 c 最主要，正常人 HbA1 为 8% ～ 10%，HbA1 c 为 3% ～ 6%，应注意的是不同实验室之间参考值有一定差异。病情控制不良者 HbA1 或 HbA1 c 较正常人高，与病情控制不良的程度相关。HbA1 测定反映患者取血前 4 ～ 12 周血糖的总水平，是了解糖尿病控制情况重要的监测指标之一。

2. 糖化清蛋白 (GSP) 测定

正常值为 1.7 ～ 2.8 mmol/L，糖化清蛋白 (GSP) 测定反映糖尿病患者取血前 2 ～ 3 周内血糖的总水平，是糖尿病患者近期病情控制的监测指标，是诊断糖尿病的依据。

通过以上可知，血糖监测提供的是患者某一时间的血糖水平，而 HbA1 测定反映的是患者取血前 4 ～ 12 周血糖的总水平，糖化清蛋白 (GSP) 测定反映糖尿病患者取血前 2 ～ 3 周内血糖的总水平，在进行糖尿病控制监测时，不仅要检测空腹和三餐后 2 小时血糖及睡前血糖，必要时检测凌晨 1 ～ 3 点血糖，还应检测 GSP 和 (或)GHb，以了解患者的一段时间内的血糖水平，有利防止慢性并发症的发生、发展。

（四）尿糖测定

尿糖阳性是诊断糖尿病的重要线索，正常人尿中仅有微量葡萄糖 (100 ～ 900 mg/24 h)，一般定性检查为阴性。当血糖超过肾糖阈时会出现糖尿。因此，在糖尿病患者肾糖阈正常时，尿糖的测定大致反应血糖水平的高低，也是患者自我监测的方法。

糖尿病患者并发肾小球硬化症时，肾小球滤过率降低，肾糖阈升高，此时虽血糖升高超过正常肾糖阈，但尿糖呈假阴性。如肾糖阈降低，血糖虽正常，尿糖可呈现阳性。糖尿病患者妊娠时，肾糖阈值降低，虽然血糖正常或稍高，但肾排糖量增加，妊娠期常出现糖尿阳性。

临床常用尿糖检测方法为班氏试剂法和试纸条法。班氏法较烦琐，而且易受影响，出现假性糖尿。试纸条法是将一端浸有葡萄糖氧化酶试剂的试纸条，与尿液接触后，经过一定时间后与标准比色板比色，进行结果判定。

本法适用于患者自我监测使用，使用时应注意试纸条是否过期失效，保存或使用不当可有误差，必要时可与班氏试剂法进行对照检测，以相互校正。

（五）血尿酮体测定

酮体包括乙酰乙酸、β- 羟丁酸和丙酮，正常血中酮体量 0.3 ～ 2.0 mg/dL，β- 羟丁酸约占 70%，丙酮约占 2%，正常人尿酮体约 20 mg/d，一般不超过 100 mg/d，定性检查为阴性。

糖尿病患者糖代谢控制不良时，脂肪分解代谢增加，酮体生成增多超过组织利用速度时，酮体由肾脏排泄，形成酮尿症。

一般情况下尿酮体量是血酮体的 5 ～ 10 倍，当酮体产量超过肾最大排量时，血中酮体蓄积成酮血症。在治疗时应注意酮血症消失而尿酮体仍阳性时，必须继续追踪尿酮体，监测轻度酮血症。

糖尿病患者肾功能障碍时，酮体肾阈值增高，血酮体增高而尿酮体阴性或弱阳性时，提示患者肾功能受损。而在儿童糖尿病患者，由于肾阈值过低，尿酮体弱阳性或阴性者不一定存在酮血症。

糖尿病合并感染、剧烈吐泻以及外伤等应激状态下，如补充糖类不足、胰岛素剂量不当时，也可出现酮血症和酮尿。此外，在糖尿病妊娠期，常因低血糖发生酮症酸中毒和（或）酮尿，还可因感染、引产、分娩的疼痛和情绪激动等诱发酮血症或酮尿。尿酮体监测是糖尿病妊娠期一项不可缺少的常规检查。

目前国内外对尿酮体测定采用酶学试纸定性法，操作简便，结果可靠。在急诊时，如遇酮症酸中毒患者，血浆酮体浓度明显升高时，可用试纸条检测和用水稀释 1 倍做半定量。

（六）尿液微量清蛋白测定

微量清蛋白尿(MAU)是指尿中清蛋白排泄率(UAER)较正常参考值轻度升高，在临床用"常规"方法检测尿蛋白或清蛋白为阴性。尿清蛋白的排出浓度受尿浓缩状况的影响，一般需收集定时尿计算每分钟清蛋白排出率，或以尿肌苷为浓度参考值。一般选择收集夜间 8 小时尿。此外，应注意高血糖、尿路感染及发热的因素会影响清蛋白排出。

微量清蛋白尿的诊断标准是临床常规尿蛋白检测阴性，尿总蛋白排泄量＜ 0.5 g/24 h，尿清蛋白排泄率＞ 200 μg/min 或＞ 300 mg/24 h，或＞ 20 mg/L(晨尿)，或＞ 30 mg/L(随意尿)，还应排除其他原因或其他疾病所致。

MAU 可作为早期糖尿病肾病的诊断条件，定期监测尿清蛋白的排出量对于糖尿病患者慢性并发症的防治十分重要，是诊断早期或隐匿性糖尿病肾病的标志。在 2 型糖尿病患者，除可预测早期糖尿病肾病，更是预测心血管疾病、预测致死致残的重要指标，还是预示脂代谢异常的指标。

（七）血浆胰岛素和 C- 肽测定

血浆胰岛素测定和 C- 肽测定都是为了了解胰岛 β 细胞功能，协助判断糖尿病分型和指导治疗，还可协助诊断胰岛素瘤，不作为糖尿病诊断依据。胰岛素早晨空腹基础水平 35 ～ 145 pmol/L，餐后 30 ～ 60 分钟上升至高峰，是基础值的 5 ～ 10 倍，3 ～ 4 小时恢复到基础水平。1 型糖尿病患者空腹及食后胰岛素水平均明显低于正常，进食后胰岛素分泌无增加，2 型糖尿病患者胰岛素测定可以正常或呈高胰岛素血症水平。正常人基础血浆 C- 肽水平约为 400 pmd/L，餐后水平升高 5 ～ 6 倍。C- 肽清除率低，不受外源胰岛素影响，能较准确地反映胰岛 β 细胞功能，特别是糖尿病患者接收胰岛素治疗时，能判断胰岛 β 细胞分泌胰岛素的能力。

六、诊断与鉴别诊断

在临床工作中要善于发现糖尿病，尽可能早期诊断和治疗。糖尿病诊断以血糖异常升高作为依据，血糖的正常值和糖代谢异常的诊断切点是依据血糖值与糖尿病和糖尿病特异性并发症(如视网膜病变)发生风险的关系来确定。应注意如单纯检查空腹血糖，糖尿病漏诊率高，应加验餐后血糖，必要时进行 OGTT。诊断时应注意是否符合糖尿病诊断标准、分型、有无并发症(及严重程度)和伴发病或加重糖尿病的因素存在。

(一) 诊断线索

1. "三多一少"症状。

2. 以糖尿病各种急、慢性并发症或伴发病首诊的患者。

3. 高危人群：有 IGR 史；年龄 ≥ 45 岁；超重或肥胖；T2DM 的一级亲属；有巨大儿生产史或 CDM 史；多囊卵巢综合征；长期接受抗抑郁症药物治疗等。

此外，30 ~ 40 岁以上健康体检或因各种疾病、手术住院时应常规排除糖尿病。

(二) 诊断标准

我国目前采用国际上通用的 WHO 糖尿病专家委员会 (1999) 提出的诊断和分类标准 (表 8-1 和表 8-2)，要点如下。

1. 糖尿病诊断是基于空腹 (FPG)、任意时间或 OGTT 中 2 小时血糖值 (2 小时 PG)，空腹指至少 8 小时内无任何热量摄入；任意时间指一日内任何时间，无论上一次进餐时间及食物摄入量。糖尿病症状指多尿、烦渴多饮和难于解释的体重减轻。FPG 3.9 ~ 6.0 mmol/L(70 ~ 108 mg/dL) 为正常；6.1 ~ 6.9 mmol/L(110 ~ 125 mg/dL) 为 IFG；≥ 7.0 mmol/L(126 mg/dL) 应考虑糖尿病。OGTT2h PG < 7.7 mmol/L(139 mg/dL) 为正常糖耐量；7.8 ~ 11.0 mmol/L(140 ~ 199 mg/dL) 为 IGT；≥ 11.1 mmol/L(200 mg/dL) 应考虑糖尿病。

表 8-1　糖尿病诊断标准 (WHO 糖尿病专家委员会报道，1999 年)

诊断标准	静脉血浆葡萄糖水平 (mmol/L)
(1) 糖尿病症状加随机血糖	≥ 11.1
或	
(2) 空腹血糖 (FPG)	≥ 7.0
或	
(3)OGTT 2 小时血糖	≥ 11.1

注：需再测一次予证实，诊断才能成立。随机血糖指不考虑上次用餐时间，一天中任意时间的血糖，不能用来诊断 IFG 或 IGT。

表 8-2　糖代谢状态分类 (WHO 糖尿病专家委员会报道，1999 年)

糖代谢分类	静脉血浆葡萄糖 (mmol/L)	
	空腹血糖 (FPG)	糖负荷后 2 小时血糖 (2 小时 PPG)
正常血糖 (NGR)	< 6.1	< 7.8
空腹血糖受损 (IFG)	6.1 ~< 7.0	< 7.8
糖耐量减低 (IGT)	< 7.0	7.8 ~ 11.1
糖尿病 (DM)	≥ 7.0	≥ 11.1

注：2003 年 11 月国际糖尿病专家委员会建议将 IFG 的界限值修订为 5.6 ~ 6.9 mmol/L。

2. 糖尿病的临床诊断推荐采用葡萄糖氧化酶法测定静脉血浆葡萄糖。

3. 对于无糖尿病症状、仅一次血糖值达到糖尿病诊断标准者，必须在另一天复查核实而确定诊断；如复查结果未达到糖尿病诊断标准，应定期复查。IFG 或 IGT 的诊断应根据 3 个月内的两次 OGTT 结果，用其平均值来判断。严重疾病或应激情况下，可发生应激性高血糖；但这种代谢紊乱常为暂时性和自限性，因此在应激时，不能据此时血糖诊断糖尿病，必须在应激消除后复查才能明确其糖代谢状况。

4. 儿童糖尿病诊断标准与成人相同。

5. 妊娠糖尿病

强调对具有高危因素的孕妇（GDM 个人史、肥胖、尿糖阳性或有糖尿病家族史者），孕期首次产前检查时，使用普通糖尿病诊断标准筛查孕前未诊断的 T2DM，如达到糖尿病诊断标准即可判断孕前就患有糖尿病。如初次检查结果正常，则在孕 24～28 周行 75 g OGTT，筛查有无 GDM。GDM 的诊断定义为达到或超过下列至少一项指标：FPG ≥ 5.1 mmol/L，1 小时 PC ≥ 10.0 mmol/L 和（或）2 小时 PC ≥ 8.5 mmol/L。

6. 关于应用 HbA1c 诊断糖尿病 HbA1c 能稳定和可靠地反映患者的预后。ADA 已经把 HbA1c ≥ 6.5% 作为糖尿病的诊断标准，WHO 也建议在条件成熟的地方采用 HbA1c 作为糖尿病的诊断指标。由于我国有关 HbA1c 诊断糖尿病切点的相关资料尚不足，且尚缺乏 HbA1c 检测方法的标准化，故目前在我国尚不推荐采用 HbA1c 诊断糖尿病。

（三）鉴别诊断

注意鉴别其他原因所致尿糖阳性。

甲亢、胃空肠吻合术后，因碳水化合物在肠道吸收快，可引起进食后 0.5～1 小时血糖过高，出现糖尿，但 FPG 和 2 小时 PG 正常。严重肝病时肝糖原合成受阻，肝糖原贮存减少，进食后 0.5～1 小时血糖过高，出现糖尿，但 FPG 偏低，餐后 2～3 小时血糖正常或低于正常。

（四）分型

最重要的是鉴别 T1DM 和 T2DM，由于两者缺乏明确的生化或遗传学标志，主要根据临床特点和发展过程，从发病年龄、起病急缓、症状轻重、体重、有否酮症酸中毒倾向、是否依赖外源胰岛素维持生命等方面，结合胰岛 β 细胞自身抗体和 β 细胞功能检查结果而进行临床综合分析判断。从上述各方面来说，两者的区别都是相对的，有些患者诊断初期可能同时具有 T1DM 和 T2DM 的特点，暂时很难明确归为 T1DM 或 T2DM；这时可先做一个临时性分型，用于指导治疗。然后依据对治疗的初始反应和 β 细胞功能的动态变化再重新评估和分型。此外，由于目前临床上诊断为 T2DM 的患者可能是一种混合体，随着对糖尿病发病机制研究的深入，将来可能会有一部分患者从中勾出，归入特殊类型糖尿病中。

MODY 和线粒体基因突变糖尿病有一定临床特点，但确诊有赖于基因分析。

（五）并发症和伴发病的诊断

对糖尿病的各种并发症及经常伴随出现的肥胖、高血压、血脂异常等也须进行相应检查和诊断以便及时治疗。

T1DM 应根据体征和症状考虑自身免疫性甲状腺疾病、系统性红斑狼疮等筛查。

七、治疗

由于糖尿病的病因和发病机制尚未完全阐明，目前仍缺乏病因治疗。

糖尿病治疗的近期目标是通过控制高血糖和相关代谢紊乱以消除糖尿病症状和防止出现急性严重代谢紊乱；远期目标是通过良好的代谢控制达到预防及（或）延缓糖尿病慢性并发症的发生和发展，维持良好健康和学习、劳动能力，保障儿童生长发育，提高患者的生活质量、降低病死率和延长寿命。

近年循证医学的发展促进了糖尿病治疗观念的进步，糖尿病的控制已从传统意义上的治疗转变为系统管理，最好的管理模式是以患者为中心的团队式管理，团队主要成员包括全科和专科医师、糖尿病教育者、营养师、运动康复师、患者及其家属等，并建立定期随访和评估系统。

近年临床研究证实：使新诊断的糖尿病患者达到良好血糖控制可延缓糖尿病微血管病变的发生、发展；早期有效控制血糖可能对大血管有较长期的保护作用（代谢记忆效应）；全面控制 T2DM 的危险因素可明显降低大血管和微血管病变的发生风险和死亡风险。早期良好控制血糖尚可保护 β 细胞功能以及改善胰岛素敏感性。故糖尿病管理须遵循早期和长期、积极而理性、综合治疗和全面达标、治疗措施个体化等原则（表 8-3）。IDF 提出糖尿病综合管理五个要点（有"五驾马车"之称）：糖尿病教育、医学营养治疗、运动治疗、血糖监测和药物治疗。

表 8-3 糖尿病综合控制目标 (2010 年中国 2 型糖尿病防治指南)

检测指标	目标值
血糖 (mmol/L)	
空腹	$3.9 \sim 7.2$
非空腹	$\leqslant 10.0$
HbA1 c(%)	< 7.0
血压 (mmHg)	$< 130/80$
HDL-C(mmol/L)	
男性	> 1.0
女性	> 1.3
TG(mmol/L)	< 1.7
LDL-C(mmol/L) 未合并冠心病	< 2.6
合并冠心病	< 2.07
体重指数 (kg/m^2)	< 24
尿白蛋白 / 肌酐比值 (mg/mmol)	
男性	$< 2.5(22 \, mg/g)$
女性	$< 3.5(31 \, mg/g)$
或：尿白蛋白排泄率	$< 20 \, \mu g/$ 分 (30 mg/24 h)
主动有氧活动 (分钟 / 周)	$\geqslant 150$

应对血糖控制的风险与获益、可行性和社会因素等进行综合评估，为患者制订合理的个体化 HbA1 c 控制目标。对大多数非妊娠成人，HbA1 c 的合理控制目标为 < 7%；而对病程短、预期寿命长、无明显 CVD 等患者，可考虑更严格的 HbA1 c 目标；对于有严重低血糖病史、预期寿命有限、已有显著微血管或大血管并发症、糖尿病病程长的患者，应采用较为宽松的 HbA1 c 目标。

（一）糖尿病健康教育

其是重要的基础管理措施，是决定糖尿病管理成败的关键。健康教育包括糖尿病防治专业人员的培训，医务人员的继续医学教育，患者及其家属和公众的卫生保健教育。每位糖尿病患者均应接受全面糖尿病教育，充分认识糖尿病并掌握自我管理技能。

（二）医学营养治疗 (MNT)

其是糖尿病基础管理措施，是综合管理的重要组成部分。对医学营养治疗的依从性是决定患者能否达到理想代谢控制的关键影响因素。其主要目标是：纠正代谢紊乱、达到良好的代谢控制、减少 CVD 的危险因素、提供最佳营养以改善患者健康状况、减缓 β 细胞功能障碍的进展。总的原则是确定合理的总能量摄入，合理、均衡地分配各种营养物质，恢复并维持理想体重。

1. 计算总热量

首先按患者性别、年龄和身高查表或用简易公式计算理想体重 [理想体重 (kg)= 身高 (cm)-105]，然后根据理想体重和工作性质，参照原来生活习惯等，计算每日所需总热量。成年人休息状态下每日每公斤理想体重给予热量 25 ～ 30 kcal，轻体力劳动 30 ～ 35 kcal，中度体力劳动 35 ～ 40 kcal，重体力劳动 40 kcal 以上。儿童、孕妇、乳母、营养不良及伴有消耗性疾病者应酌情增加，肥胖者酌减，使体重逐渐恢复至理想体重的 +5% 左右。

2. 营养物质含量

膳食中碳水化合物所提供的能量应占饮食总热量的 50% ～ 60%。不同种类碳水化合物引起血糖增高的速度和程度有很大不同，可用食物生成指数 (GI) 来衡量。GI 指进食恒量的食物 (含 50 g 碳水化合物) 后，2 ～ 3 小时内的血糖曲线下面积相比空腹时的增幅除以进食 50 g 葡萄糖后的相应增幅。GI ≤ 55% 为低 GI 食物，55% ～ 70% 为中 GI 食物，GI ≥ 70% 为高 GI 食物。低 GI 食物有利于血糖控制和控制体重。应限制含糖饮料摄入；可适量摄入糖醇和非营养性甜味剂。肾功能正常的糖尿病个体，推荐蛋白质的摄入量占供能比的 10% ～ 15%，成人每日每公斤理想体重 0.8 ～ 1.2 g；孕妇、乳母、营养不良或伴消耗性疾病者增至 1.5 ～ 2.0 g；伴有糖尿病肾病而肾功能正常者应限制至 0.8 g，血尿素氮已升高者应限制在 0.6 g 以下；蛋白质应至少有 1/3 来自动物蛋白质，以保证必需氨基酸的供给。膳食中由脂肪提供的能量不超过总热量的 30%，其中饱和脂肪酸不应超过总热量的 7%；食物中胆固醇摄入量应 < 300 mg/d。

富含食用纤维的食品可延缓食物吸收，降低餐后血糖高峰，有利于改善糖、脂代谢紊乱。推荐膳食纤维每日摄入量至少达 14 g/kcal。每日摄入食盐应限制在 6 g 以下。戒烟限酒。

3. 合理分配

确定每日饮食总热量和糖类、蛋白质、脂肪的组成后，按每克糖类、蛋白质产热 4 kcal，每克脂肪产热 9 kcal，将热量换算为食品后制订食谱，并根据生活习惯、病情和配合药物治疗需要进行安排。可按每日三餐分配为 1/5、2/5、2/5 或 1/3、1/3、1/3。

4. 随访

以上仅是原则估算，在治疗过程中随访调整十分重要。

(三) 运动治疗

在糖尿病的管理中占重要地位，尤其对肥胖的 T2DM 患者，运动可增加胰岛素敏感性，有助于控制血糖和体重。根据年龄、性别、体力、病情、有无并发症以及既往运动情况等，在医师指导下开展有规律的合适运动，循序渐进，并长期坚持。运动前、后要监测血糖。运动量大或激烈运动时应建议患者调整食物及药物，以免发生低血糖。T1DM 患者为避免血糖波动过大，体育锻炼宜在餐后进行。血糖 > 14 ～ 16 mmol/L、明显的低血糖症或者血糖波动较大、有糖尿病急性并发症和严重心、脑、眼、肾等慢性并发症者暂不适宜运动。

(四) 病情监测

包括血糖监测、其他 CVD 危险因素和并发症的监测。

血糖监测基本指标包括空腹血糖、餐后血糖和 HbA1c。建议患者应用便携式血糖仪进行自我血糖监测 (SMBG)，指导调整治疗方案。持续血糖监测 (CGM) 可作为无症状低血糖和 (或) 频发低血糖患者 SMBG 的补充。HbA1c 用于评价长期血糖控制情况，也是临床指导调整治疗方案的重要依据之一，患者初诊时都应常规检查，开始治疗时每 3 个月检测 1 次，血糖达标后每年也应至少监测 2 次。也可用糖化人血白蛋白来评价近 2 ～ 3 周的血糖控制情况。

患者每次就诊时均应测量血压；每年至少 1 次全面了解血脂以及心、肾、神经、眼底等情况，尽早给予相应处理。

(五) 高血糖的药物治疗

口服降糖药物主要有磺酰脲类、格列奈类、双胍类、噻唑烷二酮类、α- 葡萄糖苷酶抑制剂和二肽基肽酶Ⅳ抑制剂 (DPP-Ⅳ抑制剂)。注射制剂有胰岛素及胰岛素类似物和胰高血糖素样肽 -1 受体激动剂 (GLP-1 受体激动剂)。在饮食和运动不能使血糖控制达标时应及时应用降糖药物治疗。

1. 口服降糖药物

T2DM 是进展性的疾病，为血糖控制达标，在临床上多数患者需药物治疗，且常常需要口服多种降糖药物联合治疗。

(1) 磺酰脲类 (SUs)：属于促胰岛素分泌剂。SUs 的主要作用为刺激 β 细胞分泌胰岛素，其作用于 β 细胞膜上的 ATP 敏感的钾离子通道 (K_{ATP})，促进钙离子内流及细胞内钙离子浓度增高，刺激含有胰岛素的颗粒外移和胰岛素释放，使血糖下降。其促胰岛素分泌作用不依赖于血糖浓度。SUs 降血糖作用的前提是肌体尚保存相当数量 (30% 以上) 有功能的 β 细胞。磺酰脲类药物可以使 HbA1c 降低 1% ～ 2%。常用磺酰脲类药物主要特点见表 8-4。

表 8-4 目前常用的磺酰脲类药物主要特点及应用

名称	片剂量 (mg)	剂量范围 (mg/d)	服药次数 (每天)	作用时间 (h)	肾脏排泄 (%)
格列本脲	2.5	2.5 ～ 15.0	1 ～ 2	16 ～ 24	50
格列吡嗪	5	2.5 ～ 30.0	1 ～ 2	8 ～ 12	89

(待续)

续表

名称	片剂量 (mg)	剂量范围 (mg/d)	服药次数 (每天)	作用时间 (h)	肾脏排泄 (%)
格列吡嗪控释片	5	5~20	1	6~12	
格列齐特	80	80~320	1~2	10~20	80
格列齐特缓释片	30	30~120	1	12~20	
格列喹酮	30	30~180	1~2	8	5
格列苯脲	1, 2	1~8	1	24	60

适应证：SUs 作为单药治疗主要选择应用于新诊断的 T2DM 非肥胖患者、用饮食和运动治疗血糖控制不理想时。随着疾病进展，SUs 需与其他作用机制不同的口服降糖药或胰岛素联合应用。当 T2DM 晚期 β 细胞功能衰竭时，SUs 及其他胰岛素促分泌剂均不再有效，而需采用外源性胰岛素替代治疗。

禁忌证或不适应证：T1DM，有严重并发症或 β 细胞功能很差的 T2DM，儿童糖尿病，孕妇、哺乳期女性，大手术围术期，全胰腺切除术后，对 SUs 过敏或有严重不良反应者等。

不良反应如下。

1) 低血糖反应：最常见而重要，常发生于老年患者 (60 岁以上)、肝肾功能不全或营养不良者，药物剂量过大、体力活动过度、进食不规则或减少、饮含乙醇饮料等为常见诱因。

2) 体重增加。

3) 皮肤过敏反应：皮疹、皮肤瘙痒等。

4) 消化系统：上腹不适、食欲减退等，偶见肝功能损害、胆汁瘀滞性黄疸。

5) 心血管系统：某些 SUs 可减弱心肌缺血的预处理能力，可能会对心血管系统带来不利影响，但目前尚无资料证实会增加 T2DM 患者心血管疾病的发病率和病死率。

临床应用：各种 SUs 虽存在作用强度的差别 (格列苯脲最强)，但相同片数的各种 SUs 临床效能大致相似，各种 SUs 最大剂量时降糖作用也大致一样。建议从小剂量开始，早餐前半小时 1 次服用，根据血糖逐渐增加剂量，剂量较大时改为早、晚餐前两次服药，直到血糖达到良好控制。格列吡嗪和格列齐特的控释药片，也可每天服药 1 次。一般来说，格列本脲作用强、价廉，目前应用仍较广泛，但容易引起低血糖，老年人及肝、肾、心、脑功能不良者慎用；格列吡嗪、格列齐特和格列喹酮作用温和，较适用于老年人；轻度肾功能减退时几种药物均仍可使用，中度肾功能减退时宜使用格列喹酮，重度肾功能减退时格列喹酮也不宜使用。应强调不宜同时使用两种 SUs，也不宜与其他胰岛素促分泌剂 (如格列奈类) 合用。

(2) 格列奈类：非磺酰脲类促胰岛素分泌剂。此类药物也作用在胰岛 β 细胞膜上的 KATP，但结合位点与 SUs 不同，是一类快速作用的胰岛素促分泌剂，主要通过刺激胰岛素的早时相分泌而降低餐后血糖，具有吸收快、起效快和作用时间短的特点，主要用于控制餐后高血糖，也有一定降低空腹血糖的作用。于餐前或进餐时口服。可降低 HbA1 c 0.3%~1.5%。

适应证：同 SUs，较适合于 T2DM 早期餐后高血糖阶段或以餐后高血糖为主的老年患者。可单独或与二甲双胍、噻唑烷二酮类等联合使用 (SUs 除外)。

禁忌证或不适应证：与 SUs 相同。

不良反应：常见是低血糖和体重增加，但低血糖的风险和程度较 SUs 轻。

临床应用如下。

1) 瑞格列奈：为苯甲酸衍生物，常用剂量为每次 0.5～4 mg，每天 3 次；

2) 那格列奈：为 D-苯丙氨酸衍生物，常用剂量为每次 60～120 mg，每天 3 次；

3) 米格列奈：常用剂量为每次 10～20 mg，每天 3 次。

(3) 双胍类：目前广泛应用的是二甲双胍。主要药理作用是通过抑制肝葡萄糖输出，改善外周组织对胰岛素的敏感性、增加对葡萄糖的摄取和利用而降低血糖。二甲双胍通过激活一磷酸腺苷活化的蛋白激酶 (AMPK) 信号系统而发挥多方面的代谢调节作用。二甲双胍可以使 HbA1c 下降 1%～2%。二甲双胍不增加体重，并可改善血脂谱、增加纤溶系统活性、降低血小板聚集性、使动脉壁平滑肌细胞和成纤维细胞生长受抑制等，被认为可能有助于延缓或改善糖尿病血管并发症。我国及许多国家和国际学术组织的糖尿病指南中均推荐二甲双胍作为 T2DM 患者控制高血糖的一线用药和联合用药中的基础用药。

适应证如下。

1) 作为 T2DM 治疗一线用药，可单用或联合其他药物。

2)T1DM：与胰岛素联合应有可能减少胰岛素用量和血糖波动。

禁忌证或不适应证如下。

1) 肾功能不全 (血肌酐水平男性＞1.5 mg/dL，女性＞1.4 mg/dL 或肾小球滤过率＜60 mL/min)、肝功能不全、缺氧及高热患者禁忌，慢性胃肠病、慢性营养不良不宜使用。

2)T1DM 不宜单独使用本药。

3)T2DM 合并急性严重代谢紊乱、严重感染、缺氧、外伤、大手术、孕妇和哺乳期女性等。

4) 对药物过敏或有严重不良反应者。

5) 酗酒者。

不良反应如下。

1) 消化道反应：为主要的不良反应，进餐时服药、从小剂量开始、逐渐增加剂量，可减少消化道不良反应。

2) 皮肤过敏反应。

3) 乳酸性酸中毒：为最严重的不良反应，但罕见，须注意严格按照推荐用药。

4) 单独用药极少引起低血糖，但与胰岛素或促胰岛素分泌剂联合使用时可增加低血糖发生的危险。

临床应用：年老患者慎用，药量酌减，并监测肾功能。行静脉注射碘造影剂检查的术前、后暂停服用至少 48 小时。

现有两种制剂。

1) 二甲双胍：500～1 500 mg/d，分 2～3 次口服，最大剂量一般不超过 2 g/d。

2) 苯乙双胍：50～150 mg/d，分 2～3 次服用，此药现已少用，有些国家禁用。

(4) 噻唑烷二酮类 (TZD，格列酮类)：主要通过激活过氧化物酶体增殖物激活受体 γ(PPARγ) 起作用，增加靶组织对胰岛素作用的敏感性而降低血糖；还有改善血脂谱、提高纤溶系统活性、改善血管内皮细胞功能、使 C 反应蛋白下降等作用，对心血管系统有保护作用。TZD 促进脂肪重新分布、从内脏组织转移至皮下组织，可能与其提高胰岛素敏感性的作用有关。也可改善 β 细胞功能。TZD 可以使 HbA1 c 下降 1.0% ~ 1.5%。

适应证：可单独或与其他降糖药物合用治疗 T2DM，尤其是肥胖、胰岛素抵抗明显者。

禁忌证或不适应证：不宜用于 T1DM、孕妇、哺乳期女性和儿童。有心力衰竭 [纽约心脏学会 (NYHA) 心功能分级 Ⅱ 级以上]、活动性肝病或转氨酶升高超过正常上限 2.5 倍以及严重骨质疏松和骨折病史的患者应禁用。现有或既往有膀胱癌病史的患者或存在不明原因肉眼血尿的患者禁用吡格列酮。

不良反应：单独使用时不导致低血糖，但与胰岛素或促胰岛素分泌剂联合使用时可增加低血糖发生的风险。体重增加和水肿是 TZD 的常见不良反应，在与胰岛素合用时更加明显。TZD 还与骨折和心力衰竭风险增加相关。近年因发现罗格列酮可增加糖尿病患者心血管事件，现其使用在我国受到较严格的限制，应权衡用药利弊后才决定是否选用。

临床应用如下。

1) 罗格列酮：4 ~ 8 mg/d，每日 1 次或分 2 次口服。

2) 吡格列酮：15 ~ 30 mg/d，每日 1 次口服。

(5)α 葡萄糖苷酶抑制剂 (AGI)：食物中淀粉、糊精和双糖 (如蔗糖) 的吸收需要小肠黏膜刷状缘的 α- 葡萄糖苷酶，AGI 抑制这一类酶从而延迟碳水化合物吸收，降低餐后高血糖。AGI 可使 HbA1 c 降低 0.5% ~ 0.8%，不增加体重。

适应证：适用于以碳水化合物为主要食物成分，或空腹血糖正常 (或不太高) 而餐后血糖明显升高者。可单独用药或与其他降糖药物合用。T1DM 患者在胰岛素治疗基础上加用 AGI 有助于降低餐后高血糖。

禁忌证或不适应证：肠道吸收甚微，通常无全身毒性反应，但肝、肾功能不全者仍应慎用。不宜用于有胃肠功能紊乱者、孕妇、哺乳期女性和儿童。T1DM 不宜单独使用。

不良反应：常见为胃肠道反应，如腹胀、排气增多或腹泻。从小剂量开始，逐渐加量是减少不良反应的有效方法。单用本药不引起低血糖，但如与 SUs 或胰岛素合用，仍可发生低血糖，且一旦发生，应直接给予葡萄糖口服或静脉注射，进食双糖或淀粉类食物无效。

临床应用如下。

1) 阿卡波糖 (acarbose)：主要抑制 α- 淀粉酶，每次 50 ~ 100 mg，每日 3 次；

2) 伏格列波糖 (voglibose)：主要抑制麦芽糖酶和蔗糖酶，每次 0.2 mg，每日 3 次；

3) 米格列醇 (miglitol)：每次 50 ~ 100 mg，每日 3 次。ACI 应在进食第一口食物后立即服用。

2.胰岛素胰岛素是控制高血糖的重要和有效手段

(1) 适应证

1)T1DM。

2) 各种严重糖尿病急性或慢性并发症。

3) 手术、妊娠和分娩。

4) 新发病且与 T1DM 鉴别困难的消瘦糖尿病患者。

5) 新诊断的 T2DM 伴有明显高血糖；或在糖尿病病程中无明显诱因出现体重显著下降者。

6)T2DM β 细胞功能明显减退者。

7) 某些特殊类型糖尿病。

(2) 胰岛素和胰岛素类似物的分类：据来源和化学结构的不同，可分为动物胰岛素、人胰岛素和胰岛素类似物。按作用起效快慢和维持时间，胰岛素 (包括人和动物) 又可分为短效、中效、长效和预混胰岛素。胰岛素类似物分为速效、长效和预混胰岛素类似物。

短效胰岛素皮下注射后发生作用快，但持续时间短，可经静脉注射用于抢救 DKA；短效胰岛素和速效胰岛素类似物皮下注射主要控制一餐饭后高血糖。中效胰岛素主要有低精蛋白胰岛素 (NPH，中性精蛋白胰岛素)，主要用于提供基础胰岛素，可控制两餐饭后高血糖。长效制剂有精蛋白锌胰岛素注射液 (PZI，鱼精蛋白锌胰岛素) 和长效胰岛素类似物，长效胰岛素制剂无明显作用高峰，主要提供基础胰岛素 (表 8-5)。

表 8-5　已在国内上市的胰岛素和胰岛素类似物制剂的特点 (皮下注射)

胰岛素制剂	起效时间	峰值时间	作用持续时间
胰岛素			
短效 (RI)	15 ～ 60 分钟	2 ～ 4 小时	5 ～ 8 小时
中效胰岛素 (NPH)	2.5 ～ 3 小时	5 ～ 7 小时	13 ～ 16 小时
长效胰岛素 (PZI)	3 ～ 4 小时	8 ～ 10 小时	长达 20 小时
预混胰岛素 (HI 30 R，HI 70/30)	0.5 小时	2 ～ 12 小时	14 ～ 24 小时
预混胰岛素 (50 R)	0.5 小时	2 ～ 3 小时	10 ～ 24 小时
胰岛素类似物			
速效胰岛素类似物 (门冬胰岛素)	10 ～ 15 分钟	1 ～ 2 小时	4 ～ 6 小时
速效胰岛素类似物 (赖脯胰岛素)	10 ～ 15 分钟	1.0 ～ 1.5 小时	4 ～ 5 小时
长效胰岛素类似物 (甘精胰岛素)	2 ～ 3 小时	无峰	长达 30 小时
长效胰岛素类似物 (地特胰岛素)	3 ～ 4 小时	3 ～ 14 小时	长达 24 小时
预混胰岛素类似物 (预混门冬胰岛素 30)	10 ～ 20 分钟	1 ～ 4 小时	14 ～ 24 小时
预混胰岛素类似物 (预混赖脯胰岛素 25)	15 分钟	30 ～ 70 分钟	16 ～ 24 小时
预混胰岛素类似物 (预混赖脯胰岛素 50)	15 分钟	30 ～ 70 分钟	16 ～ 24 小时

注：因受胰岛素剂量、吸收、降解等多种因素影响，且个体差异大，作用时间仅供参考。

胰岛素类似物是通过应用 DNA 重组技术合成并对其氨基酸序列进行修饰，也能与胰岛素受体结合，功能及作用与人胰岛素相似。目前已有多种不同氨基酸序列及作用特性的胰岛素类似物，可提供符合临床需要的速效、长效和预混制剂。胰岛素类似物控制血糖的能力与人胰岛素相似，但在模拟生理性胰岛素分泌和减少低血糖发生风险方面优于人胰岛素。

速效胰岛素类似物如下。

1) 赖脯胰岛素：将胰岛素 β 链 28 位的脯氨酸 (Pro) 与 29 位的赖氨酸 (Lys) 次序互换；

2) 门冬胰岛素：胰岛素 β 链 28 位的脯氨酸被门冬氨酸取代 (Asp)。上述改变使胰岛素分子自我聚合能力减弱，能保持单体或二聚体状态，皮下注射后吸收加快，通常15分钟起效，30～60分钟达峰，持续2～5个小时，更符合进餐时的生理需求。速效胰岛素类似物可于进餐前注射。

长效胰岛素类似物如下。

1) 甘精胰岛素：胰岛素A链21位的门冬氨酸换成甘氨酸，并在B链C末端加两分子精氨酸，使等电点偏向酸性，在生理pH体液中溶解度降低，皮下注射后局部形成沉淀，缓慢分解吸收。

2) 地特胰岛素：在胰岛素β链29位赖氨酸上接一个游离脂肪酸侧链，切去第30位苏氨酸，经修饰后可与血浆白蛋白结合而延长其作用。其提供的基础胰岛素水平较稳定，血糖控制较好，低血糖发生减少。

胰岛素使用注意事项：胰岛素制剂类型、注射技术、注射部位、患者反应性差异、胰岛素抗体形成等均可影响胰岛素的起效时间、作用强度和持续时间。胰岛素不能冰冻保存，应避免温度过高、过低及剧烈晃动。我国常用制剂有每毫升含40 U和100 U两种规格，使用时应注意注射器与胰岛素浓度匹配。现有各种比例的预混制剂，常用的是含30%(或50%)短效或速效和70%。(或50%)中效的制剂，使用方便；但由于其比例固定，仅适用于血糖波动性小且容易控制的患者。胰岛素"笔型"注射器使用预先装满胰岛素(或胰岛素类似物)的笔芯，使用方便且便于携带。接受胰岛素治疗前患者应接受教育，掌握正确的胰岛素注射技术；开始治疗后还需对患者跟踪，鼓励和指导患者进行自我血糖监测。

(3) 胰岛素使用原则和方法

使用原则如下。

1) 胰岛素治疗应在综合治疗基础上进行。

2) 胰岛素治疗方案应力求模拟生理性胰岛素分泌模式。

3) 从小剂量开始，根据血糖水平逐渐调整至合适剂量。

T1DM：一经诊断就应开始胰岛素治疗并需终身替代治疗。由于患者残余β细胞数量和功能有差异，胰岛素治疗方案要注意个体化。

1) 某些LADA患者早期或部分T1DM患者在"蜜月期"，可短期使用预混胰岛素每日2次注射，但预混胰岛素不宜用于T1DM的长期治疗。

2) 多数患者需应用强化胰岛素治疗方案，尤其β细胞功能已衰竭或妊娠时。采用多次皮下注射胰岛素或持续皮下胰岛素输注(CSII，俗称胰岛素泵)方案。初始剂量约为0.5～1.0 U/(kg·d)；其中全天剂量的40%～50%用于提供基础胰岛素，剩余部分分别用于每餐前。例如每餐前20～30分钟皮下注射短效胰岛素(或餐前即时注射速效胰岛素类似物)；睡前注射中效或长效胰岛素(或胰岛素类似物)以提供基础胰岛素；胰岛β功能特别差、血糖波动大者可另于早餐前给予一次小剂量中效或长效胰岛素以维持日间的基础水平。CSII可提供更接近生理性胰岛素分泌模式的胰岛素治疗方法，低血糖发生风险较小。

T2DM：在如下情况下应考虑起始胰岛素治疗。

1) 经生活方式干预和较大剂量口服多种降糖药联合治疗，血糖仍未达控制目标。

2) 在糖尿病病程中，出现无明显诱因的体重显著下降时。

3) 对症状显著，血糖明显升高的新诊断T2DM，诊断时即可考虑胰岛素治疗，可以联用或不联用其他药物。可根据患者的具体情况，选择基础胰岛素 (通常白天继续服用口服降糖药，睡前注射中效胰岛素或长效胰岛素类似物) 或预混胰岛素，根据患者的血糖水平，选择每日 1～2 次的注射方案；当使用每日 2 次注射方案时，应停用胰岛素促泌剂。胰岛素替代治疗的适应证主要包括：T2DM 细胞功能明显减退、口服降糖药治疗反应差伴体重减轻或持续性高血糖、难以分型的消瘦糖尿病等。治疗方案可为每天注射 2 次预混胰岛素或预混胰岛素类似物；也可以采用餐时 + 基础的多次皮下注射胰岛素、每日 3 次预混胰岛素类似物或 CSII 等胰岛素替代治疗方案。

总而言之，可先为患者制订试用方案，逐渐调整，至达到良好血糖控制。

采用替代胰岛素治疗方案后，有时早晨空腹血糖仍然较高，可能的原因如下。

1) 夜间胰岛素应用不足。

2)"黎明现象"：即夜间血糖控制良好，也无低血糖发生，仅于黎明短时间内出现高血糖，可能由于清晨皮质醇、生长激素等分泌增多所致；

3)Somogyi 效应：即在夜间曾有低血糖，在睡眠中未被察觉，但导致体内胰岛素拮抗激素分泌增加，继而发生低血糖后的反跳性高血糖。夜间多次 (于 0、2、4、6、8 时) 测定血糖，有助于鉴别早晨高血糖的原因。

采用强化胰岛素治疗时，低血糖症发生率增加，应注意避免并及早识别和处理。2 岁以下幼儿、老年患者、已有严重并发症者均不宜采用强化胰岛素治疗。

糖尿病患者在急性应激时，容易促使代谢紊乱迅速恶化。此时不论哪一种类型糖尿病，也不论原用哪一类药物，均应使用胰岛素治疗以度过急性期，待应激消除后再调整糖尿病治疗方案。急性期血糖控制良好与预后有密切关系，但应注意避免发生低血糖，对老年、合并急性心肌梗死或脑卒中的患者尤其要小心，目前建议危重患者的血糖维持在 7.8～10.0 mmol/L 较合适。糖尿病患者如需施行择期大手术，应至少在手术前 3 天即开始使用或改用胰岛素治疗，宜选用短效胰岛素或联合应用短效和中效制剂，术后恢复期再调整糖尿病治疗方案。上述情况下，如需静脉滴注葡萄糖液，可每 2～4 g 葡萄糖加入 1 U 短效胰岛素。

(4) 胰岛素的抗药性和不良反应：各种胰岛素制剂因本身来源、结构、成分特点及含有一定量的杂质，故有抗原性和致敏性。胰岛素类似物的抗原性与人胰岛素类似。胰岛素抗药性指在无 DKA 也无拮抗胰岛素因素存在时，每日胰岛素需要量超过 100 U 或 200 U，机制不明，极少发生。可试用静脉注射 20 U 并观察 0.5～1 小时，如仍无效，应给予静脉滴注，有时每日剂量可达 1000 U 以上，必要时联合应用糖皮质激素及口服降糖药治疗。由于胰岛素可从已形成的复合物中分离而使循环中游离胰岛素骤增，引起严重低血糖，故应严密监护及早发现和处理。胰岛素抗药性经适当治疗后可消失。

胰岛素的主要不良反应是低血糖，与剂量过大和 (或) 饮食失调有关。胰岛素治疗初期可因钠潴留而发生轻度水肿，可自行缓解；部分患者出现视力模糊，为晶状体屈光改变，常于数周内自然恢复。

胰岛素过敏反应通常表现为注射部位瘙痒或荨麻疹样皮疹，罕见严重过敏反应。处理措施包括更换胰岛素制剂，使用抗组胺药和糖皮质激素以及脱敏疗法等。严重者需停止或暂时中断胰岛素治疗。脂肪营养不良为注射部位皮下脂肪萎缩或增生，停止在该部位注射后可缓慢自然恢复，应经常更换注射部位以防止其发生。

3.GLP-1 受体激动剂和 DPP-Ⅳ抑制剂

现已开发出两类基于肠促胰岛素的降糖药物应用于临床。

(1)GLP-1 受体激动剂：通过激动 GLP-1 受体而发挥降糖作用。均需皮下注射。目前国内上市的制剂有艾塞那肽和利拉鲁肽。艾塞那肽约可降低 HbA1c 1%，利拉鲁肽可使 HbA1c 降低 1.0% ～ 1.5%，且有显著的降低体重作用。

适应证：可单独或与其他降糖药物合用治疗 T2DM，尤其是肥胖、胰岛素抵抗明显者。

禁忌证或不适应证：有胰腺炎病史者禁用。不用于 T1DM 或 DKA 的治疗。艾塞那肽禁用于 GFR ＜ 30 mL/min 的患者；利拉鲁肽不用于既往有甲状腺髓样癌史或家族史患者。

不良反应：常见胃肠道不良反应（如恶心、呕吐等），多为轻到中度，主要见于初始治疗时，多随治疗时间延长逐渐减轻。此类药物的长期安全性有待进一步观察。

临床应用如下。

1) 艾塞那肽起始剂量为 5 μg，每日 2 次，于早餐和晚餐前 60 分钟内给药。治疗 1 个月后，可根据临床反应将剂量增加至 10 μg，每日 2 次。

2) 利拉鲁肽的起始剂量为每天 0.6 mg。至少 1 周后，剂量应增加至每天 1.2 mg。部分患者可能需要增加至每天 1.8 mg。每日注射 1 次，可在任意时间注射，推荐每天同一时间使用，无须根据进餐时间给药。

(2)DPP-Ⅳ抑制剂：抑制 DPP-Ⅳ活性而减少 GLP-1 的失活，提高内源性 GLP-1 水平。可降低 HbA1c 0.5% ～ 1.0%。单独使用不增加低血糖发生的风险，也不增加体重。

适应证：单药使用，或与二甲双胍联合应用治疗 T2DM。

禁忌证或不适应证：禁用于孕妇、儿童和对 DPP-Ⅳ抑制剂有超敏反应的患者。不推荐用于重度肝肾功能不全、T1DM 或 DKA 患者的治疗。

不良反应：可能出现头痛、超敏反应、肝酶升高、上呼吸道感染、胰腺炎等不良反应，多可耐受。长期安全性未知。

临床应用：目前在国内上市的有如下。

1) 西格列汀：100 mg，每日 1 次。

2) 沙格列汀：5 mg，每日 1 次。

3) 维格列汀：50 mg，每日 1 ～ 2 次。在肾功能不全的患者中使用时，应注意按照药物说明书减少药物剂量。

(六)T2DM 高血糖的管理策略和治疗流程

应依据患者病情特点结合其经济、文化、对治疗的依从性、医疗条件等多种因素，制订个体化的治疗方案，且强调跟踪随访，根据病情变化调整治疗方案，力求达到安全平稳降糖、长期达标。

生活方式干预是 T2DM 的基础治疗措施，应该贯穿于糖尿病治疗的始终。如果单纯生活方式干预血糖不能达标，应开始药物治疗。首选二甲双胍，如果没有禁忌证，其应一直保留在治疗方案中；不适合二甲双胍治疗者可选择其他种类药物。如单独使用二甲双胍治疗血糖未达标，可加用其他种类的降糖药物。基线 HbA1c 很高的患者（如≥ 9.0%），也可直接开始两种口服降糖药联合或胰岛素治疗。两种口服药联合治疗而血糖仍不达标者，可加用胰岛素治疗（每日 1 次基础胰岛素或每日 1～2 次预混胰岛素）或采用 3 种口服药联合治疗。如血糖仍不达标，则应将治疗方案调整为多次胰岛素治疗或 CSII。

（七）手术治疗糖尿病

近年证实减重手术可明显改善肥胖 T2DM 患者的血糖控制，甚至可使部分糖尿病患者"缓解"，术后 2～5 年的 T2DM 缓解率可达 60%～80%。故近年 IDF 和 ADA 已将减重手术（代谢手术）推荐为肥胖 T2DM 的可选择的治疗方法之一；我国也已开展这方面的治疗。但目前各国有关手术治疗的 BMI 切点不同，应规范手术的适应证，权衡利弊，避免手术扩大化和降低手术长、短期并发症发生的风险；并加强手术前、后对患者的管理。目前还不适合大规模推广。

（八）胰腺移植和胰岛细胞移植

单独胰腺移植或胰、肾联合移植可解除对胰岛素的依赖，改善生活质量。治疗对象主要为 T1DM 患者，目前尚局限于伴终末期肾病的 T1DM 患者；或经胰岛素强化治疗仍难达到控制目标，且反复发生严重代谢紊乱者。然而，由于移植后发生的免疫排斥反应，往往会导致移植失败，故必须长期应用免疫抑制剂。

同种异体胰岛移植可使部分 T1DM 患者血糖水平维持正常达数年。但供体来源的短缺和需要长期应用免疫抑制剂限制了该方案在临床上的广泛推广。且移植后患者体内功能性胰岛细胞的存活无法长期维持，移植后随访 5 年的患者中不依赖胰岛素治疗的比率低于 10%。近年还发现采用造血干细胞或间充质干细胞治疗糖尿病具有潜在的应用价值，但此治疗方法目前尚处于临床前研究阶段。

（九）糖尿病慢性并发症的防治原则

糖尿病慢性并发症是患者致残、致死的主要原因，强调早期防治。T1DM 病程 ≥ 5 年者及所有 T2DM 患者确诊后应每年进行慢性并发症筛查。现有证据显示：仅严格控制血糖对预防和延缓 T2DM 患者慢性并发症发生发展的作用有限，特别是那些长病程、已发生 CVD 或伴有多个心血管危险因子的患者，所以应早期和积极全面控制 CVD 危险因素。

1. 血压

一般应控制在 130/80 mmHg 以下；如尿蛋白排泄量 > 1 g/24 h，应控制在 < 125/75 mmHg。可选择血管紧张素转换酶抑制剂（ACEI）、血管紧张素 II 受体拮抗剂（ARB）、钙通道阻滞剂（CCB）、利尿剂、β 受体拮抗剂等药物，其中首选 ACEI 或 ARB；常需要多种降压药物联合应用。

2. 调脂治疗的首要目标

其是 LDL-C；LDL-C 控制目标 < 2.6 mmol/L，极高危患者应 < 2.07 mmol/L 或较基线降低 30%～40%；首选他汀类药物；如 TG > 4.5 mmol/L，应先用贝特类药物，以减少发生急性胰腺炎的风险。

3. 阿司匹林（75～150 mg/d）

可用于 CVD 的一级和二级预防。对不适用阿司匹林的患者，可使用氯吡格雷（75 mg/d）替代。

4. 严格的血糖控制

可预防或延缓 T1DM 和 rI2 天 M 蛋白尿的发生和进展。已有微量白蛋白尿而血压正常的早期肾病患者应用 ACEI 或 ARB 也可延缓肾病的进展；一旦进展至临床糖尿病肾病期，治疗的重点是矫正高血压和减慢 CFR 下降速度。ACEI 或 ARB 除可降低血压外，还可减轻蛋白尿和使 GFR 下降延缓。糖尿病肾病（Ⅳ期）饮食蛋白量为每天每公斤体重 0.8 g，以优质动物蛋白为主；GFR 进一步下降后减至 0.6 g 并加用复方 α-酮酸。尽早使用促红细胞生成素 (EPO) 纠正贫血，治疗维生素 D-钙磷失平衡可明显改善进展期患者的生活质量和预后。应比非糖尿病肾病患者更早启动肾脏替代治疗。

5.综合眼科检查

包括散瞳后眼底检查、彩色眼底照相，必要时行荧光造影检查。重度 NPDR 应尽早接受视网膜光凝治疗；PDR 患者存在威胁视力情况时（如玻璃体积血不吸收、视网膜前出现纤维增殖、黄斑水肿或视网膜脱离等）应尽早行玻璃体切割手术，争取尽可能保存视力。妊娠期间更需严密随访。

6.早期严格控制血糖并保持血糖稳定

其是糖尿病神经病变最重要和有效的防治方法；其他如甲钴胺、前列腺素类似物、醛糖还原酶抑制剂等有一定的作用；对痛性糖尿病神经病变可选用抗惊厥药、选择性 5-羟色胺和去甲肾上腺素再摄取抑制剂或三环类抗忧郁药物等。

7.所有患者都应定期行足部检查

包括足部体查、保护性感觉的测试、下肢动脉病变检查等，并进行足部自我护理的教育；对高危足应防止外伤、感染，积极治疗血管和神经病变。对已发生足部溃疡者要鉴别溃疡的性质，给予规范化处理，以降低截肢率和医疗费用。

（十）糖尿病合并妊娠及 GDM 的管理

糖尿病合并妊娠以及 GDM 均与先兆子痫、大于胎龄儿、剖宫产及肩难产等母婴并发症有关，故整个妊娠期糖尿病控制对确保母婴安全至关重要。由于胎儿发生先天性畸形危险性最大的时期是停经 9 周前及孕 7 周内，因而糖尿病女性应在接受胰岛素治疗使血糖控制达标后才受孕。受孕前应进行全面检查，由糖尿病医师和妇产科医师共同评估是否适合妊娠。尽早对 GDM 进行诊断，确诊后即按诊疗常规进行管理。医学营养治疗原则与非妊娠患者相同，务使孕妇体重正常增长。应选用胰岛素控制血糖；虽然国外有文献报道二甲双胍和格列本脲应用于妊娠期患者有效、安全，但我国目前尚未批准任何口服降糖药用于妊娠期高血糖的治疗。密切监测血糖，控制餐前 PG 3.3～5.3 mmol/L，餐后 1 小时 PG ≤ 7.8 mmol/L，2 小时 PG ≤ 6.7 mmol/L，HbA1c 在 6.0% 以下，避免低血糖。密切监测胎儿情况和孕妇的血压、肾功能、眼底等。根据胎儿和母亲的具体情况，选择分娩时间和方式。产后注意对新生儿低血糖症的预防和处理。GDM 患者应在产后 6～12 周筛查是否有永久性糖尿病，如果血糖正常，应至少每 3 年进行一次糖尿病筛查。

（十一）围术期管理

择期手术前应尽量将空腹血糖控制在＜ 7.8 mmol/L 及餐后血糖＜ 10 mmol/L；接受大、中型手术者术前改为胰岛素治疗；并对可能影响手术预后的糖尿病并发症进行全面评估。需急诊手术而又存在酸碱、水电解质平衡紊乱者应及时纠正。术中、术后密切监测血糖，围术期血糖控制在 8.0～10.0 mmol/L 较安全。

第二节 糖尿病酮症酸中毒

糖尿病酮症酸中毒 (DKA) 是生活中最为常见的糖尿病急性并发症，也是糖尿病的一种严重的代谢紊乱状态。它是糖尿病最严重的急性并发症之一。临床上通常表现为血糖明显增高 (> 13.9 mmol/L)，代谢性酸中毒 (pH < 7.3，HCO_3^- < 15 mmol/L)，明显脱水，血酮体 > 5 mmol/L 或尿酮体强阳性，严重者有不同程度的意识障碍甚或昏迷。在糖尿病患者中 DKA 的发生率每年 4.6‰ ~ 8.0‰。DKA 多见于年轻患者，尤其是 1 型糖尿病患者，女患者数是男患者的 2 倍。在具有丰富救治经验的医学中心，DKA 的病死率 < 5%，随着患者年龄的增加病死率明显上升，> 80 岁者病死率接近 50%。

一、病因及发病机制

（一）病因

DKA 的病因很多，常见诱因如下。

(1) 感染，是平时最常见的诱因，以全身性感染、呼吸道感染最为常见，如肺炎、肺结核等。泌尿系统感染如急性肾盂肾炎、膀胱炎等，此外还有败血症、阑尾炎、盆腔炎、腹膜炎、急性胰腺炎、胃肠道急性感染、化脓性皮肤感染等。

(2) 急性心肌梗死、中风、手术创伤、精神紧张等引起应激状态时。

(3) 胃肠道疾病引起呕吐、腹泻、厌食，导致重度失水和进食不足。

(4) 胰岛素剂量不足或原使用胰岛素治疗的患者猝然中断使用。

(5) 妊娠和分娩因素。

(6) 对胰岛素产生了抗药性。

(7) 进食过多脂肪含量多的食物、饮酒过度或过度限制进食糖类食物 (每天小于 100 g)。

(8) 其他因素。

（二）发病机制

DKA 发病机制主要有以下两点。

(1) 由于激素异常，破坏激素分泌的动态平衡，脂肪代谢紊乱，出现了以高血糖、高血酮、代谢性酸中毒等为特征的 DKA。

(2) 在生理状态下，体内的水、糖、电解质等物质的代谢处于神经内分泌系统的精确调控下，保持动态平衡状态，胰岛素作为一种储能激素，在代谢中起着促进合成、抑制分解的作用。当胰岛素绝对或相对分泌不足时，拮抗胰岛素的激素绝对或相对增多而促进体内的代谢分解，抑制合成，引起糖代谢紊乱发展至脂肪和蛋白质的分解加速。当合成受到抑制，脂肪动员增加，酮体生成增多，血浆酮体浓度超过正常时形成酮症，最终导致 DKA。

二、临床表现

糖尿病酮症酸中毒，除可表现为糖尿病原有三多症状加重，还可表现为恶心、呕吐、腹痛、意识模糊、反应迟钝以致昏迷。呼吸可慢 (或快) 而深，呼出的气体有烂苹果味。严重脱水的患者还可表现为休克等。合并感染可有高热。

三、诊断

DKA 的诊断并不难，关键在于想到其可能性。临床上糖尿病患者出现糖尿病症状的加重、消化道症状如厌食、恶心呕吐、腹痛、脱水、呼吸改变、神志改变等应考虑 DKA 的可能。对于无糖尿病病史的不明原因的昏迷、酸中毒、通气增强、顽固性消化道症状的患者，也应想到 DKA 的可能。诊断主要是根据相关实验室检测结果。

(1) 血糖异常增高，> 16.7 mmol/L。

(2) 血酮定性强阳性，定量大于 5 mmol/L。

(3) 尿酮体强阳性，尿糖强阳性。

(4) 电解质：血钠可下降，血钾早期可低，晚期尿少者可升高。

(5) 血渗透压可轻度升高。

(6) 肾功能：可有异常。

四、鉴别诊断

糖尿病酮症酸中毒与糖尿病非酮症性高渗综合征、乳酸性酸中毒，都属于糖尿病急性代谢紊乱，症状类诱发原因相类应注意鉴别。糖尿病酮症酸中毒对于有糖尿病史的患者来说，如果出现糖尿病原有症状加重，或出现胃肠道症状，结合血糖、尿糖、尿酮体检测，确立诊断并不困难，但对于无明确糖尿病史，首次因意识障碍来就诊的患者，就非常有必要提高对本症的认识。一般来说，当患者出现进行性意识障碍和昏迷，有定位体征和明显脱水表现时；当感染、心肌梗死、手术等应激状态下出现多尿症状加重时；当由于呕吐、腹泻等因素致体内水量不足，或有利尿药、脱水药应用病史，出现神志障碍以致昏迷时，无论有无糖尿病病史，均应怀疑到糖尿病酮症酸中毒，及时进行尿糖、尿酮体、血糖、血酮体、尿素氮、二氧化碳结合力、心电图，及血钾、钠、氯等检查，以免漏诊。

五、治疗

DKA 是糖尿病的严重并发症，属于急危重症，患者需住院治疗。糖尿病酮症酸中毒预防的关键在于谨遵医嘱，严格地控制饮食，多饮水，禁酗酒，避免应用对糖尿病控制不利的药物。一旦出现症状加重，如饮水量增多，尿量增多，体重明显减轻，或出现恶心、食欲缺乏等症状，就应想到糖尿病酮症，及时检测血糖、尿糖、尿酮体，并饮用足够量的水、牛奶、果汁、肉汤等，以防止可能发生的脱水。而成功的 DKA 治疗取决于及时、充分地纠正脱水、高血糖、酮症和电解质紊乱。同时积极救治 DKA 的诱发疾病，如感染、心血管意外事件等。

（一）支持疗法

糖尿病酮症酸中毒作为急症，治疗效果很大程度上取决于开始发病的 6 ～ 12 小时的处理是否得当。支持疗法，对抢救生命意义重大。对低血压或休克者，应及时补液，给予血浆扩容剂(如各种胶体液)、血管活性药物等。对腹痛突出，存在胃麻痹扩张者，应下胃管排空胃内容物。

（二）补液

静脉补液的目的在于迅速纠正脱水及电解质紊乱，恢复循环血容量，防止心脑肾灌注不足，并缓慢纠正人体细胞内液体丢失。本症的治疗原则是尽快补液以补充血容量，纠正脱水。补液的速度取决于患者的血流动力学状态及心功能情况。对于患有严重心血管疾病的患者则应检测中心静脉压。

在入院初的 1 小时内给予 1 ~ 1.5 L 的 0.9% 氯化钠溶液对大多数患者都是合适的。如患者收缩压低于 100 mmHg 则应考虑给予胶体溶液。在随后的时间里补液速度可以依据患者的脱水情况、血电解质和尿量等而加以调整，一般来说在随后的 4 小时内每小时给予 250 ~ 1000 mL 是适宜的。当血糖下降＜ 14 mmol/L 时，可给予 5% 的葡萄糖液 100 ~ 125 mL/h，同时继续以较慢的速度给予生理盐水以纠正脱水、补充电解质。心功能不全者，则补液速度不可过快。

（三）胰岛素治疗

目前多采用小剂量持续静脉滴注疗法，一般以胰岛素注射液加入生理盐水中，按照每小时 4 ~ 6U 的速度滴入，可根据血糖具体情况，调整胰岛素输入速度，大多数患者在 4 ~ 8 小时后，血糖可降至 13.9 mmol/L(250 mg/dL) 左右，此时应改用 5% 葡萄糖注射液和 5% 葡萄糖盐水继续输注。病情稳定时，改为胰岛素常规皮下注射，而后再代之以口服降糖药。值得注意的是：有些从未用过胰岛素的患者对胰岛素治疗可能非常敏感，首次用量不可过大，以避免低血糖发生。能正常进食的患者，三餐前应皮下注射短效胰岛素，最小剂量 10 U、8 U、8 U，分别在早、中、晚三餐前 30 分钟行皮下注射。并根据早、中、晚三餐前后和睡前血糖检测结果，调整剂量。

（四）补钾

糖尿病酮症患者，只要高钾血症的可能性被排除或经治疗被纠正，就应开始补钾。输注胰岛素时，又会造成血钾迅速下降，故更应强调补钾。如果血钾水平在 3.3 ~ 5.5 mmol/L，在治疗初始阶段可给予 20 ~ 40 mmol 钾加入每升补液中，继而每升静脉补液中加入 20 ~ 30 mmol 钾以维持血钾水平＞ 4.0 mmol/L。如果血钾水平＜ 3.3 mmol/L，可暂时停止给予胰岛素直至低血钾被纠正。如果血钾＞ 5.5 mmol/L 则应暂停补钾直到血钾达到目标值。在补钾治疗时有条件可进行心电监护。

（五）并发症的治疗

糖尿病酮症并发症，如脑水肿、成人呼吸窘迫综合征、血管栓塞等都应积极治疗，救治创伤。

第三节 高渗高血糖综合征

高渗高血糖综合征 (HHS) 是糖尿病急性代谢紊乱的另一临床类型，以严重高血糖、高血浆渗透压、脱水为特点，无明显酮症，患者可有不同程度的意识障碍或昏迷 (＜ 10%)。部分患者可伴有酮症。主要见于老年 T2DM 患者，超过 2/3 的患者原来无糖尿病病史。

一、病因

诱因为引起血糖增高和脱水的因素：急性感染、外伤、手术、脑血管意外等应激状态，使用糖皮质激素、利尿剂、甘露醇等药物，水摄入不足或失水，透析治疗，静脉高营养疗法等。有时在病程早期因误诊而输入大量葡萄糖液或因口渴而摄入大量含糖饮料可诱发本病或使病情恶化。

二、临床表现

本病起病缓慢，最初表现为多尿、多饮，但多食不明显或反而食欲减退，以致常被忽视。

渐出现严重脱水和神经精神症状，患者反应迟钝、烦躁或淡漠、嗜睡，逐渐陷入昏迷、抽搐，晚期尿少甚至尿闭。就诊时呈严重脱水，可有神经系统损害的定位体征，往往易被误诊为中风。无酸中毒样大呼吸。与 DKA 相比，失水更为严重、神经精神症状更为突出。

三、检查

实验室检查：血糖达到或超过 33.3 mmol/L(一般为 33.3 ～ 66.8 mmol/L)，有效血浆渗透压达到或超过 320 mosm/L(一般为 320 ～ 430 mosm/L) 可诊断本病 [有效血浆渗透压 (mosm/L)=2×(Na$^+$+K$^+$)+ 血糖 (均以 mmol/L 计算)]。血钠正常或增高。尿酮体阴性或弱阳性，一般无明显酸中毒，借此与 DKA 鉴别，但有时两者可同时存在。

本症病情危重、并发症多，病死率高于 DKA，强调早期诊断和治疗。临床上凡遇原因不明的脱水、休克、意识障碍及昏迷均应想到本病的可能性，尤其是血压低而尿量多者，不论有无糖尿病史，均应进行有关检查以肯定或排除本病。

四、治疗

治疗原则同 DKA。本症失水比 DKA 更为严重，可达体重的 10% ～ 15%，输液要更为积极小心，24 小时补液量可达 6 000 ～ 10 000 mL。目前多主张治疗开始时用等渗溶液如 0.9% 氯化钠，因大量输入等渗液不会引起溶血，有利于恢复血容量，纠正休克，改善肾血流量，恢复肾脏调节功能。休克患者应另予血浆或全血。如无休克或休克已纠正，在输入生理盐水后血浆渗透压高于 350 mosm/L，血钠高于 155 mmol/L，可考虑输入适量低渗溶液如 0.45% 氯化钠。视病情可考虑同时给予胃肠道补液。当血糖下降至 16.7 mmol/L 时应开始输入 5% 葡萄糖液并按每 2 ～ 4 g 葡萄糖加入 1 U 胰岛素。

应注意高血糖是维护患者血容量的重要因素，如血糖迅速降低而补液不足，将导致血容量和血压进一步下降。胰岛素治疗方法与 DKA 相似，以每小时每公斤体重 0.05 ～ 0.1 U 的速率静脉滴注胰岛素，一般来说本症患者对胰岛素较敏感，因而胰岛素用量较小。补钾要更及时，一般不补碱。应密切观察从脑细胞脱水转为脑水肿的可能，患者可一直处于昏迷状态，或稍有好转后又陷入昏迷，应密切注意病情变化，及早发现和处理。

第九章 血脂异常和脂蛋白异常血症

由于脂肪代谢或运转异常使血浆中一种或几种脂质高于正常称为高脂血症，可表现为高胆固醇血症、高三酰甘油血症或两者兼有（混合型高脂血症）。脂质不溶或微溶于水，必须与蛋白质结合以脂蛋白形式存在，才能在血液循环中运转，因此，高脂血症常为高脂蛋白血症的反映。由于逐渐认识到血浆中高密度脂蛋白降低也是一种血脂代谢紊乱，因而称为血脂异常更能全面、准确地反映血脂代谢紊乱状态。

一、血脂、脂蛋白和载脂蛋白

血浆中的中性脂肪（三酰甘油和胆固醇）和类脂（磷脂、糖脂、固醇、类固醇）统称为脂质。临床上，血脂主要指血浆中的三酰甘油和胆固醇。

脂蛋白是由蛋白质、胆固醇、三酰甘油和磷脂所组成的球形大分子复合体。含三酰甘油多者密度低，少者密度高。目前常用的脂蛋白分类法有两种：①超速离心法：是利用血浆在不同密度的盐溶液中经过超速离心，根据脂蛋白密度大小的不同，其漂浮于盐溶液中的漂浮率 (Sf 值表示) 不同来分类，可将血浆脂蛋白分为 5 大类，即乳糜微粒 (CM)、极低密度脂蛋白 (VLDL)、中间密度脂蛋白 (IDL)、低密度脂蛋白 (LDL) 和高密度脂蛋白 (HDL)。这 5 种脂蛋白的密度依次增加，而颗粒则依次变小。此外，还有脂蛋白 (α)[Lp(α)]，其密度较 LDL 大，但其颗粒也较 LDL 大。②电泳法：是根据不同密度的脂蛋白所含蛋白质的表面电荷不同，利用电泳将其分离，并与血浆蛋白质的迁移率比较以判断其部位。按电泳后所处的位置可分为：位于原点不移动的乳糜微粒、前 -β、β 和 α4 条脂蛋白区带，分别相当于超速离心法中分出的 CM、VLDL、IDL 和 LDL 以及 HDL。多数脂蛋白在肝和小肠组织中合成，并主要经肝脏进行分解代谢。由于 CM 和 VLDL 均以三酰甘油为主，故被称为富含三酰甘油的脂蛋白。

脂蛋白的蛋白部分是一种特殊蛋白，因与脂质结合担负在血浆运转脂类的功能，故称为载脂蛋白。已发现有 20 多种。常用的分类法是 Alaupovic 提出的 ABC 分类法，按载脂蛋白的组成分为 ApoA、ApoB、ApoC、ApoD、ApoE。由于氨基酸组成的差异，每一型又可分若干亚型。例如，ApoA 可分 AⅠ、AⅡ、AⅣ；ApoB 可分 B48、B10；ApoC 可分 CⅠ、CⅡ、CⅢ；ApoE 有 EⅠ、EⅢ等。载脂蛋白除了与脂质结合形成水溶性物质，成为转运脂类的载体以外，还有其他特殊功能，尤其是参与酶活动的调节，以及参与脂蛋白与细胞膜受体的识别和结合反应。ApoAⅠ和 ApoCⅠ可激活磷脂酰胆碱胆固醇酰基转移酶 (LCAT)。ApoCⅡ可激活脂蛋白脂酶 (LPL)。ApoB 可促进脂蛋白与细胞膜表面受体间的结合。ApoD 可将 HDL 生成的胆固醇酯转运到 LDL，使之成为在血浆中主要容纳胆固醇酯的脂蛋白。

二、脂蛋白的构成和代谢

血浆中的脂蛋白呈微粒状，核心主要为三酰甘油和胆固醇酯，外层山磷脂、胆固醇、载脂蛋白构成。水溶性酶可透过表层进入内层起作用。脂蛋白的代谢有两条途径：①外源性代谢途径是指饮食摄入的胆固醇和三酰甘油在小肠中合成 CM 及其代谢过程；②内源性代谢途径是指由肝脏合成的 VLDL 转变为 IDL 和 LDL，以及 LDL 被肝脏或其他器官代谢的过程。

通常禁食 12 ～ 14 小时后，血浆中无乳糜微粒，高乳糜微粒患者的血浆放置在 4℃的冰箱里过夜后，可在表面形成一乳白奶油状层，见于 I 型和 V 型高脂蛋白血症患者。由于 CM 颗粒大，不能进入动脉壁内，一般不致动脉粥样硬化，但易诱发胰腺炎。当血浆中 VLDL 含量增高时，其分子不能上浮，表面无奶油层，但因分子较大，使血浆呈均匀混浊。血浆 VLDL 水平升高是冠心病的危险因素。临床上，血浆 LDL 水平升高与心血管疾病患病率和病死率升高有关，尤其 LDL$_2$ 因其颗粒小而密，更容易进入动脉壁，沉淀于动脉内膜，或容易潴留于动脉壁细胞外基质，且容易受氧化，因而在动脉粥样硬化形成中起重要作用。HDL 水平升高有利于促进外周组织（包括动脉壁）移除胆固醇，从而防止动脉粥样硬化发生，被认为是抗动脉粥样硬化因子。脂蛋白 (α) 的脂质成分与 LDL 相似，研究表明血浆 Lp(α) 浓度升高与动脉粥样硬化的发生相关，并可能是独立的危险因素。

三、血脂及其代谢

食物中的胆固醇 (外源性) 主要为自由胆固醇，在小肠腔内与磷脂、胆酸结合成微粒，在肠黏膜吸收后与长链脂肪酸结合形成胆固醇酯。大部分胆固醇酯形成乳糜微粒。食物中的胆固醇约 40% 被小肠吸收。内源性胆固醇在肝和小肠黏膜由乙酸合成而来。乙酰辅酶 A 是合成胆固醇的基质，合成过程受羟甲基戊二酸单酰辅酶 A(HMG-CoA) 还原酶催化。胆固醇的去路包括构成细胞膜，生成类固醇激素、维生素 D、胆酸盐，储存于组织等。胆固醇形成胆固醇酯是以血浆中的 HDL 为底物，在磷脂酰胆碱胆固醇酰基转移酶催化下进行。外源性三酰甘油来自食物，消化吸收后成为乳糜微粒的主要成分。内源性三酰甘油主要由小肠 (利用吸收的脂肪酸) 和肝 (利用乙酸和脂肪酸) 合成。血浆中的三酰甘油是肌体供给能量的恒定来源，三酰甘油在脂蛋白脂酶作用下分解为游离脂肪酸供肌细胞氧化或储存于脂肪组织。在脂肪动员过程中，脂肪被组织细胞内的组织脂肪酶 (因受激素调节，故又被称为脂肪敏感性脂肪酶) 水解为游离脂肪酸和甘油，进入循环供其他组织利用。血浆中的磷脂主要由肝及小肠黏膜合成，磷脂是生物膜的重要组成成分，对脂肪的吸收、转运和储存也起重要作用，是维持乳糜微粒结构稳定的因素。磷脂随所构成的脂蛋白解体而分解，然后又在脂蛋白和细胞膜之间进行交换。游离脂肪酸 (FFA) 由长链脂肪酸与白蛋白结合而成，是肌体一个主要供给能量的来源。储存于脂肪组织细胞中的三酰甘油经脂肪分解可提供大量 FFA。FFA 的代谢途径：一是供肌细胞利用；二是被肝摄取，再合成为三酰甘油，组成 VLDL 或氧化为乙酰辅酶 A。

四、脂蛋白代谢中的主要酶

(一) 脂蛋白酯酶

对富含三酰甘油的脂蛋白 (如乳糜微粒和 VLDL) 的清除来说，脂蛋白酯酶是一个重要的组织酶。在脂蛋白酯酶催化下，三酰甘油在毛细血管和组织之间的界面上水解，产生脂肪酸供组织摄取。

(二) 磷脂酰胆碱胆固醇酰基转移酶

由肝合成后分泌入血。在此酶的催化下，磷脂酰胆碱分子中甘油两位上的脂肪酸转移到胆固醇，形成胆固醇酯和溶血磷脂酰胆碱。其作用底物是新生 HDL。

五、血脂异常的分类

有多种分类方法，主要有 3 种。

（一）高脂蛋白血症表型分类

目前国际上通用的是以 Fredrickson 工作为基础经 WHO 修订的分类系统，主要是基于各种血浆脂蛋白升高的程度不同而进行分型。高脂蛋白血症可分为 5 型（连亚型在内，可分 6 型），见表 9-1。

表 9-1　原发性高脂蛋白血症分型特点

类型	病名	TC	TG	CM	LDL	VLDL	HDL	电泳宽 β 带
I	家族性高乳糜微粒血症（家族性高三酰甘油血症）	常升高	升高	明显	降低	正常或降低	降低	无
II	家族性高胆固醇血症（家族性高 β 脂蛋白血症）							
II a		升高	正常	无	升高	正常或降低	正常	无
II b		升高	升高	无	升高	升高	正常	无
III	家族性异常 β 脂蛋白血症	升高	升高	无或少量		升高		有
IV	高前 β 脂蛋白血症	正常	升高	无	正常或降低	升高	正常或降低	无
V	混合型高三酰甘油血症（混合性高脂血症）	升高	升高	有	降低	升高	降低	无

注：TC= 总胆固醇；TG= 三酰甘油。

（二）按是否继发于全身性疾病分类

分为原发性和继发性高脂血症（高脂蛋白血症）。常见继发性高脂血症有下列几种。

1. 糖尿病

糖尿病患者尤其控制不良者常有Ⅳ型高脂蛋白血症，主要表现为血清三酰甘油、VLDL 水平升高，餐后尤为明显，HDL 水平降低，如无其他因素，血清总胆固醇、LDL 并无特别升高。三酰甘油严重升高者有发生急性胰腺炎的危险性。

2. 甲状腺功能减退症（甲状腺功能减退症）

血总胆固醇水平升高，可同时有血三酰甘油水平升高。甲状腺功能减退症可影响脂蛋白代谢的各个环节，如 LPL 活力降低、IDL 代谢障碍、LDL 受体功能下降、血浆 LDL 清除减慢等。

常表现为Ⅱa或Ⅱb型高脂蛋白血症。

3. 肾病

(1) 肾病综合征时的高脂血症由脂蛋白降解障碍和合成过多双重机制引起。当尿蛋白排量少时，以降解障碍为主，而当尿蛋白＞10 g/d时，以合成增多为主。主要表现为血清VLDL和LDL升高，呈Ⅱb或Ⅳ型高脂血症。

(2) 肾衰竭、经常透析、肾移植术后的患者常见血清三酰甘油升高，HDL降低。

4. 药物

降血压药可影响血浆脂蛋白的代谢，利尿剂可升高总胆固醇和三酰甘油水平。β受体阻滞剂可升高三酰甘油，降低HDL。大量长期应用糖皮质激素治疗可促进脂肪分解，使血浆总胆固醇和三酰甘油水平上升。

5. 其他

血脂异常还可见于肝胆系统疾病(如各种原因引起的胆管阻塞、胆汁性肝硬化)、胰腺炎、长期过量饮酒等。

在排除继发性血脂异常后，可诊断为原发性。

(三) 基因分类

随着分子生物学技术的发展，发现一部分高脂血症患者存在单一或多个遗传基因的缺陷，多具有家族聚集性，有明显的遗传倾向，临床上称之为家族性高脂血症，例如家族性高胆固醇血症、家族性高三酰甘油血症、家族性异常β脂蛋白血症。

六、诊断

(一) 临床表现

应详细询问病史和进行细致的体格检查，包括有无引起继发性高脂血症的相关疾病，个人生活、饮食习惯，引起高脂血症的药物应用史和家族史。有早年发生冠心病家族史者应注意遗传性疾病。体格检查时应注意有无黄色瘤、角膜环和高脂血症眼底改变。

(二) 实验室检查

高脂血症常常是通过血液生化检查发现的。

1. 血脂

常规检查血浆总胆固醇和三酰甘油水平，以证实高脂血症的存在。总胆固醇是血清所有脂蛋白中胆固醇的总和，而三酰甘油也是所有脂蛋白中三酰甘油的总和。总胆固醇和三酰甘油可随年龄增长而升高，男性至60岁，女性至70岁达最高峰。女性总胆固醇略高于男性，尤其在月经期、妊娠期和绝经期较平时为高。目前认为中国人血清总胆固醇的合适范围为＜5.20 mmol/L，5.23～5.69 mmol/L为边缘升高，＞5.72 mmol/L为升高。三酰甘油的合适范围为＜1.70 mmol/L，＞1.70 mmol/L为升高。

2. 脂蛋白

禁食12～14小时后抽血，将血浆放置于4℃环境中过夜，然后观察其分层现象及混浊度，可初步估计血浆中各种脂蛋白变化情况。如标本表面有乳白奶油状层，示高乳糜微粒血症；如有前β脂蛋白增高，则无上浮的奶油层，但血浆呈普遍混浊；单纯高β脂蛋白血症血浆澄清。高密度脂蛋白胆固醇(HDL-C)用沉淀法测定。低密度脂蛋白胆固醇(LDL-C)较难直接测定，如测定可用免疫法。HDL-C > 1.04 mmol/L。为合适范围，< 0.91 mmol/L 为减低。LDL-C 的合适范围是 < 3.12 mmol/L，3.15 ~ 3.61 mmol/L 为边缘升高，> 3.64 mmol/L 为升高。日常临床工作中不需要常规做脂蛋白电泳。若血浆胆固醇和三酰甘油明显升高或异常低，应用电泳法结合血脂分析，大部分高脂蛋白血症类型可以确定。

七、治疗

脂代谢紊乱，尤其是总胆固醇、三酰甘油、LDL、VLDL 升高，HDL 降低，与冠心病和其他动脉粥样硬化的患病率和病死率密切相关，应坚持长期综合治疗。强调以饮食、运动锻炼为基础，根据病情、危险因素、血脂水平决定是否或何时开始药物治疗。对继发性高脂血症应积极治疗原发病。

(一) 防治目标水平

全国血脂异常防治对策研究组制订了《血脂异常防治建议》(简称《建议》)，提出如下防治目标。

(1) 无动脉粥样硬化，也无冠状动脉粥样硬化性冠心病危险因子 TC < 0.57 mmol/L，TG < 1.70 mmo/L，LDL-C < 3.64 mmol/L。

(2) 无动脉粥样硬化，但有冠状动脉粥样硬化性冠心病危险因子 TC < 5.20 mmol/L，TG < 1.70 mmol/L，LDL-C < 3.12 mmol/L。

(3) 有动脉粥样硬化者，TC < 4.68 mmol/L，TG < 1.70 mmol/L，LDL-C < 2.60 mmol/L。高脂血症患者开始治疗标准值及治疗目标值见表 9-2。

表 9-2 高脂血症患者的开始治疗标准值及治疗目标值 (mmoUL)

		饮食疗法开始标准	药物疗法开始标准	治疗目标值
动脉粥样硬化 (−)	TC	> 5.72	> 6.24	< 5.72
其他危险因子 (−)	LDL-C	> 3.64	> 4.16	< 3.64
动脉粥样硬化 (−)	TC	> 5.20	> 5.72	< 5.20
其他危险因子	LDL-C	> 3.12	> 3.64	< 3.12
动脉粥样硬化	TC	> 4.68	> 5.20	< 4.68
	LDL-C	> 2.60	> 3.12	< 2.60

2001 年美国国家胆固醇教育计划 (NCEP) 公布了成人治疗专家组第三次指南 (ATP Ⅲ)，提出 LDL-C 的治疗目标是：①冠心病或同等危险患者 (例如糖尿病)，< 2.6 mmol/L；②无冠心病，危险因素超过两个患者，< 3.4 mmol/L；③无冠心病，危险因素少于两个患者，< 4.1 mmol/L。将 HDL-C < 1.03 mmol/L 定为"低 HDL-C"水平。ATP Ⅲ 可供我国借鉴。

(二) 饮食治疗

限制总热量，保持糖类、脂肪、蛋白质三大营养物质的平衡，保持标准体重。脂肪摄入量 < 30% 总热量，饱和脂肪酸占 8% ~ 10%，每日胆固醇摄入量 < 300 mg。如效果不佳，应进一步将饱和脂肪摄入量限至 7% 以下，胆固醇摄入量 < 200 mg。

(三) 药物治疗

1. 羟甲基戊二酸单酰辅酶 A(HMG-CoA)

还原酶抑制剂又称他汀类药。HMG-CoA 还原酶是胆固醇生物合成的限速酶,此类药物通过抑制该酶,减少细胞内游离胆固醇的形成,反馈性上调细胞表面 LDL 受体的表达,加速循环中 VLDL 残粒 (或 IDL) 和 LDL 的清除。此外,还可抑制肝内 VLDL 的合成。这类药物降低总胆伺醇和 LDL-C 作用较为明显,同时也降低三酰甘油和升高 HDL-C,因此主要适用于高胆固醇血症,对轻、中度高三酰甘油血症也有一定疗效。各种他汀类制剂及剂量为:洛伐他汀 20 ~ 80 mg(常用 20 mg),辛伐他汀 10 ~ 80 mg(常用 20 mg),普伐他汀 10 ~ 40 mg(常用 20 mg),氟伐他汀 20 ~ 40 mg(常用 20 mg),阿伐他汀 10 ~ 40 mg(常用 10 mg)。除阿伐他汀可在任何时间服药外,其余制剂均为晚上 1 次口服。主要不良反应为少数病例服用大剂量时可引起转氨酶升高,肌肉疼痛,血清肌酸激酶 (CK) 升高,严重者可引起横纹肌溶解、急性肾衰竭。若与其他调脂药 (如烟酸、氯贝丁酯类等) 合用,应特别小心。儿童、孕妇和哺乳期女性不宜应用该类药。

2. 氯贝丁酯类

其又称为贝特类或称纤维酸类。此类药增强脂蛋白脂酶活性,并通过激活过氧化物酶体增殖物激活受体 α (PPARα),在转录水平诱导脂蛋白脂酶表达,促进 VLDL、CM、IDL 等富含三酰甘油的脂蛋白颗粒中三酰甘油成分的水解,并减少肝中 VLDL 的合成和分泌,由于 VLDL 生成减少,且富含三酰甘油的脂蛋白分解代谢加速,此类药能有效降低血浆三酰甘油水平。主要适用于高三酰甘油血症或以三酰甘油升高为主的混合型高脂血症。可在下列制剂中选用:氯贝丁酯 0.25 ~ 0.5 g/ 次,3 次 / 日;苯扎贝特 0.2 g/ 次,3 次 / 日;苯扎贝特缓释片,每晚服 1 次,0.4 g/ 次;非诺贝特 0.1 g/ 次,3 次 / 日;微粒化非诺贝特,每晚服 0.2 g;吉非贝齐 (吉非罗齐)0.6 g/ 次,2 次 / 日。此类药的不良反应一般较轻微,主要是恶心、腹胀、腹泻等胃肠道症状,有时有一过性血清转氨酶升高。肝肾功能不全者、孕妇、哺乳期女性忌用。这类药物可加强抗凝药的作用,两药合用时抗凝药剂量宜减少 1/3 ~ 1/2。

3. 胆酸螯合树脂类

其又称胆酸隔置剂,通过阻止胆酸或胆固醇从肠道吸收,使其随粪便排出,使肝细胞内游离胆固醇含量减少。通过肝细胞自身调节机制,上调 LDL 受体表达,使肝细胞膜表面的 LDL 受体数目增多,活性增强,加速血中 LDL 分解,降低总胆固醇和 LDL-C。仅适用于单纯高胆固醇血症,对任何类型的高三酰甘油血症无效。对混合型高脂血症,需合用其他类型调脂药。主要制剂有考来烯胺 (消胆胺),是季胺阴离子交换树脂,口服常用剂量 4 ~ 5 g/ 次,3 ~ 4 次 / 日,每天总量不超过 24 g。服药时从小剂量开始,不良反应有胀气、恶心、呕吐、便秘,注意该药可干扰叶酸、地高辛、华法林、甲状腺素、普罗布考、贝特类及脂溶性维生素的吸收。同类药物还有考来替泊,口服,4 ~ 5 g/ 次,3 次 / 日。

4. 烟酸及其衍生物

烟酸属 B 族维生素,其用量超过作为维生素作用的剂量时,有明显的调脂作用。此类药可能通过抑制脂肪组织的分解和减少肝中 VLDL 的合成和分泌,降低总胆固醇、三酰甘油、LDL-C。烟酸还可升高 HDL-C 水平,机制不明。开始口服 0.1 g/ 次,3 次 / 日,以后酌情渐增至 1 ～ 2 g/ 次，3 次 / 日，主要不良反应有面部潮红、瘙痒、胃肠道症状。严重的不良反应是使消化性溃疡恶化，偶见肝功能损害。阿昔莫司（吡莫酸）为烟酸衍生物，适用于血三酰甘油水平明显升高、HDL-C 水平明显降低者，不良反应较烟酸少，饭后服，0.25 g/ 次，3 次 / 日。

5. 鱼油制剂 ω-3 脂肪酸

如二十碳五烯酸 (EPA) 和二十二碳六烯酸 (DHA)，可能通过抑制肝合成 VLDL 起作用。有轻度降低三酰甘油和升高 HDL-C 的作用，主要适用于轻度的高三酰甘油血症，对总胆固醇和 LDL-C 无影响。

6. 其他

包括中药制剂、弹性酶、普罗布考、泛硫乙胺等。

(四) 调节血脂药的选择

可按血脂异常简易分型选药。如以总胆固醇、LDL-C 增高为主者，可选用 HMG-CoA 还原酶抑制剂或烟酸，但糖尿病患者一般不用烟酸；如以三酰甘油增高为主者，则可选用氯贝丁酯类，也可选用烟酸、阿昔莫司等制剂。混合型高脂血症如以总胆固醇和 LDL-C 增高为主，可用 HMG-CoA 还原酶抑制剂；如以三酰甘油增高为主则用氯贝丁酯类；如总胆固醇、LDL-C 与三酰甘油均显著升高，可考虑联合治疗，可选择氯贝丁酯类加胆酸螯合树脂类，或烟酸加胆酸螯合树脂类。谨慎采用 HMG-CoA 还原酶抑制剂加氯贝丁酯类或加烟酸类的联合用药，应注意毒性不良反应增强和可能出现严重的毒性反应，如横纹肌溶解症。

(五) 其他治疗方法

1. 外科治疗

可用回肠末端切除术、门腔静脉分流吻合术和肝移植术。

2. 血浆净化疗法

其又称血浆置换，主要有免疫吸附法和肝素沉淀法等。

3. 基因治疗

通过利用特定的重组 DNA，在基因水平治疗遗传性疾病。

八、预防

通过多种途径进行广泛、反复的健康教育，提倡科学膳食、均衡膳食，规律的体育锻炼，防止肥胖，戒烟、酒，并与心血管疾病、肥胖症、糖尿病等慢性病防治的卫生宣教相结合，使人群中血脂保持在适当水平。此外，定期健康检查有助于及早检出血脂异常者，及时治疗。

参 考 文 献

【1】实用内分泌学（第 3 版）.刘新民.北京：人民军医出版社.2004.04

【2】临床实用内分泌学.李发贵.上海：第二军医大学出版社.2011.05

【3】实用内分泌学：理论与实例.张天钧.橘井文化事业股份有限公司.2000

【4】实用内分泌学.刘新民.北京：人民军医出版社.1986.08

【5】实用内分泌诊断.孙希诰等译.（美）N・B・瓦茨，J・H・凯菲尔合著.中国人民解放军第四军医大学.1980

【6】实用内分泌疾病手册.吴万龄，秦海峰.上海：上海科技教育出版社.1991.09

【7】实用内分泌科查房医嘱手册.洪旭.北京大学医学出版社.2012.10

【8】实用内分泌代谢疾病诊治.陈树春.石家庄：河北科学技术出版社.2010.05

【9】实用内分泌疾病诊疗手册（第 2 版）.刘新民.北京：人民军医出版社.2008.01

【10】实用内分泌代谢病学.丁桂芝.湖北科学技术出版社.1994.07

【11】实用内分泌疾病手册（第 2 版）.吴万龄.上海：上海科技教育出版社.1995.12

【12】实用内分泌代谢科掌中宝.王新军，董砚虎.北京：化学工业出版社.2010.02

【13】实用内分泌与代谢性疾病处方用药手册.修玲玲.广州：广东科技出版社.2003.11

【14】实用内分泌代谢疾病药物治疗学.孙玉安.北京：人民卫生出版社.2003.09

【15】实用内分泌代谢疾病临床典型病例.陈树春，刘娜，任路平.北京：科学技术文献出版社.2015.07

【16】实用内分泌科疾病用药策略.刘恩甫等.北京：科学技术文献出版社.2014.07

【17】实用内分泌科护理及技术.吴欣娟，董亚秀.北京：科学出版社.2008.04

【18】实用内分泌与代谢病学.张慧娟，吴伟华，宋秋花.哈尔滨：黑龙江科学技术出版社.2005.03

【19】实用内分泌学：理论与实例.张天钧.橘井文化事业股份有限公司.2000

【20】实用生殖内分泌疾病诊治精要.孙爱军.北京：中国医药科技出版社.2013.02

【21】实用妇科内分泌学.李诵弦，于传鑫.上海医科大学出版社.1997.06

【22】实用儿科内分泌手册.陈瑞冠.上海：上海科学技术出版社.1994.08

【23】实用妇科内分泌学（第 2 版）.于传鑫，李诵弦.上海：复旦大学出版社.2004.05

【24】神经精神内分泌病实用方.王锦鸿.南京：江苏科学技术出版社.1993.09